编委会

BIANWEIHUI

主　编　朱秀华　王晓红　黄　波

副主编　赵　敏　李古月　余　路

参　编　（排名不分先后）

田淑君　王淑琴　郭嘉丽　韩庆荣

曾凡荣　周双双　王亚丽　李　琴

钱洪鑫　朱玉玲

高等职业教育医学卫生类专业系列教材
全国高职高专院校教材

供临床、口腔、护理、助产等相关专业用

临床思维实训

Training of Clinical Thinking

朱秀华　王晓红　黄　波　主　编
赵　敏　李古月　余　路　副主编

重庆大学出版社

内容提要

《临床思维实训》是医学卫生类专业的素质拓展课程，目的为帮助学生构建医学知识框架，拓展学生医学视野，掌握和运用专业知识，以促进学生临床思维形成。

本书内容包括第一篇病史采集，阐述问诊内容、方法和要求；第二篇临床检查篇，涵盖实验室检查和辅助检查；第三篇临床病案分析，参照执业助理医师大纲要求，对部分临床疾病按照临床诊治程序进行分析。

本书可供高职高专院校临床、口腔护理、助产等相关专业师生使用，也可供相关从业者参考。

图书在版编目(CIP)数据

临床思维实训 / 朱秀华，王晓红，黄波主编. -- 重庆：重庆大学出版社，2021.1

高等职业教育医学卫生类专业系列教材

ISBN 978-7-5689-2223-4

Ⅰ. ①临… Ⅱ. ①朱… ②王… ③黄… Ⅲ. ①临床医学—思维方法—高等职业教育—教材 Ⅳ. ①R4-05

中国版本图书馆 CIP 数据核字(2020)第 099415 号

临床思维实训

LINCHUANG SIWEI SHIXUN

朱秀华 王晓红 黄 波 主 编

策划编辑：袁文华

责任编辑：陈 力 兰明娟 版式设计：袁文华

责任校对：文 鹏 责任印制：赵 晟

*

重庆大学出版社出版发行

出版人：饶帮华

社址：重庆市沙坪坝区大学城西路 21 号

邮编：401331

电话：(023) 88617190 88617185(中小学)

传真：(023) 88617186 88617166

网址：http://www.cqup.com.cn

邮箱：fxk@cqup.com.cn (营销中心)

全国新华书店经销

重庆市国丰印务有限责任公司印刷

*

开本：787mm×1092mm 1/16 印张：13 字数：278 千

2021 年 1 月第 1 版 2021 年 1 月第 1 次印刷

印数：1—3 000

ISBN 978-7-5689-2223-4 定价：48.00 元

目录

Contents

第一篇 病史采集

第二篇 临床检查

第三篇 临床病案分析

第一篇

病史采集

/第一章/　病史采集

第一节　发　热

1.病因

发热的原因主要包括感染因素和非感染因素两大类。感染因素主要是指各种病原微生物如细菌、病毒、真菌、支原体、衣原体、立克次体、寄生虫等引起的全身性或局部性感染，均可引起发热，是发热的主要原因。一般情况下，感染引起的发热在发热前可能存在劳累、受凉、酗酒、精神刺激等导致身体免疫力下降。

非感染因素是指由非病原微生物引起的发热，主要包括：

(1)无菌性的组织损伤和坏死　如大面积烧伤、严重创伤、手术、内出血或心肌梗死、肢体坏死、恶性肿瘤、白血病、溶血反应等。

(2)变态反应　风湿热及其他结缔组织疾病、血清病、药物热等。

(3)内分泌代谢性疾病　甲亢时的产热过多或大量失血、严重脱水等。

(4)体温调节中枢功能障碍　中暑、脑出血、脑外伤、脑肿瘤、安眠药中毒等。

(5)自主神经功能紊乱　功能性发热，多表现为低热，如感染后低热。

(6)皮肤散热减少的疾病　如广泛性皮炎、鱼鳞病等皮肤病；慢性心功能不全时，皮肤散热也可减少。

2.问诊要点

(1)发热时间　体温上升可有以下表现及特点，采集病史时应注意：

①体温在短时间内迅速上升至 39~40 ℃或 40 ℃以上，多伴有寒战表现，常见疾病有肺炎球菌性肺炎、疟疾、败血症、流行性感冒等。

②体温逐渐上升，于数日内达高峰，多无寒战表现，常见疾病有肺结核、伤寒等。

③体温上升达到高峰后可持续一段时间。持续时间长短因病因不同而有差异，如疟疾持续数小时，肺炎球菌性肺炎、流行性感冒可持续数天，而伤寒则可持续 1 周以上。

④体温下降也可表现为两种情况：一是体温在数小时内迅速下降至正常，常伴有

大汗，常见于输液反应、疟疾、肺炎球菌性肺炎等；二是体温在数天内逐渐下降至正常，常见于伤寒、风湿热、结核病等。

（2）热度及热型 常以口腔温度为标准，可将体温升高的程度分为低热（37.3～38 ℃）、中等热度（38.1～39 ℃）、高热（39.1～41 ℃）及超高热（41 ℃以上）。同时应根据热度及变化特点判断可能的热型。临床常见的热型有：

①稽留热型 数天至数周持续高热状态，24 h体温波动范围一般不超过1 ℃。常见于肺炎球菌性肺炎、伤寒等。

②弛张热型 体温在39 ℃以上，24 h内波动范围超过2 ℃，但最低时不能降至正常。常见于重症结核、败血症、感染性心内膜炎等。

③间歇热型 体温骤然升高至39 ℃以上，持续数小时后又迅速降至正常，持续1至数天后体温又突然升高，如此反复交替出现。常见于疟疾、急性肾盂肾炎等。

④波状热型 体温逐渐上升至39 ℃或以上，经数天逐渐降至正常，数天后又开始发热，如此反复数次。常见于布氏杆菌病。

⑤回归热型 体温急剧上升至39 ℃或以上，持续数天后又骤然下降至正常，高热期与无热期各持续数天后规律性交替出现。主要见于回归热、霍奇金（Hodgkin）病等。

⑥不规则热型 发热的体温曲线无一定规律。多种疾病均可出现此类热型，如风湿热、支气管肺炎、癌性发热等。

热型的观察有助于疾病的诊断与鉴别诊断，在判断疾病时应注意辩证地看待热型，并注意结合临床其他资料综合分析。

3.伴随症状

了解发热时的伴随症状有助于分析与判断发热的原因。

（1）咳嗽咳痰 发热伴咳嗽咳痰多见于呼吸道感染性疾病，如上呼吸道感染、急性咽炎、肺部感染等。

（2）腹痛腹泻 发热伴腹痛腹泻多为消化道感染性疾病，如急性肠炎、肠结核等。

（3）寒战 发热伴寒战常见于肺炎球菌性肺炎、疟疾、败血症、钩体病、急性溶血、输液反应等。

（4）结膜充血 发热伴结膜出血常见于麻疹、咽结合膜热、流行性出血热、钩体病等。

（5）皮疹 发热伴皮疹多为出疹性疾病，如麻疹、风疹、水痘、幼儿急疹或药物热、风湿病等。

（6）昏迷 发热伴昏迷常见于各种感染性脑炎、脑膜炎或中毒性脑病、中暑等，也可见于脑出血、巴比妥类药物中毒等。

（7）淋巴结肿大 发热伴淋巴结肿大主要见于传染性单核细胞增多症、淋巴结结核、淋巴瘤等。

另外，还需对发热患者了解发热后的诊疗经过，如服药情况、有无采取降温措施；

发热后的一般情况，如精神状态、睡眠情况及大小便情况；以及有无传染病接触史、手术史、服药史及职业特点等。

第二节　疼　痛

一、头痛

1.病因

头痛的病因多种多样，主要包括以下几种：

(1)颅内疾病　如各种病原微生物引起的脑炎、脑膜炎、脑脓肿；脑出血、蛛网膜下腔出血、脑血栓形成、脑梗死、脑供血不足、高血压脑病、风湿性脑脉管炎和血栓闭塞性脑脉管炎等脑血管疾病；脑肿瘤、颅内转移瘤、颅内囊虫病或包虫病等占位性疾病；脑挫伤、脑震荡、颅内血肿、硬膜下血肿、脑外伤后遗症等颅脑外伤及偏头痛、头痛型癫痫、腰椎穿刺后及腰椎麻醉后头痛等。

(2)颅外病变　如颅骨肿瘤；颈椎病及颈部其他疾病；三叉神经、舌神经及枕大神经痛等；青光眼、中耳炎、鼻窦炎及牙髓炎等引起的头痛。

(3)全身性疾病　如流感、肺炎、伤寒等发热性疾病；高血压、心力衰竭；有机磷、酒精、一氧化碳、铅、某些药物如水杨酸类等中毒；肺性脑病、肝性脑病、尿毒症、贫血、低血糖、系统性红斑狼疮、月经期及绝经期头痛、中暑等。

(4)神经症　如神经衰弱及癔症。

2.问诊要点

(1)病史　包括感染、高血压病、颅脑外伤、肿瘤、神经精神疾病；眼、耳、鼻、牙齿等疾病病史；职业特点及毒物接触史。

(2)起病情况　是疾病的主要特点之一，如突然发生的剧烈头痛并持续不减轻者，提示颅内血管性病变(如蛛网膜下腔出血)；慢性进行性头痛伴颅内高压表现者，多为颅内占位性病变所致；长期反复发作的头痛或搏动性头痛，提示血管性头痛或神经衰弱；中青年人慢性头痛而无颅内高压表现者，则多为焦虑、紧张引起。

(3)部位　疾病类型不同，头痛的部位也有差别。如高血压引起的头痛多为额部或整个头部；偏头痛及丛集性头痛多位于头部一侧；颅外病变引起的头痛一般较局限及表浅，常位于刺激点近处或神经分布区内；颅内疾病所致头痛较深而弥散；眼源性头痛为表浅性局限于眼眶、前额或颞部；鼻源性和牙源性头痛也多为表浅性。

(4)时间　包括发生的时间和持续的时间。如丛集性头痛常在晚间发生；鼻窦炎引起的头痛常发生于清晨、上午。神经性头痛持续时间一般较短；颅内占位性病变引起的头痛多呈持续性，且早晨加重。

(5)性质和程度　高血压性、血管性头痛往往有搏动性；神经痛可为电击样痛或刺痛；肌肉收缩性头痛多有重压感、紧箍感。头痛的程度一般与病情轻重无平行关系。三叉神经痛、偏头痛及脑膜刺激的疼痛较为剧烈；脑肿瘤的疼痛多为轻到中度；有时神经功能性头痛也颇剧烈。

(6)减轻或加重　血管性、颅内高压性及脑肿瘤性头痛可因咳嗽、转头、用力等而加剧；颈部运动可使颈肌急性炎症引起的头痛加重；慢性或职业性颈肌痉挛所致的头痛，可因按摩颈肌而减轻；偏头痛者在应用麦角胺后头痛可缓解。

3.伴随症状

头痛伴喷射性呕吐为颅内高压的特征，头痛于呕吐后减轻见于偏头痛者；头痛突然加剧并伴有意识障碍提示脑疝的可能；慢性进行性头痛出现精神症状多见于颅内肿瘤者；头痛伴癫痫发作一般见于脑血管畸形、脑内寄生虫病或脑肿瘤者；头痛伴视力障碍可见于青光眼或脑肿瘤者；头痛伴发热一般常见于各种感染性疾病，包括颅内感染和全身性感染。

二、胸痛

胸痛一般主要由胸部疾病引起，少数情况下也可由其他疾病引起。

1.病因

发病年龄、既往病史、生活习惯、外伤史、家族史等。胸痛可见于以下疾病。

(1)胸廓及胸壁疾病　急性皮炎、皮下蜂窝组织炎、带状疱疹、肋间神经炎、肋软骨炎、肋骨骨折、创伤、多发性骨髓瘤、急性白血病等。

(2)呼吸系统疾病　胸膜疾病、自发性气胸、肺炎、肺梗死、肺癌等。

(3)心血管疾病　心绞痛、心肌梗死、心肌病、心包炎、胸主动脉瘤、二尖瓣或主动脉病变、肺动脉高压及心脏神经症等。

(4)纵隔疾病　纵隔炎、纵隔气肿、纵隔肿瘤等。

(5)其他　食管炎、食管癌、食管裂孔疝、肝脓肿、膈下脓肿、脾梗死、过度通气综合征、痛风等。

2.特点

包括胸痛的诱因、起病急缓、部位、性质、程度、持续时间、加重与缓解因素及有无放射痛等。

(1)部位　胸壁疾病引起的胸痛一般固定在病变部位，局部有压痛，如为胸壁炎症病变，局部可表现为红、肿等。如带状疱疹引起的胸痛，胸壁可见成簇的水疱沿一侧肋间神经分布伴剧痛，疱疹范围不超过体表中线；肋软骨炎引起的胸痛，常在第一、二肋软骨处见单个或多个隆起，局部有压痛，但无红肿表现。心绞痛与心肌梗死的胸痛多位于胸骨后及心前区或剑突下，可向左肩和左臂内侧放射；夹层动脉瘤引起的胸痛多在胸背部，向下放射至下腹、腰部与两侧腹股沟及下肢；胸膜炎疼痛部位多在胸侧部；食管及纵隔病变所致胸痛部位多位于胸骨后；肺尖部肺癌引起的疼痛多在肩部和腋下，可向上肢内侧放射；肝胆疾病和膈下脓肿引起的胸痛一般在右下胸部，侵犯膈肌中心部时可放射至右肩部。

(2)性质和程度　带状疱疹疼痛呈刀割样或灼热样，程度较重；肋间神经痛多为阵发性灼痛或刺痛；心绞痛呈压榨样伴有窒息感，心肌梗死则表现为更为剧烈、持久的压榨样疼痛并有恐惧、濒死感；食管炎疼痛多呈烧灼样；夹层动脉瘤多呈突然发生的撕裂样剧痛或锥痛；胸膜炎多呈隐痛、钝痛或刺痛，干性胸膜炎则呈尖锐刺痛或撕裂痛；肺梗死多表现为突发剧痛或绞痛，常伴有呼吸困难和发绀。

(3)持续时间　平滑肌痉挛或血管缺血所致的疼痛一般为阵发性，持续时间较短，炎症、肿瘤、栓塞及梗死引起的胸痛多呈持续性。如心绞痛疼痛时间较短，一般持续 1~5 min，不超过 15 min，而心肌梗死疼痛时间长，持续数小时或更长。

(4)发生、加重和缓解　心绞痛可在劳累、情绪紧张激动时发生，休息或舌下含服硝酸甘油可很快缓解；而心肌梗死的疼痛发生一般无明显诱因，服用上述药物不能缓解；食管疾病引起的疼痛多在进食时发生或加重，服用制酸剂及促动力药物可减轻或缓解；咳嗽、深呼吸可使胸膜炎、心包炎、自发性气胸的胸痛加剧。

(5)发病年龄　青壮年胸痛主要考虑胸膜炎、气胸、风湿性心脏病、心肌病等；中老年人胸痛应注意排除心绞痛、心肌梗死及原发性肺癌等疾病。

3.伴随症状

根据其伴随症状，确定胸痛原因为呼吸系统、循环系统或其他病变所致。常见的伴随症状有：

(1)咳嗽、咳痰及发热　胸痛伴咳嗽、咳痰及发热症状时，多为气管、支气管及肺部疾病所致，如肺炎、肺结核、支气管肺癌等。

(2)咯血　胸痛伴咯血常见于肺结核、肺栓塞、支气管肺癌等。

(3)呼吸困难　胸痛伴呼吸困难一般见于重症肺炎、自发性气胸、渗出性胸膜炎和肺栓塞等肺部大面积病变。

(4)吞咽困难　胸痛伴吞咽困难多见于食管疾病。

(5)面色苍白、大汗或血压下降　胸痛伴有面色苍白、大汗或血压下降等症状时，应注意心肌梗死、夹层动脉瘤、主动脉窦瘤破裂及大块肺栓塞等。

三、腹痛

1.病因

重点了解患者的年龄、性别、职业特点及既往病史等。肠套叠、蛔虫病常见于婴幼儿，青壮年以消化性溃疡、急性阑尾炎、胰腺炎等疾病多见，而中老年人腹痛的常见原因是胆囊炎、胆结石、恶性肿瘤、心血管疾病等。育龄期妇女腹痛时除消化系统疾病外，还应考虑卵巢囊肿扭转、卵泡破裂、异位妊娠破裂等原因。有长期铅接触史者，应考虑铅中毒。既往有消化性溃疡病史者，应注意疾病复发或并发穿孔；有心血管病史者，则可考虑血管栓塞或心肌梗死等。

2.问诊要点

重点了解腹痛的起病与诱因、部位、性质与程度、时间、加重或缓解方式等。应注意仔细询问，了解腹痛的这些特点对腹痛的原因及疾病性质有重要意义，尤其是急性腹痛者因涉及内、外科处理的方向，应特别注意。表 1-1 和表 1-2 中的内容对腹痛的定位诊断和疾病性质分析有一定帮助。

表 1-1　神经分布与内脏的关系

内脏名称	传入神经	体表相应部位
胃	内脏大神经	上腹部
小肠	内脏大神经	脐部
升结肠	腰交感神经链与主动脉谢神经丛	下腹部及耻骨上区
乙状结肠、直肠	骨盆神经及其神经丛	会阴部及肛门区
肝、胆	内脏大神经	右上腹及右肩胛
肾与输尿管	内脏最下神经及肾神经丛	腰部及腹股沟部
膀胱底	上腹下神经丛	耻骨上区及下背部
膀胱颈	骨盆神经及其神经丛	会阴部及阴茎
子宫底	上腹下神经丛	耻骨上区及下背部
子宫颈	骨盆神经及其神经丛	会阴部

表 1-2　3 种绞痛的鉴别

疼痛类别	疼痛的部位	伴随症状
肠绞痛	脐周围、下腹部	常伴有恶心、呕吐、腹泻、便秘、肠鸣音亢进等
胆绞痛	右上腹，可放射至右侧肩部或背部	常伴有黄疸、发热，肝大或墨菲征（Murphysign）阳性等
肾绞痛	腰部并向下放射到达腹股沟、外生殖器及大腿内侧	常伴有尿频、尿急及血尿等

（1）起病与诱因　胆囊炎和胆结石的腹痛多因进食油腻食物而诱发；急性胰腺炎在发病前常有暴饮暴食、酗酒等诱因；进食可为胃溃疡疼痛的诱因；起病前有腹部外伤史常见于肝、脾破裂所致的腹痛；而部分肠梗阻引起的腹痛也与腹部手术有关。

（2）部位　多为病变部位，故确定腹痛部位很重要。胃、十二指肠疾病疼痛部位一般位于上腹部正中偏左或偏右；肝胆疾病疼痛多在右上腹部；小肠疾病疼痛部位一般在脐部或脐周；急性阑尾炎疼痛多在右下腹麦克伯尼点（McBurney 点，简称麦氏点）；结肠病变疼痛多在下腹或左下腹部；回盲部疾病疼痛一般位于右下腹部；膀胱炎、盆腔炎疼痛多在下腹部。弥漫性腹膜炎引起的疼痛一般部位弥漫或部位不确定；机械性肠梗阻、急性出血坏死性肠炎、铅中毒、腹型过敏性紫癜等引起的腹痛部位也可呈弥漫性或部位不确定等特点。

（3）性质与程度　突然发生的中上腹剧烈刀割样、持续性疼痛并迅速蔓延至全腹者多为胃、十二指肠溃疡穿孔引起的急性弥漫性腹膜炎；胆结石或泌尿系结石多为阵发性剧烈绞痛，患者常伴有辗转不安；阵发性剑突下钻顶样疼痛是胆道蛔虫症的典型特征；急性胰腺炎患者腹痛多为突发性中上腹部持续性剧烈刀割样、钻痛或绞痛；慢性周期性、节律性上腹部钝痛或烧灼样痛常见于消化性溃疡；慢性阑尾炎、肠结核、克罗恩病（Crohn 病）等多表现为慢性右下腹隐痛；小肠、结肠病变常为痉挛性、间歇性疼痛。

（4）出现时间　胃溃疡疼痛多于餐后 0.5～1 h 内发生，而十二指肠溃疡一般于餐后 3～4 h 或夜间、清晨发生；卵泡破裂引起的疼痛一般发生在月经期间。

（5）加重或缓解　急性胰腺炎腹痛于进食、饮水后加重，弯腰抱膝位可减轻疼痛；进食也可加重胃溃疡的疼痛，而十二指肠溃疡疼痛可于进食后减轻或缓解；反流性食管炎疼痛在躯体前屈时明显，直立位时减轻；左侧卧位可使胃黏膜脱垂者的腹痛减轻；胰体癌一般于仰卧位时加重，而前倾位或俯卧位时疼痛减轻。

3.伴随症状

（1）寒战、发热　急性腹痛伴寒战、高热一般见于急性胆道感染、肝脓肿、腹腔脓肿等；慢性腹痛伴发热者多为腹腔内慢性炎症、恶性肿瘤等。

（2）黄疸　腹痛伴黄疸一般为胆道疾病和肝脏、胰腺疾病等。

（3）呕吐　腹痛伴呕吐的常见疾病有幽门梗阻、急性阑尾炎等。

（4）腹泻　腹痛伴腹泻多为肠道疾病、胰腺疾病及慢性肝脏疾病等。

（5）出血　腹痛伴上消化道出血见于消化性溃疡、胃癌等；腹痛伴便血多见于溃疡性结肠炎、肠结核或结肠癌等。

（6）里急后重　腹痛伴里急后重提示乙状结肠或直肠病变。

（7）血尿　腹痛伴血尿主要见于泌尿系结石。

（8）休克　腹痛伴休克如同时有贫血者可能为肝、脾破裂所致，如无贫血则多为胃肠穿孔、绞榨性肠梗阻、肠扭转、急性出血坏死性胰腺炎等。另外，某些其他系统疾病如急性心肌梗死、肺炎也可出现腹痛与休克,应注意鉴别。

四、腰痛

1.病因

(1)损伤　因各种直接或间接暴力、肌肉拉力所致的腰椎骨折、脱位或腰肌软组织急性损伤;工作时的不良体位、劳动姿势、搬运重物等引起的慢性累积性损伤,以及潮湿寒冷等物理性刺激。

(2)炎症性　引起腰骶部疼痛的炎症性疾病包括结核菌、化脓菌或伤寒菌对腰部及软组织侵犯形成的感染性炎症,以及寒冷、潮湿、变态反应和重手法推拿引起的骨及软组织炎症。

(3)退行性变　如过度活动,经常处于负重状态则髓核易于脱出,前后纵韧带、小关节随椎体松动移位等。

(4)先天性疾病　常见的有隐性脊柱裂、腰椎骶化或骶椎腰化、漂浮棘突、发育性椎管狭窄和椎体畸形等。

(5)肿瘤　原发性或转移性肿瘤对胸腰椎及软组织的侵犯。

此外,腰背部的邻近器官病变也可引起腰背痛。如脊椎骨折、椎间盘突出、增生性脊柱炎、感染性脊柱炎、脊椎肿瘤、先天性畸形,腰肌劳损、腰肌纤维组织炎、风湿性多肌炎,脊髓压迫症、急性脊髓炎、腰骶神经炎、颈椎炎。泌尿系统疾病如肾及输尿管结石、炎症,盆腔、直肠、前列腺及子宫附件炎症可引起放射性腰背部疼痛。

2.问诊要点

(1)起病时间　外伤或感染患者可准确指出疼痛时间,有明显的外伤史;慢性累积性腰部损伤仅能述说大概时间。

(2)起病缓急　疼痛出现的缓急因不同疾病而异:腰背部外伤,脏器急性病变,如肾结石、胆道胰腺疾病起病急骤;腰椎结核、腰肌劳损等起病缓慢。

(3)疼痛部位　脊椎及其软组织病变引起的腰背痛多在病变部位;此外,脏器放射所致腰背痛具有一定特点,如颈胸背部疼痛应考虑是否因胸膜肺部病变所致;中腰背部疼痛应考虑胃肠、胰腺及泌尿系统疾病;腰骶疼痛则应注意前列腺炎、子宫、附件等病变。

(4)疼痛的性质　腰椎骨折和腰肌急性扭伤多为锐痛,化脓性炎症呈跳痛,腰肌陈旧性损伤为胀痛,肾结石则感腰部绞痛。

(5)疼痛的程度　急性外伤、炎症、泌尿系统结石、脊椎肿瘤压迫神经根等的疼痛剧烈;腰肌慢性劳损、肌纤维组织炎和盆腔脏器炎症引起的疼痛一般轻微模糊。

(6)诱因及缓解因素　腰肌劳损多因劳累和活动过多时加重,休息时缓解;风湿性腰背痛常在天气变冷或潮湿阴冷的环境工作时诱发;盆腔妇科疾病常在月经期因充血而下腰部疼痛加重;腰椎间盘突出在咳嗽喷嚏和用力大小便时加重。

(7)伴随症状　除腰背痛外,是否有相应脏器病变的症状:腰背痛伴脊柱畸形,外伤后畸形则多因脊柱骨折,错位所致;自幼则有畸形多为先天性脊柱疾病所致;缓慢起病者见于脊柱结核和强直性脊柱炎。腰背痛伴有活动受限,见于脊柱外伤、强直性脊柱炎、腰背部软组织急性扭挫伤。腰背痛伴长期低热,见于脊柱结核、类风湿性关节炎;伴高热者见于化脓性脊柱炎和椎旁脓肿。腰痛伴尿频、尿急、尿不尽,见于尿路感染、前列腺炎或前列腺肥大;腰背剧痛伴血尿,见于肾或输尿管结石。腰痛伴嗳气、反酸、上腹胀痛,见于胃、十二指肠溃疡或胰腺病变;腰痛伴腹泻或便秘,见于溃疡性结肠炎或克罗恩病。腰痛伴月经异常、痛经、白带过多,见于宫颈炎、盆腔炎、卵巢及附件炎症或肿瘤。

(8)职业特点　翻砂工、搬运工、井下工作的掘矿工人,因搬运负重、弯腰工作及潮湿环境工作,易产生腰背部疼痛;从事某些体育项目,如排球、体操、举重、柔道、摔跤,易造成腰背损伤而引起腰背痛。

五、关节痛

关节痛是关节疾病最常见的症状。可分急性和慢性。急性关节痛以关节及其周围组织的炎性反应为主,慢性关节痛则以关节囊肥厚及骨质增生为主。

1.病因

(1)外伤　因外力碰撞关节或使关节过度伸展扭曲,关节骨质、肌肉、韧带等结构损伤,造成关节脱位或骨折,血管破裂出血,组织液渗出,关节肿胀疼痛;或持续的慢性机械损伤,或急性外伤后关节面破损留下粗糙瘢痕,使关节润滑作用消失,长期摩擦关节面,产生慢性损伤。关节活动过度,可造成关节软骨的累积性损伤;关节扭伤处理不当或骨折愈合不良,造成关节慢性损伤等。

(2)关节腔内感染　如外伤后细菌侵入关节;败血症时细菌经血液到达关节内;关节邻近骨髓炎、软组织炎症、脓肿蔓延至关节内;关节穿刺时消毒不严或将关节外细菌带入关节内。常见的病原菌有葡萄球菌、肺炎链球菌、脑膜炎球菌、结核杆菌和梅毒螺旋体等。

(3)变态反应和自身免疫　因病原微生物及其产物、药物、异种血清与血液中的抗体形成免疫复合物,沉积在关节腔引起组织损伤和关节病变,如类风湿关节炎、细菌性痢疾、过敏性紫癜和结核菌感染后反应性关节炎。如外来抗原或理化因素使宿主组织成分改变,形成自身抗原刺激机体产生自身抗体,引起器官和非器官特异性自身免疫病。关节病变是全身性损害之一,表现为滑膜充血水肿、软骨进行性破坏、形成畸形,如类风湿关节炎、系统性红斑狼疮引起的关节病变。

(4)退行性关节病　又称增生性关节炎或肥大性关节炎,分原发和继发2种。原发性关节病变无明显局部病因,多见于肥胖老人、女性,有家族史,常有多关节受累。继发性骨关节病变多有创伤、感染或先天性畸形等基础病变,并与吸烟、肥胖和重体力劳动有关。病理变化为关节软骨退化变薄、软骨细胞萎缩、碎裂坏死、软骨下组织硬化、骨小梁稀疏囊性变、骨关节边缘有骨赘形成、滑膜充血水肿。

（5）代谢性骨病　维生素D代谢障碍所致的骨质软化性骨关节病，如阳光照射不足、消化不良、维生素D缺乏和磷摄入不足等。各种病因可致骨质疏松性关节病，如老年性、失用性骨质疏松；嘌呤代谢障碍所致的痛风；以及某些代谢内分泌疾病如糖尿病性骨病、皮质醇增多症性骨病、甲状腺或甲状旁腺疾病引起的骨关节病均可出现关节疼痛。

（6）骨关节肿瘤　良性肿瘤如骨样骨瘤、骨软骨瘤、骨巨细胞瘤和骨纤维异常增殖症；恶性骨肿瘤如骨肉瘤、软骨肉瘤、骨纤维肉瘤、滑膜肉瘤和转移性骨肿瘤。

2.问诊要点

（1）出现时间　反复发作的慢性关节疼痛，疼痛不剧烈，而以其他器官受累症状为主，如系统性红斑狼疮、代谢性骨病等常难以陈述确切的起病时间；外伤性、化脓性关节炎常可问出起病的具体时间。

（2）诱因　风湿性关节炎常因气候变冷、潮湿而发病；痛风常在饮酒或高嘌呤饮食后诱发；增生性关节炎常在关节过度负重、活动过多时诱发疼痛。

（3）部位　化脓性关节炎多为大关节和单关节发病；结核性关节炎多见于髋关节和脊椎；指趾关节痛多见于类风湿性关节炎；增生性关节炎常以膝关节多见；足拇指趾和第一跖趾关节红肿热痛多为痛风。

（4）缓急程度及性质　急性外伤、化脓性关节炎及痛风起病急剧，疼痛剧烈，呈烧灼切割样疼痛或跳痛；骨折和韧带拉挫伤则呈锐痛；骨关节肿瘤呈钝痛；系统性红斑狼疮、类风湿关节炎、增生性骨关节病等起病缓慢，疼痛程度较轻，呈酸痛胀痛。

（5）加重与缓解因素　化脓性关节炎局部冷敷可缓解疼痛；痛风多因饮酒而加重，解热镇痛药效果不佳而秋水仙碱效果显著；关节肌肉劳损休息时疼痛减轻，活动则疼痛加重；增生性关节炎夜间卧床休息时，静脉回流不畅，骨内压力增高，疼痛加重，起床活动后静脉回流改善，疼痛缓解，但活动过多疼痛又会加重。

（6）伴随症状　关节痛伴高热畏寒、局部红肿灼热，见于化脓性关节炎；关节痛伴低热、乏力、盗汗、消瘦、纳差，见于结核性关节炎；全身小关节对称性疼痛，伴有晨僵和关节畸形，见于类风湿性关节炎；关节疼痛呈游走性，伴有心肌炎、舞蹈病，见于风湿热；关节痛伴有血尿酸升高，同时有局部红肿灼热，见于痛风；关节痛伴有皮肤红斑、光过敏、低热和多器官损伤，见于系统性红斑狼疮；关节痛伴有皮肤紫癜、腹痛腹泻，见于关节受累型过敏性紫癜。

（7）职业及居住环境　长期负重的职业易患关节病，如搬运工，翻砂工，体操、举重、摔跤运动员等。工作和居住在潮湿寒冷环境中的人员，关节病的患病率明显升高。

（8）慢性病史及用药史　注意询问有无慢性病，特别是引起关节痛的疾病，并了解用药情况，如是否长期服用镇痛药和糖皮质激素等。

第三节　咳嗽与咳痰

1.病因

（1）呼吸道疾病　急、慢性咽喉炎，支气管炎，肺炎等疾病，由于受到炎症刺激均可引起咳嗽。刺激性气体的吸入，异物、出血、肿瘤等的刺激也可引起咳嗽。

（2）胸膜疾病　各种胸膜炎症或胸膜受到刺激，如气胸、胸腔穿刺时可出现咳嗽。

（3）心血管疾病　左心功能不全，由于肺淤血、肺水肿而出现咳嗽；肺栓塞时，在肺泡及支气管内的漏出或渗出物刺激作用下引起咳嗽。

（4）中枢神经因素　从大脑皮层向咳嗽中枢传出冲动，可随意引发咳嗽或在某种程度上抑制咳嗽。

2.问诊要点

（1）发病的年龄与性别　疾病的发生与年龄、性别有一定关系，了解这种关系有助于诊断和鉴别诊断。如气管异物多见于婴幼儿；青壮年人长期咳嗽多为肺结核、支气管扩张症等；40 岁以上男性患者尤其是吸烟者长期咳嗽，则应考虑慢性支气管炎或支气管肺癌；支气管哮喘患者的发病时间大多为儿童及青少年时期。

（2）家族史　某些疾病的发生与遗传有一定关系，如支气管哮喘、支气管扩张症、慢性支气管炎等。

（3）性质　主要包括不伴有痰液或痰量很少的干咳和伴有痰液的湿性咳嗽两种。干咳主要见于急性咽喉炎及急性支气管炎早期；支气管异物、支气管肿瘤；胸膜受到刺激引起的咳嗽及肺结核初期等。伴有咳痰的湿性咳嗽多见于慢性支气管炎、支气管扩张症、肺脓肿、肺炎球菌性肺炎、慢性纤维空洞型肺结核等。

（4）发作特点　刺激性气体导致的急性上呼吸道炎症或气管、支气管异物时常表现为突发性的咳嗽。支气管哮喘、百日咳和支气管内膜结核等疾病表现为发作性咳嗽。慢性支气管炎、支气管扩张症、慢性肺脓肿等慢性呼吸道疾病则多表现为长期、慢性、反复发作的特点。

（5）时间　慢性支气管炎、支气管扩张症及慢性肺脓肿等患者的咳嗽一般在清晨起床或夜间睡下时因体位的改变而加剧。左心功能不全的患者夜间咳嗽明显，主要与夜间肺瘀血加重和迷走神经兴奋性增高有关。

（6）音色　主要有：金属音，常见于支气管肺癌、纵隔肿瘤、主动脉瘤压迫气管时；犬吠样咳嗽，常见于喉部疾病或气管受压；咳嗽时声音嘶哑，常见于声带炎症、喉炎、喉癌及喉返神经麻痹等；咳嗽声音低微无力，见于极度衰弱患者及声带麻痹者。

（7）痰液的颜色　不同疾病痰液的颜色有不同特点。慢性支气管炎主要表现为白色黏液痰；黄色脓痰表示呼吸道化脓性感染；铜绿假单胞菌感染表现为草绿色痰液；大叶性肺炎的典型痰液颜色则为铁锈色；粉红色泡沫痰是急性肺水肿的特征；棕褐色痰液见于阿米巴肺脓肿；而肺吸虫病则表现为烂桃样痰。另外，痰液有恶臭时提示合并厌氧菌感染。

（8）痰液的性质和量　痰液的性质主要包括浆液性、黏液性、脓性及血性等。浆液性痰主要见于肺水肿；黏液性痰常见于急慢性支气管炎、支气管哮喘、肺结核等；脓性痰液常见于支气管扩张症、肺脓肿、支气管胸膜瘘，且痰量多，痰液静置后可出现分层现象：上层为泡沫，中间为黏液或浆液脓性，下层为坏死组织；血性痰液常由黏膜上的毛细血管破裂或通透性增加所致。

3.伴随症状

（1）呼吸困难　咳嗽伴呼吸困难是喉水肿、喉肿瘤、慢性阻塞性肺疾病、重型肺炎肺结核、大量胸腔积液积气、肺水肿等的常见表现。

（2）胸痛　咳嗽伴胸痛常见于胸膜炎、肺炎、支气管肺癌等。

（3）咯血　咳嗽伴咯血见于支气管扩张症、肺结核、支气管肺癌及风湿性二尖瓣狭窄等。

（4）呕吐　咳嗽伴呕吐常见于百日咳。

（5）杵状指（趾）　长期反复咳嗽伴有杵状指（趾），一般见于支气管扩张症、肺脓肿、支气管肺癌等。

第四节　咯　血

1.病因

（1）支气管疾病　支气管的炎症或肿瘤破坏支气管黏膜的毛细血管，使其通透性增高，血液渗出或黏膜下血管破裂造成出血。最常见的疾病为支气管扩张症、支气管肺癌等，慢性支气管炎、支气管内膜结核、支气管良性瘤、支气管内结石等也可引起咯血。

（2）肺部疾病　肺部疾病中肺结核是最常见的咯血原因。肺结核时，肺毛细血管通透性增高，血液渗出，可出现痰中带血或咯小血块。病变累及小血管时，管壁如果破溃，可引起中等量咯血；如果结核空洞壁肺动脉分支形成的动脉瘤破裂，则可引起大量咯血。此外，肺瘀血、肺吸虫病、肺囊肿、肺血管畸形等疾病也可出现咯血表现，但较少见。

（3）心血管疾病　心血管疾病中较常见的疾病是风湿性二尖瓣狭窄。但有些先天性心脏病如房间隔缺损、室间隔缺损及动脉导管未闭也可有咯血表现，主要表现为小量咯血或痰中带血。如支气管黏膜下层支气管静脉曲张破裂时，即可表现大量咯血。

(4)其他　如再生障碍性贫血、白血病、原发性血小板减少性紫癜等血液系统疾病；结节性多动脉炎、系统性红斑狼疮等风湿性疾病；肾综合征出血热、钩端螺旋体病中期等；气管、支气管子宫内膜异位症、肺出血-肾炎综合征等也可引起咯血。

2.问诊要点

(1)咯血量表现特点　24 h 咯血量在 100 mL 以内为小量咯血，一般无其他明显失血症状；100～500 mL 为中等量咯血，此时可有咳嗽、胸闷、焦虑等表现；咯血量达 500 mL 以上，或一次咯血量达 300 mL 以上，或出现窒息先兆症状时均为大咯血，可同时出现呛咳、呼吸脉率增快、面色苍白、皮肤湿冷、窒息及恐惧感等表现。

(2)全身情况　长期咯血者全身情况差、消瘦，主要见于肺结核、原发性支气管肺癌等；反复咯血时全身状况尚好，可能是支气管扩张症或肺囊肿患者。

3.伴随症状

(1)发热　咯血伴发热常见于肺结核、钩端螺旋体病、肾综合征出血热等。

(2)胸痛　咯血伴胸痛常见于肺炎球菌性肺炎、肺结核、支气管肺癌、肺梗死等。

(3)脓痰　咯血伴脓性痰液常见于支气管扩张症、肺脓肿、慢性纤维空洞型肺结核合并感染等。

(4)黄疸　咯血伴黄疸常见于钩端螺旋体病、肺梗死等。

(5)杵状指(趾)　咯血伴杵状指(趾)常见于支气管扩张症、肺脓肿等。

4.注意事项

(1)正确判断是否咯血　注意与口腔出血、鼻出血、咽部出血及呕血相鉴别，并注意询问前驱症状及血液颜色等。咯血与呕血鉴别见表 1-3。

表 1-3　咯血与呕血的鉴别

鉴别特征	咯　血	呕　血
常见病因	肺结核、支气管扩张症、肺癌、心血管疾病等	消化性溃疡、肝硬化、急性胃黏膜病变等
前驱症状	喉痒、咳嗽、胸闷等	上腹不适、恶心等
出血方式	咯出	呕出
血液颜色	鲜红色	暗红色、咖啡色(量多时可呈鲜红色)
血中混合物	痰液、泡沫	食物残渣、胃液
酸碱性	碱性	酸性
黑粪	一般无(咽下时可有)	有，可持续数天

(2)估计咯血量　正确估计出血量有助于及时制定诊疗方案。值得注意的是,咯血量多少与疾病的严重程度不一定成正比。小量咯血可能不至于造成严重后果,但可能是某些疾病的早期信号;而大量咯血可导致患者休克、窒息而危及生命。

(3)发病年龄　青壮年者咯血的常见疾病为肺结核、支气管扩张症、风湿性二尖瓣狭窄等;40 岁以上咯血者应警惕支气管肺癌的可能性。

(4)既往史及个人史　注意询问既往病史,如支气管扩张症者年幼时可有百日咳病史或反复呼吸道感染病史。注意了解其生活环境、有无吸烟等不良生活习惯,有无肺结核患者接触史等。

第五节　呼吸困难

呼吸困难是指患者主观上感觉空气不足,呼吸费力;客观上表现用力呼吸,同时伴有呼吸频率加快及节律的异常。

1.病因

(1)呼吸系统疾病　主要有以下几种:

①气管、支气管疾病:主要包括支气管哮喘、慢性阻塞性肺疾病、喉炎、气管炎、支气管炎症及以上部位的水肿、异物、肿瘤等。

②肺疾病:主要有肺炎、肺瘀血、肺不张、肺水肿、间质性肺病、肺梗死、支气管肺癌等。

③胸廓及胸膜疾病:常见的疾病为严重胸廓畸形、外伤,大量胸腔积液、积气及严重胸膜肥厚粘连等。

④呼吸肌功能障碍性疾病:如脊髓灰质炎、重症肌无力、急性多发性神经根炎、膈肌麻痹、大量腹水、腹腔巨大肿瘤、妊娠晚期等。

(2)循环系统疾病　主要为各种原因所致心功能不全,如冠心病、风湿性心脏病、心肌病、先天性心脏病、原发性肺动脉高压、肺动脉栓塞等。

(3)其他因素　主要包括以下几种:

①中毒:如吗啡及巴比妥类药物中毒、有机磷农药中毒、一氧化碳中毒、糖尿病酮症酸中毒等。

②神经系统疾病:如脑外伤、脑出血、脑肿瘤、脑膜脑炎等导致呼吸中枢功能衰竭时。

③血液系统疾病:重度贫血、硫化血红蛋白血症、高铁血红蛋白血症等均可致呼吸困难。

2.问诊要点

(1)起病情况　一般急性起病多为急性呼吸道感染、气管异物、急性中毒及急性心力衰竭等疾病;发病缓慢者多见于肺结核、慢性阻塞性肺疾病、支气管扩张等。

(2)诱因　肺源性呼吸困难的常见诱因为呼吸道感染,而心源性呼吸困难的主要诱因为劳累和感染。

(3)表现特点

①肺源性呼吸困难:主要包括吸气性呼吸困难、呼气性呼吸困难和混合性呼吸困难。吸气性呼吸困难主要表现为吸气费力,吸气时间明显延长,严重者呼吸肌极度紧张,胸腔负压增大,吸气时胸骨上窝、锁骨上窝和肋间隙明显下陷,称为“三凹征”。呼气性呼吸困难主要表现是呼气费力,呼气时间延长,常伴有哮鸣音。混合性呼吸困难表现为吸气和呼气均费力,呼吸浅快,肺部听诊可有呼吸音减弱或病理性呼吸音等。

②心源性呼吸困难:左心衰竭引起的呼吸困难的主要临床特点如下:劳力性呼吸困难,患者活动时出现或加重,休息时可缓解或减轻;端坐呼吸,患者平卧时呼吸困难可加重,而被迫采取端坐位或半坐位以减轻呼吸困难的状态称为端坐呼吸;夜间阵发性呼吸困难,患者常于睡眠中突然感胸闷气急而憋醒,被迫坐起,用力呼吸,常伴有惊恐不安,经数分钟或数十分钟后逐渐缓解。严重者出现气喘伴哮鸣音,面色灰白、发绀,咳粉红色泡沫样痰,肺部湿性啰音和哮鸣音,心率加快,称为心源性哮喘。

③其他:主要有中毒性呼吸困难、神经精神性呼吸困难和血源性呼吸困难。中毒性呼吸困难主要有代谢性酸中毒,表现为深而规则的呼吸,常伴有鼾声,因急性感染而发热时表现为呼吸加快;药物及化学物质中毒则表现为呼吸变慢且伴有呼吸节律的改变。神经精神性呼吸困难包括严重颅脑疾病、癔症和神经官能症引起的呼吸困难。严重颅脑疾病一般表现为呼吸变深变慢,伴节律异常;癔病患者出现的呼吸困难一般为呼吸变浅、变快,可达6~100次/min,并可伴有口周、肢体麻木和手足抽搐;神经官能症者表现的叹息样呼吸一般可表现为正常呼吸中偶尔出现一次深大呼吸,似叹气样,其后自觉症状减轻或消失,自述呼吸困难,但无呼吸困难的客观表现。血源性呼吸困难主要表现是呼吸频率加快,常伴心率加快。

(4)病史　注意询问药物及化学物质中毒史及颅脑外伤及其他相关病史。

3.伴随症状

呼吸困难常伴有以下症状:

①发热:呼吸困难伴发热者主要见于肺炎、肺脓肿、胸膜炎等急性呼吸道及胸膜感染性疾病。

②胸痛:呼吸困难伴一侧胸痛常见于肺炎、急性渗出性胸膜炎、肺梗死、气胸、急性心肌梗死、支气管肺癌等。

③昏迷:呼吸困难伴昏迷见于颅脑疾病、中毒性脑病、肺性脑病、糖尿病酮症酸中毒、药物及化学物质中毒等。

第六节　心　悸

1.病因

心悸是一种自觉心跳或心慌，常伴有心前区不适的主观感觉，主要包括生理性和病理性两大类。

（1）生理性　主要有剧烈运动、情绪波动、紧张等；大量饮酒、喝浓茶等；应用肾上腺素、麻黄碱、阿托品等药物。

（2）病理性　包括各种器质性心脏病；心律失常，如期前收缩、心动过速、心动过缓、心房颤动等；全身性疾病，如发热、甲亢、贫血等；功能性神经症等。

2.问诊要点

询问饮食习惯，重点了解有无喝咖啡、浓茶及烟酒嗜好；了解有无精神刺激等；了解疾病病史。

3.伴随症状

①心前区疼痛：心悸伴心前区疼痛见于冠心病、心肌炎、心包炎、心脏神经症等。

②发热：心悸伴发热见于风湿热、心肌炎、心包炎、感染性心内膜炎及其他发热性疾病。

③晕厥或抽搐：心悸伴晕厥或抽搐见于三度房室传导阻滞、阵发性室性心动过速、心室颤动、病态窦房结综合征等。

④贫血：心悸伴贫血见于各种原因的急性失血。

⑤呼吸困难：心悸伴呼吸困难见于急性心肌梗死、心肌炎、心包炎、心力衰竭等。

⑥消瘦及出汗：心悸伴消瘦及出汗主要见于甲亢。

第七节　水　肿

水肿是指组织间隙中有过多的水分潴留而出现肿胀的表现。

1.病因

（1）全身性水肿　心源性水肿，常见于各种原因所致的右心功能不全；肾性水肿，常见于各种类型的肾炎和肾病；肝源性水肿，常见于肝硬化失代偿期；营养不良性水肿，则是由于长期营养缺乏、胃肠吸收功能不良、重度烧伤等原因导致蛋白质缺乏，出现低蛋白血症而形成;此外主要有肾上腺皮质激素、雄激素、雌激素及甘草制剂等药物性水肿;甲状腺功能减退症的黏液性水肿;经前期紧张综合征及特发性水肿等。

(2)局部性水肿　局部静脉回流受阻,如上腔静脉由于受到纵隔肿瘤、肿大的淋巴结等压迫,下腔静脉由于腹腔内肿块压迫,肢体静脉血栓形成、下肢静脉曲张等引起的局部水肿等;淋巴回流受阻如丝虫病;血管神经性水肿如变态反应性疾病。

2.问诊要点

(1)询问起病特点　急性起病者大多为急性肾炎、血管神经性水肿等;而右心衰竭、慢性肾炎、肝硬化等引起的水肿多起病较慢。

(2)了解患者既往病史　如心源性水肿可有心血管病史;肾源性水肿可有急、慢性肾炎或感染、结石等病史;肝硬化者可有病毒性肝炎尤其是乙型肝炎病史;血管神经性水肿患者可有药物或食物过敏史等。

(3)正确鉴别不同原因的水肿特点

①心源性水肿:水肿首先出现于身体下垂部分,如非卧床患者首先出现于下肢,而长期卧床患者首先出现于腰骶部。随病情加重逐渐向全身蔓延,严重者可出现胸腔积液或腹水。

②肾性水肿:水肿在疾病早期首先出现于组织疏松部位,如眼睑及颜面,然后向全身发展。

③肝源性水肿:水肿发展缓慢,常先出现于踝部,以后逐渐向上蔓延,头面部、上肢常无水肿;肝硬化失代偿期水肿的突出表现是腹水。

④营养不良性水肿:水肿从下肢开始逐渐向全身蔓延。

⑤其他:黏液性水肿常出现于眼睑、颜面及下肢,为非凹陷性水肿;经前期紧张综合征引起的水肿则为月经前 1~2 周出现眼睑、踝部和手背部轻度水肿,月经后水肿渐退;特发性水肿一般出现在身体下垂部位,站立过久或行走过多后出现,多见于女性。

⑥局部静脉回流受阻引起的水肿:上腔静脉受阻时表现为头面部、颈部、双上肢及上胸部水肿,如伴有颈静脉怒张、胸壁浅静脉曲张及纵隔刺激症状,则称为上腔静脉阻塞综合征;下腔静脉受阻一般表现为下肢、会阴部水肿,如伴有腹壁及下肢静脉曲张或腹水,或有肝、脾肿大等,则称为下腔静脉阻塞综合征。

⑦淋巴回流受阻:如丝虫病,表现为双下肝橡皮肿,患部皮肤粗糙、增厚,皮下组织增厚等。

⑧血管神经性水肿:常为急性起病,多发生于面、口唇或舌部,水肿部位皮肤呈苍白色或蜡样光泽,硬而有弹性,无疼痛,若累及声门,可危及生命。

心源性水肿与肾源性水肿的鉴别见表 1-4。

表 1-4　心源性水肿与肾源性水肿的鉴别要点

鉴别要点	心源性水肿	肾源性水肿
开始部位	从下肢开始，向上蔓延至全身	从眼睑、颜面开始，延至全身
发展速度	较缓慢	迅速
水肿性质	比较坚实，移动性小	软而移动性大
伴随病征	常伴有心脏扩大、心脏杂音、肝肿大、颈静脉怒张等心力衰竭症状	常伴有高血压、蛋白尿、血尿及管型尿和眼底改变等肾功能改变症状

（4）检查水肿的性质及程度　水肿可有凹陷性水肿和非凹陷性水肿 2 种性质。水肿的程度可分为三度，即轻度水肿、中度水肿和重度水肿。

（5）结合伴随症状综合分析判断

①心源性水肿：右心衰竭引起的水肿可伴有其他心力衰竭表现，如颈静脉怒张、肝肿大、肝-颈静脉回流征等。

②肾性水肿：肾性水肿患者常伴有高血压、蛋白尿、尿量减少及肾功能损害等表现。

③肝源性水肿：肝硬化失偿期除水肿外，尚有肝功能减退如消化道症状、出血倾向、代谢异常等，其他门脉高压症状如脾肿大、侧支循环的建立与开放等表现。

④其他：营养不良性水肿发生前一般有消瘦、体重减轻等表现；经前期紧张综合征引起的水肿常伴有乳房胀痛及盆腔沉重感；血管神经性水肿若累及声门，则可出现呼吸困难甚至窒息表现。

第八节　恶心与呕吐

1.病因

（1）消化系统疾病　主要包括口咽部受炎症、物理及化学因素的刺激；胃肠道疾病如急性胃肠炎、消化性溃疡、慢性胃炎、急性阑尾炎、消化道梗阻、急性胃扩张、功能性消化不良等；肝、胆、胰腺疾病如急性病毒性肝炎、肝硬化、急性胆囊炎、胆石症、急性胰腺炎等；腹膜与肠系膜疾病如急性腹膜炎、急性肠系膜淋巴结炎等；其他如局部药物刺激（如磺胺类药物、水杨酸制剂、氨茶碱等）。

（2）泌尿系统疾病　主要有泌尿系结石、急性肾盂肾炎等。

（3）循环系统疾病　常见疾病为急性心肌梗死、休克、心力衰竭等。

(4)生殖系统疾病　常见于盆腔炎、异位妊娠破裂等。

(5)眼部疾病　如青光眼、屈光不正等。

(6)刺激　如刺激嗅觉、视觉及味觉引起的呕吐。

(7)中枢神经性疾病　常见原因有颅内感染性疾病,如各种病原微生物引起的脑炎、脑膜炎;颅内血管性疾病,如脑梗死、蛛网膜下腔出血、高血压脑病等;颅脑损伤,颅内血肿、脑挫伤等;癫痫,尤其是持续状态时。

(8)全身性疾病　主要为内分泌与代谢障碍性疾病,如尿毒症、甲亢危象、甲状旁腺危象、糖尿病酮症酸中毒、低血糖等。

(9)药物及中毒因素　如洋地黄类、某些抗生素、吗啡及抗癌药物等;一氧化碳、乙醇、有机磷农药、鼠药等中毒。

(10)妊娠反应　妊娠早期可有呕吐表现。

(11)前庭功能障碍　常见疾病有迷路炎、梅尼埃病(ménière 病)、晕动病等。

(12)精神性呕吐　一般见于神经性厌食症、癔症等。

2.问诊要点

(1)起病特点　急性起病多见于急性胃肠炎症、急性中毒等。

(2)诱因　如体位、进食、药物、精神因素、咽部刺激等。

(3)发生时间

①消化道疾病:口咽部刺激引起的呕吐一般表现为受到刺激后或于晨起后恶心、干呕;功能性消化不良一般表现为晨起呕吐;进食过程中或餐后即刻呕吐则可能为幽门管溃疡;幽门梗阻患者可表现为餐后较久或数餐后呕吐,其呕吐物常为隔夜宿食;食物中毒者呕吐一般发生于进食后近期;急性胰腺炎一般呕吐较频繁,呕吐物常为食物及胆汁。

②中枢性呕吐:脑膜炎、蛛网膜下腔出血等疾病引起的呕吐多表现为喷射状;早期妊娠反应一般表现为晨起呕吐。

③前庭功能障碍:迷路炎一般是化脓性中耳炎常见的并发症,呕吐同时常伴有听力障碍;梅尼埃病表现为突发性、旋转性眩晕伴恶心呕吐;晕动病一般于乘车、乘船时发生。

(4)呕吐物的特点　呕吐物的性状及气味、呕吐的量等可帮助推测病变部位、病变性质及液体丢失量等。

(5)症状的特点及变化　如症状发生的频率、持续时间及严重程度等。

(6)加重与缓解因素。

(7)病史　包括既往发作史、腹部手术史及女性患者的月经史等。

(8)伴随症状　呕吐伴腹痛、腹泻多见于急性胃肠炎、细菌性食物中毒、霍乱、副霍乱及各种原因所致的急性中毒等;呕吐伴上腹疼痛及发热、寒战或黄疸,考虑急性胆囊炎、胆石症等;呕吐伴头痛多见于颅内压增高、青光眼等;呕吐伴眩晕及眼球震颤者主要见于前庭器官疾病。

第九节　呕血与便血

一、呕血

1.病因

（1）消化系统疾病　是引起呕血的最常见原因，包括各种食管炎、食管癌、食管异物、食管贲门黏膜撕裂、食管裂孔疝、食管损伤等食管疾病；消化性溃疡、急性糜烂出血性胃炎、胃癌、胃泌素瘤、药物和应激因素引起的急性胃黏膜病变、胃平滑肌瘤、胃黏膜脱垂等胃及十二指肠疾病。消化性溃疡为最常见原因；肝硬化门静脉高压所致的食管或胃底静脉曲张破裂、肝癌、胆道结石、胆囊癌、胆管癌、壶腹癌、急性胰腺炎、胰腺癌合并脓肿破溃等肝、胆、胰腺疾病。

（2）全身性疾病　消化器官外的多种疾病也可是引起呕血的原因，如原发性血小板减少性紫癜、过敏性紫癜、白血病、血友病、霍奇金病、遗传性毛细血管扩张症等血液系统疾病；重症肝炎、肾综合征出血热、钩端螺旋体病、登革热、败血症等急性感染性疾病；系统性红斑狼疮、皮肌炎、结节性多动脉炎等结缔组织疾病累及上消化道时可引起呕血；其他原因如尿毒症、血管瘤、抗凝药物应用过量等。

2.问诊要点

（1）呕血的颜色　患者呕血前常有上腹不适和恶心，随后呕出血性胃内容物。其颜色视出血量及血液在胃内停留时间及出血部位不同而异。出血量多、在胃内停留时间短、出血部位位于食管时，一般表现为鲜红色、暗红色或混有血凝块；出血量较少或在胃内停留时间较长，因血红蛋白与胃酸作用形成酸化正铁血红素而使呕吐物呈咖啡色或棕褐色渣样。呕血时因部分血液经肠道排出，可形成黑便。

（2）出血量的判断　若出血量占循环血容量的10%以下时，患者一般无明显全身症状；出血量占循环血容量的10%～20%时，可有头晕、无力等症状，多无血压、脉搏等变化；出血量达循环血容量的20%以上时，可出现冷汗、心慌、四肢厥冷、脉搏增快等急性失血症状；出血量在循环血容量的30%以上时，由于循环血容量的迅速减少而导致周围循环衰竭，表现为烦躁或神志不清、面色苍白、四肢湿冷、呼吸急促、脉搏细速、血压下降、尿量减少等。

（3）伴随症状

①血象变化：急性出血早期可无明显变化。出血后，由于组织液渗入血管内稀释血液，一般于3～4 h后才出现红细胞与血红蛋白减少。因此，大出血早期不能根据红细胞与血红蛋白值来判断有无出血及出血量。

②发热:大量出血后,多数患者可在 24 h 内出现低热,一般可持续 3~5 天。

③氮质血症:呕血时,因部分血液进入肠道,血红蛋白的分解产物在肠内被吸收,在出血数小时后血中尿素氮可上升,并于 24~48 h 达高峰,但一般不超过 14.3 mmol/L,3~4 天后降至正常。

④上腹疼痛:呕血伴慢性反复发作的上腹痛,且有节律性、呈周期性发作者,多见于消化性溃疡;中老年人若出现呕血伴慢性反复上腹痛,无明显规律且消瘦者,应注意胃癌的可能性。

⑤肝、脾肿大:呕血伴肝肿大且肝质地较硬、表现凹凸不平或有结节,并同时有肝区疼痛者,应注意考虑肝癌;大量呕血伴脾肿大,并有腹壁静脉曲张、腹水、肝功能障碍等,提示肝硬化门脉高压。

⑥黄疸:呕血伴黄疸、发热、皮肤黏膜出血,见于钩端螺旋体病、肾综合征出血热、败血症等急性感染性疾病;呕血伴黄疸、寒战、发热、右上腹疼痛,多由胆道疾病所致。

二、便血

便血是指消化道出血经肛门排出,即下消化道出血。

1.病因

便血主要见于直肠炎、直肠息肉、直肠癌、痔、肛裂、肛瘘、损伤等直肠与肛管疾病;急性细菌肠炎、阿米巴痢疾、溃疡性结肠炎、结肠憩室炎、缺血性结肠炎、结肠息肉、结肠癌、血吸虫病等结肠疾病;急性出血性坏死性肠炎、肠结核、肠伤寒、钩虫病、小肠肿瘤、小肠血管瘤、肠套叠等小肠疾病;血管瘤、毛细血管扩张症、血管畸形、缺血性肠炎、静脉曲张等肠道血管病变及其他全身出血性疾病等。

2.问诊要点

(1)病史　了解既往病史如慢性上腹痛病史、结核病史、动脉硬化、血液病病史等。

(2)发病年龄　儿童以感染性肠炎、急性出血坏死性肠炎、肠套叠、血液病较多见;中老年患者较常见的原因则为结肠癌、结肠血管扩张、缺血性肠炎等。

(3)一般情况　如是否有周围循环衰竭表现可帮助判断失血量及血容量丢失情况。

(4)大便特点　便血时,大便可表现为全血或混合有粪便。排便前后有鲜血滴出或喷出者,多为直肠或肛管疾病出血,如痔、肛裂、直肠肿瘤等;急性细菌性痢疾多为黏液脓血便;阿米巴痢疾多表现为暗红色果酱样脓血便;急性出血性坏死性肠炎可排出洗肉水样粪便,并有腥臭味。

(5)全身症状　便血若出血量少者,一般无明显全身表现;出血量大者则可出现贫血或周围循环衰竭症状。

3.伴随症状

①腹痛:便血伴慢性上腹周期性、节律性疼痛者多为消化性溃疡;伴急性腹痛,并有排便后腹痛减轻者则多见于细菌性痢疾、阿米巴痢疾、溃疡性结肠炎等;伴急性上腹绞痛、黄疸、发热者,应考虑胆囊或胆管出血。

②便血伴里急后重:肛门坠胀感、频繁排便,但排便量少且排便后未感轻松、似排便未净等,常见于细菌性痢疾、直肠炎、直肠癌等。

③发热:便血伴发热多见于急性感染性疾病如败血症、钩端螺旋体病,以及恶性肿瘤如肠道淋巴瘤、急性出血性坏死性肠炎等;便血伴腹部肿块提示结肠癌、肠结核、肠套叠等。

④皮肤黏膜出血:便血伴皮肤黏膜出血多见于血液病如白血病、过敏性紫癜、血友病等,以及急性传染病如重症肝炎、肾综合征出血热等。

第十节　腹　泻

腹泻是指大便次数增加、粪便性状改变,如不成形、稀薄或水样、带有未消化食物或黏液脓血等。腹泻根据其病程可分为急性腹泻与慢性腹泻,病程超过 2 个月者为慢性腹泻。

1.病因

(1)急性腹泻　引起急性腹泻的常见疾病有以下几种:

①急性肠道疾病:各种感染因素如病毒、细菌、真菌、原虫、血吸虫等引起的肠炎、急性出血性坏死性肠炎、溃疡性结肠炎急性发作、急性缺血性肠病等。

②急性中毒:主要包括动物性中毒,如鱼胆、河鲀中毒;植物性中毒,如毒蕈、桐油中毒及化学毒物中毒,如砷、铅、汞、有机磷等中毒。

③全身感染性疾病:败血症、伤寒及副伤寒、钩端螺旋体病等。

④药物性腹泻:泻药、拟胆碱能药、抗癌药、抗生素等均可能引起腹泻。

⑤其他:变态反应性肠炎、过敏性紫癜、甲状腺危象等。

(2)慢性腹泻　引起慢性腹泻的原因很多,临床常见的有:

①消化道疾病:如慢性萎缩性胃炎、胃大部切除术后;慢性肠道感染如阿米巴痢疾、慢性细菌性痢疾、肠结核、绦虫病、血吸虫病等;溃疡性结肠炎、克罗恩病等肠道非感染性病变;肠道肿瘤如结肠癌、结肠绒毛状腺瘤等;肝脏胰腺疾病如肝硬化、慢性胰腺炎、胰腺癌等。

②消化系统外疾病:主要有甲状腺功能亢进症、胃泌素瘤、糖尿病性肠病、肾上腺皮质功能减退、系统性红斑狼疮、尿毒症、肠易激综合征等。

③其他:某些药物作用如甲状腺素、利血平、洋地黄类药物等。

2.问诊要点

(1)发病年龄、性别、职业　可为诊断提供重要的辅助资料。如结肠癌多见于中老年人;肠易激综合征、甲亢引起的腹泻多见于女性;血吸虫病则多见于流行区农民和渔民等。

(2)起病与病程　急性肠道感染或食物中毒者往往表现为急性起病,且腹泻次数较多,病程较短。慢性腹泻起病慢,病程长,常见于溃疡性结肠炎、吸收不良综合征等慢性感染、非特异性炎症、消化功能障碍引起的腹泻。

(3)腹泻次数与粪便性状　急性感染性腹泻可有不洁饮食史,多在不洁饮食后 24 h 内发病,腹泻次数每天数次至数十次不等。慢性腹泻者一般排便次数多为每天数次。粪便性状根据不同部位病变可有不同特点,如小肠病变者多呈糊状或水样;直肠和(或)乙状结肠的病变可表现为黏液性粪便混有血液或脓血便,且每次排便量少;小肠吸收不良者,粪便呈油腻状,有恶臭,含食物残渣;阿米巴痢疾粪便一般为果酱样。

(4)腹泻与腹痛　腹泻患者常伴有腹痛症状,如小肠病变者腹痛多在脐周,便后腹痛不减轻;结肠疾病腹痛多在下腹部,大便后腹痛可减轻或缓解;分泌性腹泻多无明显腹痛。

3.伴随症状

腹泻伴发热多见于传染性疾病,如细菌性疾病、伤寒、肠结核及肠道恶性淋巴瘤等;腹泻伴里急后重见于乙状结肠及直肠病变,如急、慢性细菌性痢疾,直肠炎、直肠癌等;腹泻伴明显消瘦多见于小肠吸收不良性疾病、胃肠恶性肿瘤及甲亢等;腹泻伴腹部包块主要见于胃肠恶性肿瘤、克罗恩病、肠结核等。

第十一节　黄　疸

临床普遍采用的方法是按病因和发病机制分类,可分为溶血性黄疸、肝细胞性黄疸、胆汁淤积性黄疸(旧称阻塞性黄疸或梗阻性黄疸)和先天性非溶血性黄疸 4 类,临床上以前 3 类最常见。

1.病因

(1)溶血性黄疸　常见原因有先天溶血性疾病,如海洋性贫血、遗传性球形红细胞增多症;后天获得性溶血性疾病,如自身免疫性溶血性贫血、新生儿溶血症、不同血型输血后的溶血及伯氨喹、蛇毒、毒蕈、阵发性睡眠血红蛋白尿等引起的溶血。

(2)肝细胞性黄疸　主要为各种引起肝细胞损害的疾病。常见于病毒性肝炎、肝硬化、肝癌、中毒性肝炎、钩端螺旋体病黄疸出血型、败血症等。

（3）胆汁淤积性黄疸　包括肝内胆汁淤积和肝外阻塞。前者主要有胆汁淤积型肝炎、药物性胆汁淤积、原发性胆汁性肝硬化、肝内肿瘤、妊娠期特发性黄疸等。后者主要包括胆系结石、急性胆囊炎、胰腺炎、胆系肿瘤、胰腺癌及先天性胆道闭锁等。

（4）先天性非溶血性黄疸　本组疾病临床上少见。主要见于：

①吉尔伯特综合征（Gilbert 综合征）：由于肝细胞摄取非结合胆红素功能障碍及肝内葡萄糖醛酸转移酶不足，导致血清中非结合胆红素增高。

②杜宾-约翰逊综合征（Dubin-Johnson 综合征）：主要机制是肝细胞对结合胆红素向毛细胆管排泄发生障碍，导致血清中结合胆红素增高。

③克里格勒-纳费尔综合征（Crigler-Najjar 综合征）：由肝细胞缺乏葡萄糖醛酸转移酶，导致非结合胆红素不能转化成为结合胆红素。本病由于血清中非结合胆红素甚高，非结合胆红素可透过血脑屏障损伤大脑实质而产生核黄疸，见于新生儿，预后极差。

④Rotor 综合征：主要由于肝细胞对摄取非结合胆红素和排泄结合胆红素存在先天性缺陷而导致血清中胆红素浓度升高。

2.问诊要点

黄疸的诊断必须根据病史、体征、实验室及其他检查来综合判断。首先要排除假性黄疸，如进食过多胡萝卜、南瓜、西红柿、柑橘等引起的假性黄疸。食物引起者一般只有皮肤黄染，巩膜正常且血清胆红素正常。确定黄疸后，应注意详细了解以下内容以帮助诊断。

（1）年龄　婴儿期多为新生儿黄疸、先天性胆道闭锁、先天性非溶血性黄疸等；青少年儿童则以病毒性肝炎较多见；40 岁左右中青年人以胆结石、胆囊炎、肝硬化较常见；中老年人要特别注意肝硬化、肝胆胰恶性肿瘤等。另外，病毒性肝炎可见于任何年龄。

（2）生活史　长期大量饮酒者易导致酒精性肝炎、肝硬化；发病前有病毒性肝炎患者接触史或有不洁注射、输血史等，应考虑病毒性肝炎；肝胆手术后黄疸则应注意胆管结扎、瘢痕、残存结石等原因。

（3）黄疸的特点　主要包括黄疸发生的急缓、皮肤颜色、有无皮肤瘙痒等。

①溶血性黄疸：黄疸多为轻度，皮肤呈浅柠檬色，无皮肤瘙痒；同时有寒战、发热、头痛、呕吐、腰痛，伴有不同程度贫血及血红蛋白尿者，多为急性溶血引起，严重时可有急性肾衰竭；慢性溶血性疾病多为先天性，除有贫血外脾肿大也较常见。

②肝细胞性黄疸：皮肤、黏膜表现为浅黄至深黄色，可有轻度皮肤瘙痒；病毒性肝炎、肝硬化、肝癌、中毒性肝炎等原发病表现如疲乏、食欲减退等，严重者可出现出血倾向、腹水、肝性脑病等。

③胆汁淤积性黄疸：皮肤、黏膜呈暗黄色，甚至呈黄绿色，皮肤瘙痒明显。粪便颜色变浅或呈陶土色。胆汁淤积性肝炎者有疲乏、食欲下降等表现，急性胆囊炎患者可

有发热、右上腹疼痛等症状。

黄疸分类可根据血生化检查和尿常规检查初步作出，然后结合临床表现及辅助检查确定病因和性质。溶血性黄疸一般程度较轻，临床症状也较轻，与其他 2 种黄疸相比较容易鉴别。肝细胞性黄疸与胆汁淤积性黄疸鉴别时应注意分析胆红素升高的类型与血清酶学改变的特点，尤其是结合胆红素与总胆红素的比值分析，但也需注意两者有重叠之可能。临床上鉴别黄疸病因时应注意在实验室检查基础上选择适当的影像学检查、其他血清学检查及原发病症状等方法综合分析。

3.伴随症状

①发热：黄疸伴发热一般多见于急性胆囊炎、病毒性肝炎、肝脓肿、钩端螺旋体病、败血症、急性溶血等。

②右上腹疼痛：黄疸伴右上腹剧烈疼痛多为胆道结石、胆道蛔虫病、肝脓肿等；寒战高热、黄疸、右上腹剧痛三者合为查科三联征，是急性胆管炎的特征；持续性右上腹钝痛一般见于病毒性肝炎、原发性肝癌等。

③腹水：黄疸伴腹水多见于重症肝炎、肝硬化、原发性肝癌等。

④肝肿大：黄疸伴肝肿大多见于各种肝胆疾病，如急性病毒性肝炎一般表现为肝肿大、肝质地软且表面光滑有压痛；肝大且质地坚硬、表面凹凸不平有结节者见于原发性肝癌；肝脏无明显肿大、质地较硬、边缘不整，表面有小结节者多见于肝硬化。

⑤脾肿大：黄疸伴脾肿大者常见于病毒性肝炎、败血症、疟疾、肝硬化及各种原因引起的溶血性贫血及淋巴瘤等。

⑥胆囊肿大：黄疸伴胆囊肿大见于胆总管结石、胆总管癌、胰头癌、壶腹癌等。

4.黄疸程度与精神状态的关系

肝细胞性黄疸的程度与肝细胞损害一般呈正相关，即黄疸程度越重，肝细胞损害越重，一般状况越差；先天性非溶血性黄疸全身情况较好。

第十二节　消　瘦

消瘦是一种临床常见的代谢症状。广义的消瘦是指体内脂肪与蛋白质减少，短期内体重下降超过正常标准的 10%，或体重指数小于 18.5，或体重小于标准体重的 20%。

1.病因

（1）单纯性消瘦　主要包括体质性消瘦（非渐进性消瘦，具有一定的遗传性或特定时期，如青春期消瘦）和外源性消瘦（如食物摄入不规律、偏食、厌食、长期误餐、生活不规律和缺乏锻炼等饮食生活习惯，以及工作压力大、精神紧张和过度疲劳等心理因素导致的消瘦)。

(2)继发性消瘦　由各种疾病所引起的消瘦称为继发性消瘦。主要有胃肠道疾病如胃炎、胃下垂、胃及十二指肠溃疡等;代谢性疾病如甲亢、糖尿病等;慢性消耗性疾病如肺结核、慢性肝病、各种恶性肿瘤等。

2.问诊要点

(1)消瘦与饮食的关系　饮食增加、体重减轻常见于各种消耗性疾病,如甲亢、糖尿病等;饮食正常、体重减轻常见于消化及吸收功能异常所致的体重减轻,如呕吐、腹泻或寄生虫感染等;饮食减退、体重减轻是由于摄入的食物减少、身体分解代谢亢进而致的体重减轻,如全身性疾病(感染、恶性肿瘤、血液病、垂体前叶功能减退等)、精神因素(忧郁症、神经性厌食)、消化系统疾病(慢性胃肠疾病、慢性肝病等)。

(2)诱因　长期误餐、生活不规律、缺乏锻炼、工作压力大、精神紧张和过度疲劳等。

(3)发病的年龄及性别　消瘦的中老年人易患骨质疏松;消瘦的青年人常伴有肠胃疾病;消瘦的女性易出现月经紊乱和闭经;消瘦的儿童则有营养不良和智力发育的问题。

(4)既往史及家族史。

3.伴随症状

消瘦伴恶心呕吐常见于胃及十二指肠溃疡、慢性胃炎、胃肠道肿瘤等;消瘦伴腹痛腹泻或便秘常见于慢性结肠炎、慢性肠炎、肠结核及克罗恩病等;消瘦伴情绪激动、突眼常见于甲亢等;消瘦伴多饮多食常见于糖尿病;消瘦伴不明原因发热多考虑各种肿瘤;消瘦伴慢性咳嗽常见于肺结核、慢性支气管炎、慢性阻塞性肺疾病等。

第十三节　无尿、少尿与多尿

1.病因

(1)少尿、无尿　常见病因分为3类:

①肾前性:各种原因引起的大出血、重度脱水、肾病综合征、肝硬化等,大量水分渗入组织间隙和浆膜腔,有效循环血容量减少,肾血流量减少,肾小球有效滤过压降低影响尿量;心血管疾病使心脏排血功能下降,血压下降所致肾血流减少;肾血管病变引起肾动脉持续痉挛,肾缺血导致急性肾衰。

②肾性:各种肾炎、肾小管病变影响肾小球滤过膜的通透性,减少滤过面积,影响肾小管的重吸收,导致少尿或无尿。

③肾后性:结石、肿瘤、感染等使尿液排出通道受阻。

(2)多尿　常见病因分为4类：

①排尿性多尿：短时间内水分摄入过多或使用利尿药后，可引起排尿性多尿。

②肾脏疾病：慢性肾炎、慢性肾盂肾炎、肾小管功能损伤等影响尿液的浓缩和水分的重吸收。

③内分泌代谢障碍疾病：抗利尿激素分泌减少、糖尿病、原发性醛固酮增多症和原发性甲状旁腺功能亢进症等，或抑制肾小管功能，或产生渗透性利尿。

④精神因素：受精神或心理因素影响，大量饮水而多尿。

2.问诊要点

(1)临床表现　除外尿量减少或无尿，依据不同的原发病，可出现不同的临床表现：主要有起病前的乏力、倦怠、水肿等先兆症状；恶心、呕吐、腹泻、黄疸等消化系统症状；呼吸深快、气促或合并呼吸系统感染等呼吸系统症状；高血压、心律失常、心力衰竭等循环系统症状；贫血、出血等血液系统表现；头昏、失眠或嗜睡、烦躁不安、注意力不集中，甚至出现意识障碍、抽搐、扑翼样震颤等神经系统症状；面部水肿，皮肤萎黄、干燥，色素沉着，部分见皮肤瘙痒等表现；甲状腺、性腺功能低下，男性性欲缺乏、阳痿，女性出现闭经、不孕等内分泌紊乱表现及负氮平衡，必需氨基酸水平降低，糖耐量减退，脂代谢紊乱等代谢异常。

(2)伴随症状

①少尿、无尿：伴尿痛、腰痛、血尿、排尿困难，见泌尿系结石或肾动脉血栓；伴发热、腰痛、尿频、尿急、尿痛，见急性肾盂肾炎；伴水肿、蛋白尿、低蛋白血症，见肾病综合征；伴蛋白尿、血尿、高血压、水肿，见急性肾炎；伴食欲减退、乏力、黄疸、腹水，见肝肾综合征；伴心慌、胸闷、气短、端坐呼吸，见心功能不全；男性伴尿频、尿急、排尿困难，见前列腺增生。

②多尿：伴多饮、多食、体重减轻，见糖尿病；伴烦躁、口渴、多饮、尿液比重减低，见尿崩症；伴高钙血症、肾结石、骨痛，见原发性甲状旁腺功能亢进症；伴高血压、高血钠、低血钾，见原发性腺固酮增多症；多尿前有无尿或少尿病史，见各种原因引起的急性肾小管损伤坏死；伴酸中毒、低血钾、骨痛和肌麻痹，见肾小管性酸中毒。

第十四节　尿频、尿急与尿痛

1.病因

(1)尿频

①生理性尿频：因饮水过多、精神紧张或气候寒冷时排尿次数增多，属正常现象。

②病理性尿频：常见以下几种情况：多尿性尿频，见糖尿病、尿崩症、精神性多饮和

急性肾功能衰竭的多尿期；炎症性尿频，见膀胱炎、尿道炎、前列腺炎和尿道旁腺炎等；神经性尿频，见中枢及周围神经病变，如癔症、神经源性膀胱；膀胱容量减少性尿频，见膀胱占位性病变、妊娠子宫增大或卵巢囊肿等压迫膀胱、膀胱结核引起膀胱纤维性缩窄；尿道口周围病变，尿道口息肉、处女膜伞和尿道旁腺囊肿等刺激尿道口引起尿频。

（2）尿急　常见于下列情况：

①炎症：急性膀胱炎、尿道炎、膀胱三角区和后尿道炎症、急性前列腺炎常有尿急、慢性前列腺炎。

②结石和异物：膀胱和尿道结石或异物刺激黏膜产生尿频。

③肿瘤：膀胱癌和前列腺癌。

④神经源性：精神因素和神经源性膀胱。

⑤环境因素：高温环境下尿液高度浓缩，酸性高的尿可刺激膀胱或尿道黏膜产生尿急。

（3）尿痛　引起尿急的病因几乎都可以引起尿痛。疼痛部位多在耻骨上区、会阴部和尿道内，尿痛性质可为灼痛或刺痛。尿道炎多在排尿开始时出现疼痛；后尿道炎、膀胱炎和前列腺炎常出现终末性尿痛。

2.问诊要点

（1）病史　如劳累、受凉或月经期，是否接受导尿、尿路器械检查或流产术；有无慢性病史，如结核病、糖尿病、肾炎和尿路结石；有无尿路感染的反复发作史及诊疗史。

（2）临床表现

①生理性尿频：每次尿量不少，不伴随其他症状。

②病理性尿频：如多尿性尿频，排尿次数增多而每次尿量不少，全日总尿量增多；炎症性尿频，排尿次数增多而每次尿量少，多伴有尿急和尿痛，尿液镜检可见炎性细胞；神经性尿频，排尿次数增多而每次尿量少，不伴尿急、尿痛，尿液镜检无炎性细胞；膀胱容量减少性尿频，表现为持续性尿频，药物治疗难以缓解，每次尿量少。

（3）伴随症状　尿频伴尿急和尿痛，见于尿路感染；伴有会阴部、腹股沟和睾丸胀痛，见于急性前列腺炎；尿频尿急伴血尿、脓尿、午后低热、乏力盗汗，见于膀胱结核；尿频不伴尿急和尿痛，但伴有多饮多尿和口渴，见于精神性多饮、糖尿病和尿崩症；尿频尿急伴无痛性血尿，见于膀胱癌；老年男性尿频伴尿线细、进行性排尿困难，见于前列腺增生；尿频、尿急、尿痛伴尿流突然中断，见于膀胱结石堵住出口或后尿道结石嵌顿。

第十五节　血　尿

1.病因

泌尿系统疾病是引起血尿的常见原因。此外，全身性疾病、泌尿系统邻近器官病变、化学物品和药物损害也可以导致血尿。将全程尿分 3 段，分别盛于 3 个量杯内。初始段血尿提示病变在前尿道；终末段血尿提示病变在膀胱底部、后尿道或前列腺部位；全程血尿提示病变部位在膀胱或膀胱以上部位。儿童血尿多见于肾小球肾炎；青壮年血尿，女性多见于尿路感染，男性多见于结石、前列腺炎、尿道炎；老年人血尿多见于前列腺增生、感染、肿瘤。

(1)泌尿系统疾病　原发性肾小球疾病如 IgA 肾病、局灶节段性肾小球硬化和急/慢性肾小球肾炎等；泌尿系感染、结石、肿瘤、外伤、肾与尿路畸形、肾血管性疾病等。

(2)全身性疾病　再生障碍性贫血、过敏性紫癜、白血病、使用抗凝剂等血液系统疾病；败血症、流行性脑膜炎、流行性出血热等感染性疾病；类风湿性关节炎、系统性红斑狼疮等免疫系统疾病；慢性心功能不全、高血压、感染性心内膜炎等心血管疾病。

(3)邻近器官病变　盆腔炎、附件炎、阑尾炎等邻近器官病变侵犯膀胱、输尿管时，可引起血尿。

(4)化学物品和药物损害　汞、铅、镉等重金属损害肾和膀胱；非甾体类抗炎药、磺胺药、甘露醇等造成的肾损伤；环磷酰胺可造成出血性膀胱炎；抗凝药如肝素、华法林使用不当等。

2.问诊要点

(1)尿液颜色特点　血尿是最主要的临床表现。根据出血量多少而呈现出不同的颜色。少量出血呈淡红色像洗肉水样，严重出血呈血状。若尿与血混合均匀，则呈暗红色。

(2)伴随症状　血尿伴肾区绞痛或钝痛，多见于肾或输尿管结石；伴排尿困难、尿路中断、尿频、尿急，多见于膀胱、尿道结石；伴尿频、尿急、尿痛，多见于急性膀胱炎、尿道炎；伴腰痛、发热，多见于急性肾盂肾炎；伴高血压、水肿、蛋白尿，多见于肾小球肾炎；伴皮肤黏膜或身体其他部位出血倾向，多见于血液系统疾病如白血病、血小板减少性紫癜等；伴乳糜尿，多见于丝虫病、慢性肾盂肾炎；伴腹部肿块，多见于肾肿瘤、肾积水、多囊肾、肾下垂等；无症状性血尿，身体无其他不适，可见于 IgA 肾病、肾肿瘤早期。

(3)病史　了解患者年龄，女性要了解是否为月经期；有无泌尿系疾病病史；近期有无感染、剧烈活动、腰腹部外伤及泌尿道器械检查史；排除食物、药物等因素引起的假性血尿；近期有无使用肾毒性药物史。

第十六节　痫性发作与惊厥

痫性发作是指脑部神经元异常放电引起的运动、感觉、行为、自主神经、意识和精神状态等不同程度的紊乱或兼而有之。惊厥是指肌群收缩表现为强直性和阵挛性，并有意识丧失。

1.病因

(1)脑部疾病　主要见于：感染，如脑炎、脑膜炎、脑脓肿、脑结核瘤、脑灰质炎等；外伤，如产伤、颅脑外伤等；肿瘤，包括原发性肿瘤、脑转移瘤；血管病变，如脑出血、蛛网膜下腔出血、高血压脑病、脑栓塞、脑血栓形成、脑缺氧等；寄生虫病，如脑型疟疾、脑血吸虫病、脑包虫病、脑囊虫病等；其他，如先天性脑发育障碍、原因未明的大脑变性(如结节性硬化、播散性硬化、核黄疸等)。

(2)全身性疾病　主要见于：感染，如急性胃肠炎、中毒型菌痢、链球菌败血症、中耳炎、百日咳、狂犬病、破伤风等，小儿高热惊厥主要由急性感染所致；中毒(内源性如尿毒症、肝性脑病，外源性如酒精、苯、铅、砷、汞、氯喹、阿托品、樟脑、白果、有机磷等中毒)；心血管疾病，如高血压脑病或阿-斯综合征(Adams-Stokes 综合征)等；代谢障碍，如低血糖、低镁血症、妊娠子痫、维生素 B_6 缺乏等，低血钙时可表现为典型的手足搐搦症；风湿病，如系统性红斑狼疮、脑血管炎等；其他，如突然撤停安眠药、抗癫痫药，还可见于中暑、溺水、窒息、触电等。

(3)神经症　如癔症性抽搐和惊厥。

此外，儿科常见的还有小儿惊厥(部分为特发性，部分由于脑损害引起)和因高热导致的惊厥等。

2.问诊要点

(1)发作特点　以全身骨骼肌痉挛为主要表现，典型者为癫痫大发作(惊厥)，表现为患者突然意识模糊或丧失，全身强直、呼吸暂停，继而四肢发生阵挛性抽搐，呼吸不规则，尿便失控、发绀，发作约半分钟自行停止，也可反复发作或呈持续状态。发作时可有瞳孔散大，对光反射消失或迟钝、病理反射阳性等。发作停止后不久意识恢复。如为肌阵挛性，一般只是意识障碍。

(2)伴随症状　伴发热多见于小儿的急性感染，也可见于胃肠功能紊乱、生牙、重度失水等，但惊厥发生时也可引起发热；伴血压增高，可见于高血压病、肾炎、妊娠子痫、铅中毒等；伴脑膜刺激征可见于脑膜炎、脑膜脑炎、蛛网膜下腔出血等；伴瞳孔扩大与舌咬伤可见于癫痫大发作；惊厥发作前伴剧烈头痛可见于高血压、急性感染、蛛网膜下腔出血、颅脑外伤、颅内占位性病变等。

(3)病史询问　发生的年龄、发病过程、有无诱因、持续时间、是否妊娠,儿童应询问分娩史、生长发育异常史。如有无脑部疾病、全身性疾病、癔症、毒物接触、外伤等病史。

第十七节　意识障碍

意识障碍是指人对周围环境及自身状态的识别和觉察能力出现障碍,多由于高级神经中枢功能活动(意识、感觉和运动)受损引起。按照病情表现,由轻到重依次为嗜睡、意识模糊、昏睡、昏迷。

1.病因

(1)重症急性感染　如败血症、肺炎、中毒型菌痢、伤寒、斑疹伤寒、恙虫病和颅脑感染(脑炎、脑膜脑炎、脑型疟疾)等。

(2)颅脑非感染性疾病　包括脑血管疾病,脑缺血、脑出血、蛛网膜下腔出血、脑栓塞、脑血栓形成、高血压脑病等;脑占位性疾病,如脑肿瘤、脑脓肿;颅脑损伤,脑震荡、脑挫裂伤、外伤性颅内血肿、颅骨骨折等;癫痫。

(3)内分泌与代谢障碍　如尿毒症、肝性脑病、肺性脑病、甲状腺危象、甲状腺功能减退、糖尿病性昏迷、低血糖、妊娠中毒症等。

(4)水、电解质平衡紊乱　如低钠血症、低氯性碱中毒、高氯性酸中毒等。

(5)外源性中毒　如安眠药、有机磷杀虫药、氰化物、一氧化碳、酒精和吗啡等中毒。

(6)物理性及缺氧性损害　如高温中暑、日射病、触电、高山病等。

2.问诊要点

(1)表现特点

①嗜睡:表现为病理性嗜睡,患者陷入持续的睡眠状态,可被唤醒,并能正确回答和做出各种反应,但当刺激去除后很快又再入睡。

②意识模糊:患者能保持简单的精神活动,但对时间、地点、人物的定向能力发生障碍。

③昏睡:患者处于熟睡状态,不易唤醒。虽在强烈刺激下(如压迫眶上神经、摇动患者身体等)可被唤醒,但很快又再入睡。醒时答话含糊或答非所问。

④昏迷:表现为意识持续的中断或完全丧失,按其程度可分为轻度昏迷、中度昏迷和深度昏迷3个阶段。轻度昏迷,意识大部分丧失,无自主运动,对声、光刺激无反应,对疼痛刺激尚可出现痛苦的表情或肢体退缩等防御反应。角膜反射、瞳孔对光反射、眼球运动、吞咽反射等可存在。中度昏迷,对周围事物及各种刺激均无反应,对剧烈刺

激可出现防御反射。角膜反射减弱，瞳孔对光反射迟钝，眼球无转动。深度昏迷，全身肌肉松弛，对各种刺激全无反应。深、浅反射均消失。

此外，还有一种以兴奋性增高为主的高级神经中枢急性活动失调状态，称为谵妄。临床上表现为意识模糊、定向力丧失、感觉错乱（幻觉、错觉）、躁动不安、言语杂乱。谵妄可发生于急性感染的发热期间，也可见于某些药物中毒（如颠茄类药物中毒、急性酒精中毒）、代谢障碍（如肝性脑病）、循环障碍或中枢神经疾患等。

（2）伴随症状

①伴发热：先发热后有意识障碍，见于重症感染性疾病；先有意识障碍后有发热，见于脑出血、蛛网膜下腔出血、巴比妥类药物中毒等。

②伴呼吸缓慢：是呼吸中枢受抑制的表现，见于吗啡、巴比妥类、有机磷杀虫药等中毒、银环蛇咬伤等。

③伴瞳孔散大：见于颠茄类、酒精、氰化物等中毒以及癫痫、低血糖状态等。

④伴瞳孔缩小：见于吗啡类、巴比妥类、有机磷杀虫药等中毒。

⑤伴心动过缓：见于颅内高压症、房室传导阻滞及吗啡类、毒蕈等中毒。

⑥伴高血压：见于高血压脑病、脑血管意外、肾炎尿毒症等。

⑦伴低血压：见于各种原因的休克。

⑧伴皮肤黏膜改变：出血点、瘀斑和紫癜等见于严重感染和出血性疾病；口唇呈樱红色提示一氧化碳中毒。

⑨伴脑膜刺激征：见于脑膜炎、蛛网膜下腔出血等。

（3）相关病史　起病时间、发病前后情况、诱因、病程、程度；有无急性感染性休克、高血压、动脉硬化、糖尿病、肝肾疾病、肺源性心脏病、癫痫、颅脑外伤、肿瘤等病史；有无服毒及毒物接触史。

第二篇

临床检查

/第二章/　心电图检查

第一节　正常心电图

正常心电图波形特点如图 2-1 所示。

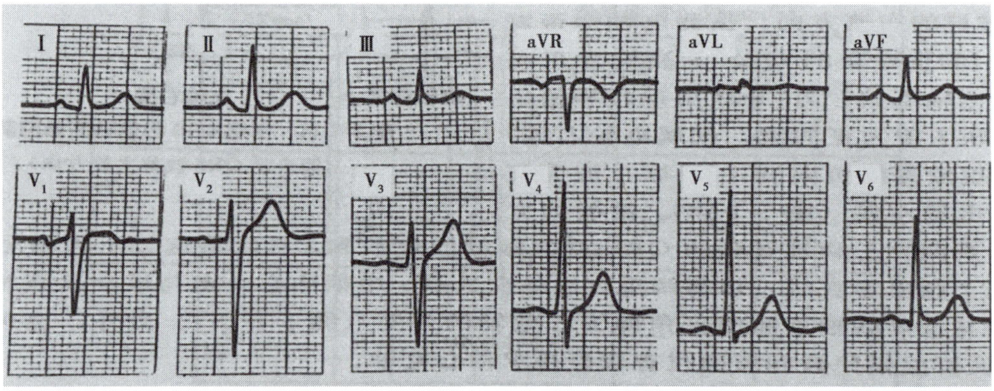

图 2-1　正常心电图

1.P 波

代表心房肌除极的电位变化。P 波的形态在大部分导联上一般呈钝圆形，有时可能有轻度切迹，常见 P 波变化形态。P 波方向在 Ⅰ、Ⅱ、aVF、V_4 ~ V_6 导联向上，aVR 导联向下，其余导联呈双向、倒置或低平均可；正常人 P 波时间一般小于 0.12 s；P 波振幅在肢体导联一般小于 0.25 mV，胸导联一般小于 0.2 mV。

2.PR 间期

从 P 波的起点至 QRS 波群的起点，代表心房开始除极至心室开始除极的时间。正常成人的 PR 间期为 0.12~0.20 s。

3.QRS 波群

代表心室肌除极的电位变化。

正常成年人 QRS 时间小于 0.12 s，多数为 0.06~0.10 s；Ⅰ、Ⅱ 导联的 QRS 波群主波一般向上。aVR 导联的 QRS 波群主波向下，可呈 QS、rS、rSr'或 Qr 型。aVL 与 aVF 导联的 QRS 波群可呈 qR、Rs 或 R 型，也可呈 rS 型。正常人 aVR 导联的 R 波一般小于 0.5 mV，I 导联的 R 波小于 1.5 mV，aVL 导联的 R 波小于 1.2 mV，aVF 导联的 R 波小于 2.0 mV。在胸导联，正常人 V_1、V_2导联多呈 rS 型，V_1的 R 波一般不超过 1.0 mV。V_5、V_6导联 QRS 波群可呈 qR、qRs、Rs 或 R 型，且 R 波一般不超过 2.5 mV（图 2-2）。6 个肢体导联的 QRS 波群振幅（正向波与负向波振幅的绝对值相加）一般不应都小于 0.5 mV，6 个胸导联的 QRS 波群振幅（正向波与负向波振幅的绝对值相加）一般不应都小于 0.8 mV；正常人的 Q 波时间小于 0.04 s（aVR 导联例外），Q 波振幅小于同导联中 R 波的 1/4。正常人 V_1、V_2导联不应出现 Q 波，但偶尔可呈 QS 波。

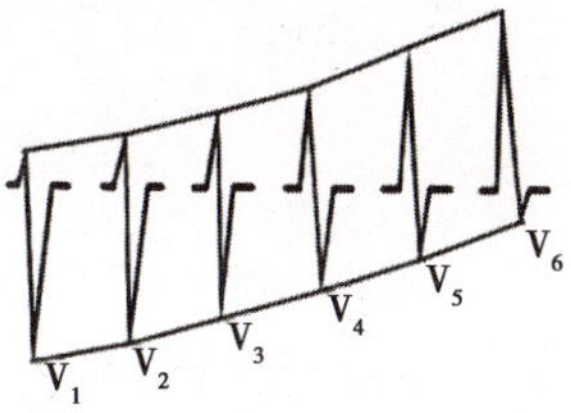

图 2-2　胸导联 QRS 波变化

4.ST 段

代表心室复极过程，正常的 ST 段多为一等电位线，有时也可有轻微的偏移，但在任一导联，ST 段下移一般不超过 0.05 mV；ST 段上抬在 V_1、V_2导联一般不超过 0.3 mV，V_3不超过 0.5 mV，在 V_4~V_6导联及肢体导联不超过 0.1 mV。

5.T 波

代表心室快速复极时的电位变化。T 波方向在Ⅰ、Ⅱ、V_4~V_6导联向上，aVR 导联向下，Ⅲ、aVL、aVF、V_1~V_3导联可以向上、双向或向下。一般情况下，T 波的方向大多与 QRS 主波的方向一致；T 波振幅一般不应低于同导联 R 波的 1/10（Ⅲ、aVL、aVF、V_1~V_3导联除外）。

6.QT 间期

指 QRS 波群的起点至 T 波终点的间距，代表心室肌除极和复极全过程所需的时间。心率在 60~100 次/min 时，QT 间期的正常范围为 0.32~0.44 s。

7.U 波

代表心室后继电位，U 波方向大体与 T 波相一致。

第二节　窦性心动过速

成人窦性心律的频率>100 次/min，称为窦性心动过速。窦性心动过速时，PR 间期及 QT 间期相应缩短，有时可伴有继发性 ST 段轻度压低和 T 波振幅降低。健康人运动和情绪紧张可引起心动过速。酒、茶、咖啡和药物如异丙肾上腺素和阿托品常引起窦性心动过速。在疾病状态中常见的病因为发热、低血压、缺氧、心功能不全、贫血、甲状腺功能亢进和心肌炎(图 2-3)。

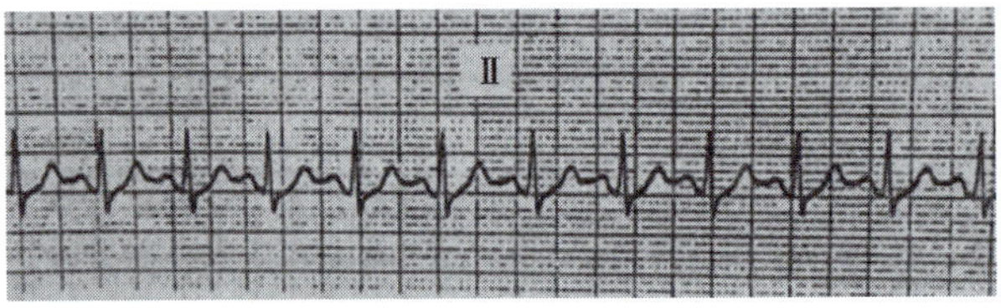

图 2-3　窦性心动过速

第三节　窦性心动过缓

窦性心律频率<60 次/min 时,称为窦性心动过缓。可见于运动员正常心率。窦房结功能障碍、颅内压增高、甲状腺功能低下、服用某些药物(如 β-受体阻滞剂)等也可引起窦性心动过缓(图 2-4)。

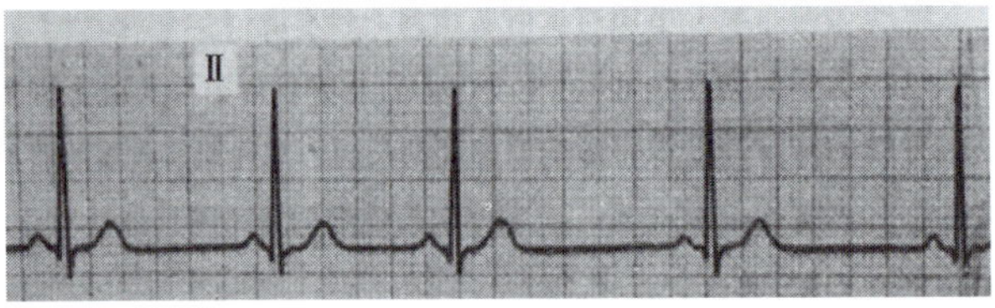

图 2-4　窦性心动过缓

第四节　房性期前收缩

房性期前收缩的心电图表现如下:

异位 P'波,其形态与窦性 P 波不同;P'R 间期>0.12 s;大多为不完全性代偿间歇,即期前收缩前后 2 个窦性 P 波的间距小于正常 PP 间距的 2 倍(图 2-5)。

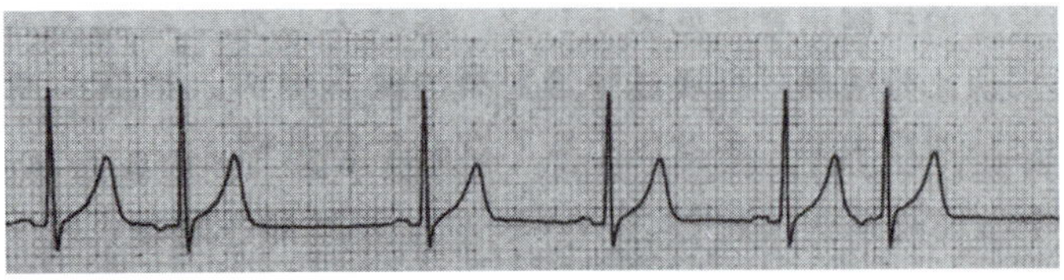

图 2-5　房性期前收缩

第五节　心房颤动

心房颤动(AF)是临床上很常见的心律失常。心房颤动可以是阵发性或持续性,大多发生在器质性心脏病基础上,多与心房扩大、心肌受损、心力衰竭等有关。房颤时整个心房失去协调一致的收缩,心排血量降低,易形成附壁血栓。

心电图特点是:正常 P 波消失,代以大小不等、形状各异的颤动波(f 波),通常以 V_1 导联最明显;房颤波的频率为 350~600 次/min;RR 绝对不齐,QRS 波一般不增宽;若是前一个 RR 间距偏长而与下一个 QRS 波相距较近时,易出现一个增宽变形的 QRS 波,此可能是房颤伴有室内差异传导,并非室性期前收缩,应注意进行鉴别(图 2-6)。心房颤动时,如果出现 RR 绝对规则且心室率缓慢,提示发生完全性房室传导阻滞。

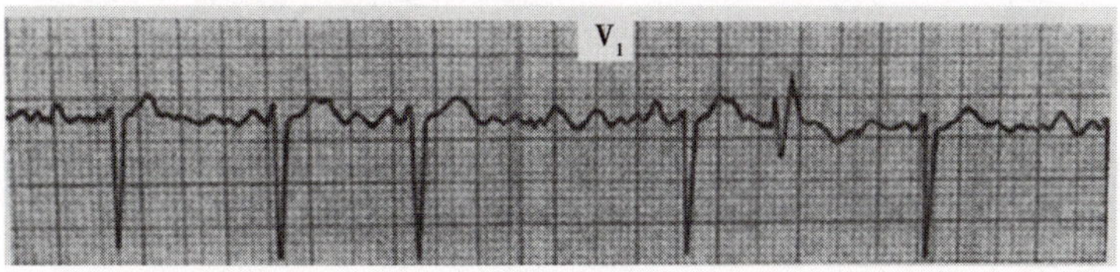

图 2-6　心房颤动

第六节　阵发性室上性心动过速

阵发性室上性心动过速分为房性及与房室交界区相关的心动过速,但常因 P' 不易辨别,故统称为室上性心动过速(室上速)(图 2-7)。发作时有突发突止的特点,频率一般为 160~250 次/min,节律快而规则;QRS 形态一般正常(伴有束支阻滞或室内差异性传导时,可呈宽 QRS 波心动过速);常伴有继发性 ST-T 改变。临床上最常见的室上速类型为预激旁路引发的房室折返性心动过速(AVRT)及房室结双径路引发的房室结内折返性心动过速(AVNRT)。房性心动过速包括自律性和房内折返性心动过速 2 种类型,多发生于器质性心脏病基础上。

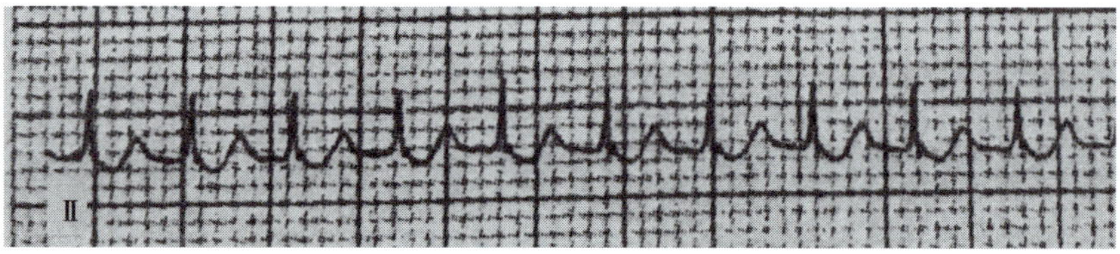

图 2-7　阵发性室上性心动过速

第七节　室性期前收缩

室性期前收缩的心电图表现为:QRS-T 波前无 P 波或无相关的 P 波;QRS 形态宽大畸形,时限通常>0.12 s,T 波方向多与 QRS 的主波方向相反;表现为完全性代偿间歇,即期前收缩前后的 2 个窦性 P 波间距等于正常 PP 间距的 2 倍(图 2-8)。

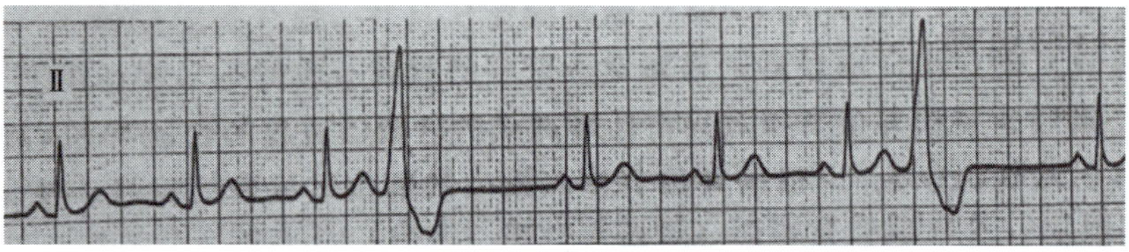

图 2-8　室性期前收缩

第八节　室性心动过速

室性心动过速的心电图表现为:频率多为 140~200 次/min,节律可稍不齐;QRS 波群形态宽大畸形,时限通常>0.12 s;如能发现 P 波,并且 P 波频率慢于 QRS 波频率,PR 无固定关系(房室分离),则可明确诊断;偶尔心房激动夺获心室或发生室性融合波,也支持室性心动过速的诊断(图 2-9)。

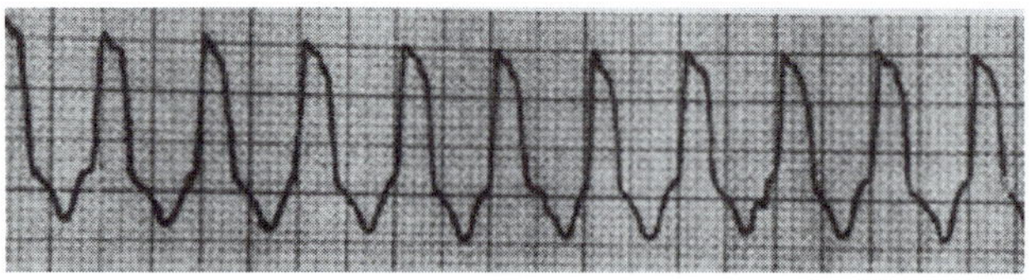

图 2-9　阵发性室性心动过速

第九节　心室颤动

心室颤动往往是心脏停跳前的短暂征象，也可因急性心肌缺血或心电紊乱而发生。由于心脏出现多灶性局部兴奋，以致完全失去泵血功能。心电图上 QRS-T 波完全消失，出现大小不等、极不匀齐的低小波，频率为 200～500 次/min，是极严重的致死性心律失常（图 2-10）。

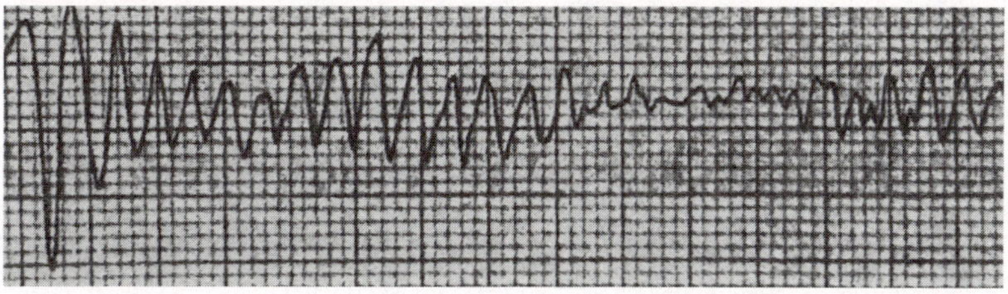

图 2-10　心室颤动

第十节　房室传导阻滞

房室传导阻滞主要包括以下几类：

1.一度房室传导阻滞

心电图主要表现为 PR 间期延长。在成人若 PR 间期>0.20 s（老年人 PR 间期>0.22 s），或对 2 次检测结果进行比较，心率没有明显改变而 PR 间期延长超过 0.04 s，可诊断为一度房室传导阻滞（图 2-11）。

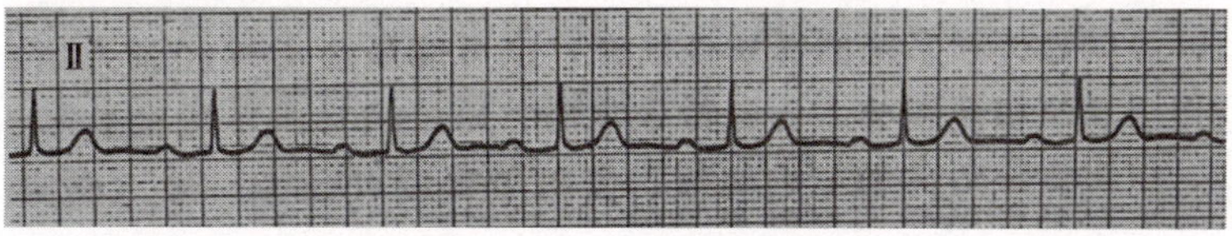

图 2-11　一度房室传导阻滞

2.二度房室传导阻滞

分二度Ⅰ型房室传导阻滞和二度Ⅱ型房室传导阻滞 2 种类型。

（1）二度Ⅰ型房室传导阻滞　称 Morbiz Ⅰ型，表现为 P 波规律地出现，PR 间期逐渐延长，直到 1 个 P 波后脱漏 1 个 QRS 波群，漏搏后房室传导阻滞得到一定改善，PR 间期又趋缩短，之后又复逐渐延长，如此周而复始地出现，称为文氏现象（图 2-12）。

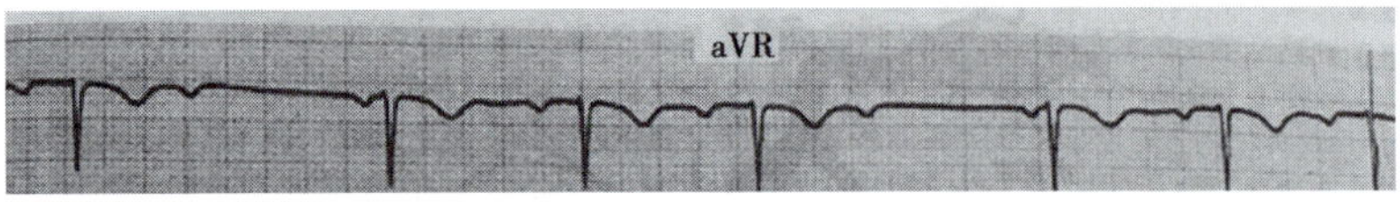

图 2-12　二度Ⅰ型房室传导阻滞

(2)二度Ⅱ型房室传导阻滞　又称 MorbizⅡ型,表现为 PR 间期恒定,部分 P 波后无 QRS 波群(图 2-13)。

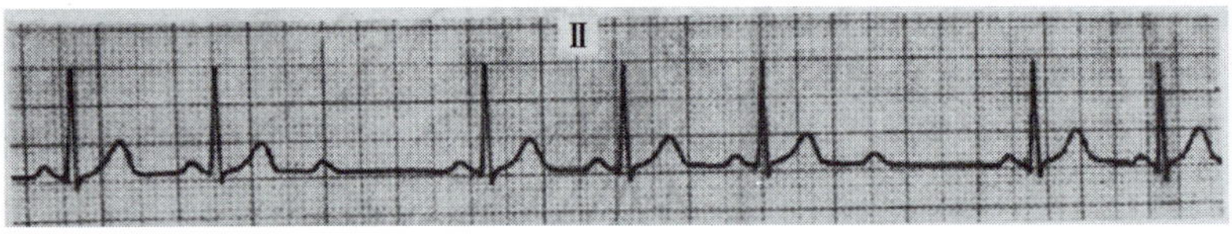

图 2-13　二度Ⅱ型房室传导阻滞

(3)三度房室传导阻滞　三度房室传导阻滞又称完全性房室传导阻滞。来自房室交界区以下的潜在起搏点发放激动,出现交界性逸搏心律(QRS 形态正常,频率一般为 40~60 次/min)或室性逸搏心律(QRS 形态宽大畸形,频率一般为 20~40 次/min),以交界性逸搏心律为多见。由于心房与心室分别由 2 个不同的起搏点激动,各保持自身的节律,心电图上表现为 P 波与 QRS 波毫无关系(PR 间期不固定),心房率快于心室率(图 2-14)。

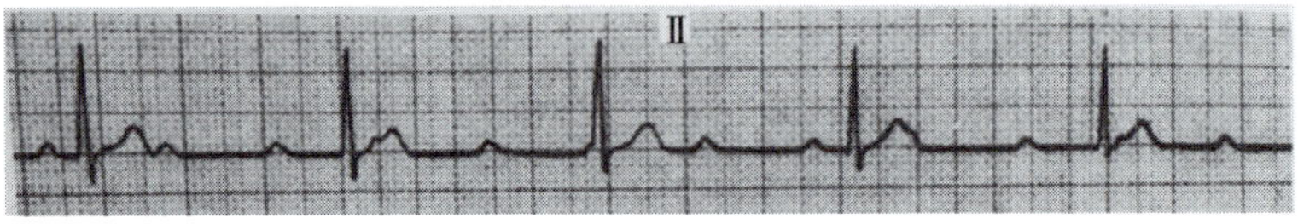

图 2-14　三度房室传导阻滞

第十一节　急性心肌梗死

绝大多数心肌梗死是在冠状动脉粥样硬化基础上发生完全性或不完全性闭塞所致,属于冠心病的严重类型。除了临床表现外,心电图的特征性改变及其演变规律是确定心肌梗死诊断和判断病情的重要依据。

1.特征性改变

主要包括异常 Q 波(时间≥0.04 s,振幅≥1/4R)、ST 段抬高和 T 波倒置 3 种改变。这 3 种改变同时存在,急性心肌梗死的诊断基本确立(图 2-15)。

2.心肌梗死的图形演变及分期

急性心肌梗死发生后,心电图的变化随着心肌缺血、损伤、坏死的发展和恢复而呈现一定演变规律。根据心电图图形的演变过程和演变时间可分为超急性期、急性期、

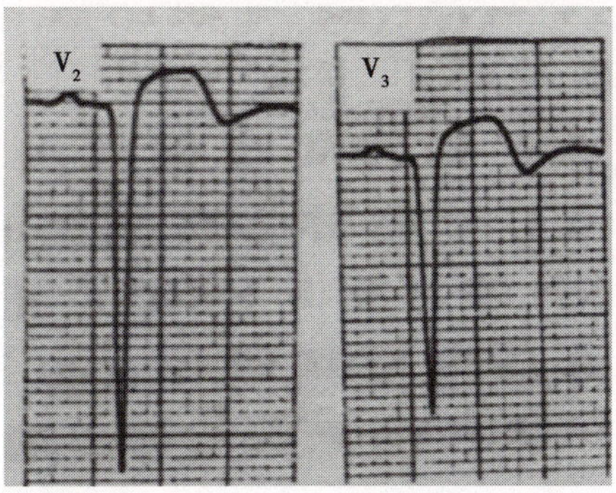

图 2-15 心肌梗死的心电图特征性改变

近期(亚急性期)和陈旧期(图 2-16)。

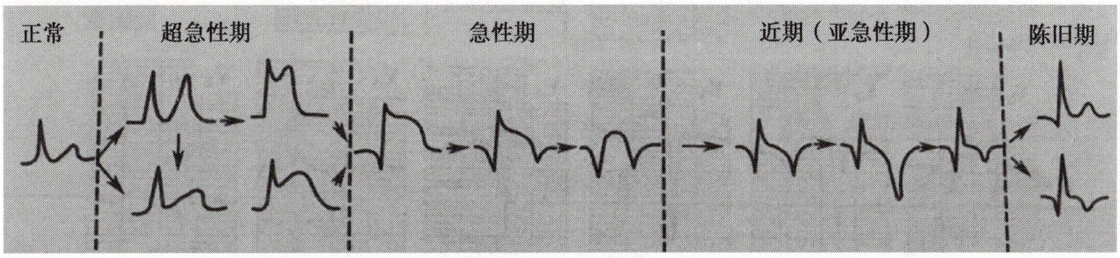

图 2-16 心肌梗死的图形演变及分期

(1)早期(超急性期) 急性心肌梗死发生数分钟后,首先出现短暂的心内膜下心肌缺血,心电图上产生高大的 T 波,以后迅速出现 ST 段呈斜型抬高,与高耸直立 T 波相连。由于急性损伤性阻滞,可见 QRS 振幅增高,并轻度增宽,但尚未出现异常 Q 波。这些表现仅持续数小时,临床上多因持续时间太短而不易记录到。

(2)急性期 心肌梗死后数小时或数日,可持续到数周,心电图呈现一个动态演变过程。ST 段呈弓背向上抬高,抬高显著者可形成单向曲线,继而逐渐下降;心肌坏死导致面向坏死区导联的 R 波振幅降低或丢失,出现异常 Q 波或 QS 波;T 波由直立开始倒置,并逐渐加深。坏死型的 Q 波、损伤型的 ST 段抬高和缺血型的 T 波倒置在此期内可同时并存。

(3)近期(亚急性期) 出现于梗死后数周至数月,此期以坏死及缺血图形为主要特征。抬高的 ST 段恢复至基线,缺血型 T 波由倒置较深逐渐变浅,坏死型 Q 波持续存在。

(4)陈旧期 常出现在急性心肌梗死 3~6 个月之后或更久,ST 段和 T 波恢复正常或 T 波持续倒置、低平,趋于恒定不变,残留下坏死型的 Q 波。理论上异常 Q 波将持续存在终生。但随着瘢痕组织的缩小和周围心肌的代偿性肥大,其范围在数年后有可能明显缩小。小范围梗死的图形改变有可能变得很不典型,异常 Q 波甚至消失。

近年来,急性心肌梗死的检测水平、诊断手段及治疗技术已取得突破性进展。通过对急性心肌梗死患者早期实施有效治疗(溶栓、抗栓或介入性治疗等),已显著缩短整个病程,并可改变急性心肌梗死的心电图表现,可不再呈现上述典型的演变过程。

3.心肌梗死的定位诊断

心肌梗死的部位主要根据心电图坏死型图形(异常Q波或QS波)出现于哪些导联而作出判断。发生心肌梗死的部位多与冠状动脉分支的供血区域相关,因此,心电图的定位基本上与病理一致。前间壁梗死时,V_1 ~ V_3导联出现异常Q波或QS波;前壁心肌梗死时,异常Q波或QS波主要出现在V_3、V_4(V_5)导联;侧壁心肌梗死时在Ⅰ、aVL、V_5、V_6导联出现异常Q波;如异常Q波仅出现在V_5、V_6导联,称为前侧壁心肌梗死,如异常Q波仅出现在Ⅰ、aVL导联,称为高侧壁心肌梗死;下壁心肌梗死时,在Ⅱ、Ⅲ、aVF导联出现异常Q波或QS波(图2-17);正后壁心肌梗死时,V_7、V_8、V_9导联记录到异常Q波或QS波,而与正后壁导联相对应的V_1、V_2导联出现R波增高、ST段压低及T波增高。如果大部分胸导联(V_1 ~ V_5)都出现异常Q波或QS波,则称为广泛前壁心肌梗死。在急性心肌梗死早期,尚未出现坏死型Q波,可根据ST-T异常(ST段抬高或压低,或T波异常变化)出现于哪些导联来判断梗死的部位。

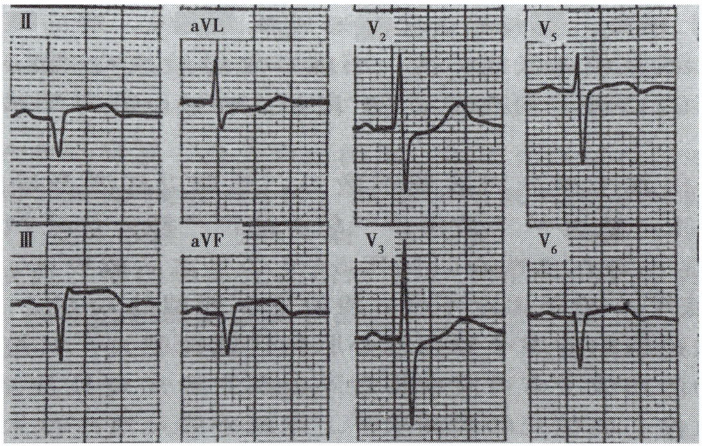

图2-17　急性下壁心肌梗死

/ 第三章 /　X 线平片影像诊断

第一节　正常胸片

胸部 X 线平片是胸部各种组织和器官重叠的影像，常规做胸部后前位片（图 3-1）和胸部侧位片（图 3-2）检查，一些胸壁软组织和骨结构会投影于肺野内，不要误认为病变。正确认识胸部正常 X 线结构，是胸部疾病 X 线诊断的基础。

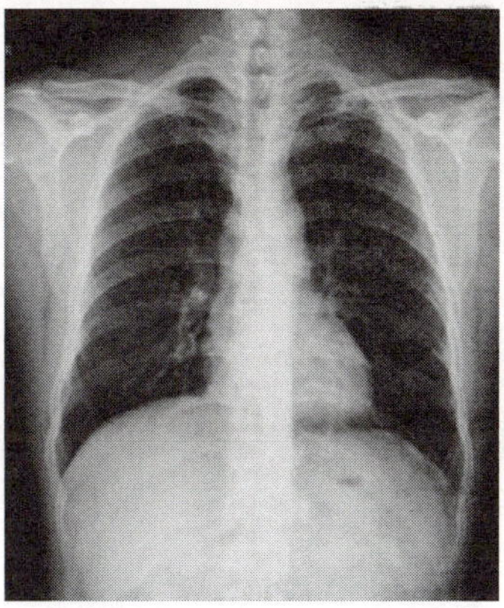

图 3-1　胸部后前位片

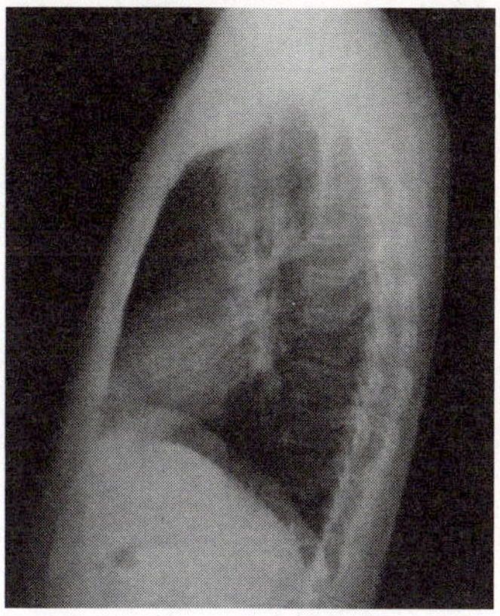

图 3-2　胸部侧位片

两侧膈肌以上，自肺门向外达胸廓内缘，由充气的肺组织所占据的区域均属肺野。通常将肺野分为上、中、下三区和内、中、外三带。第 2 前肋端下缘水平以上为上肺野；第 2 前肋端下缘水平以下至第 4 前肋端水平以上为中肺野；第 4 前肋端水平以下至膈肌为下肺野。自肺门向外平均分为三等分，即内、中、外带（图 3-3）。

纵隔分区如图 3-4 所示：

（1）上纵隔　胸骨体、胸骨柄交界点至第 4 胸椎体下缘之上为上纵隔。

（2）中纵隔　上述连线之下至第 8 胸椎下缘水平为中纵隔。

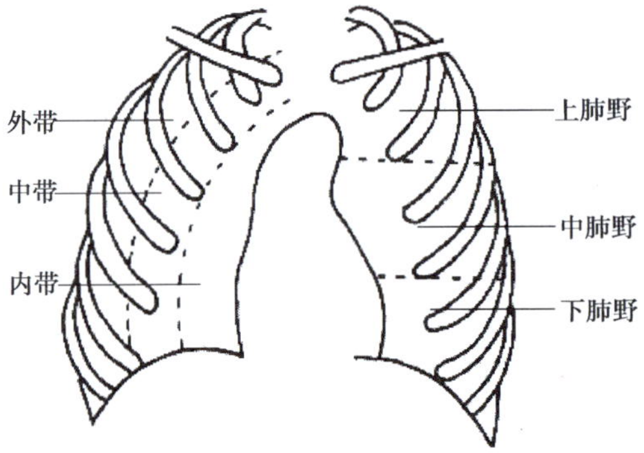

图 3-3　肺野分区示意图

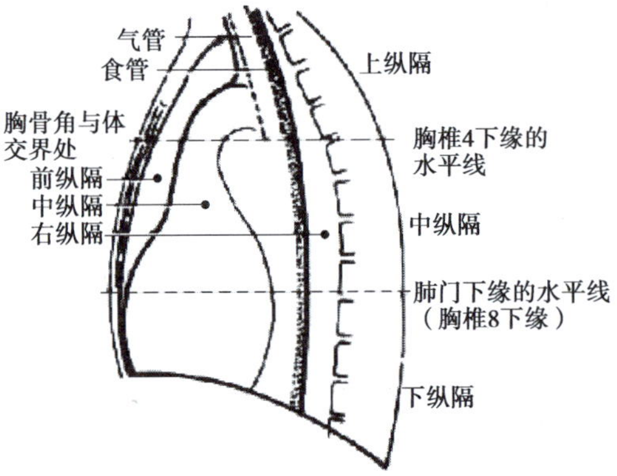

图 3-4　纵隔分区示意图

(3)下纵隔　第 8 胸椎下缘水平以下至横膈为下纵隔。

(4)前纵隔　胸骨之后，心脏、升主动脉和气管之前较透亮狭长区域，常见疾病有胸腺瘤、甲状腺瘤、畸胎瘤、恶性淋巴瘤、淋巴结病。

(5)中纵隔　心脏、主动脉弓、气管和肺门所占的范围，常见疾病有结节病、淋巴瘤、转移瘤、原发肺结核、动脉瘤、迂曲的血管、先天性支气管囊肿等。

(6)后纵隔　食管及食管之后的区域，常见疾病有神经源性肿瘤（神经瘤、神经膜细胞瘤、神经纤维瘤）、脊椎感染（结核）、转移瘤。

第二节　肺　炎

1.大叶性肺炎

大叶性肺炎常为肺炎链球菌感染，病变常累及一个或多个完整的肺叶，也可累及肺段。

（1）充血期 可无阳性发现，或仅显示肺纹理增多，肺野透亮度增高减低。

（2）红色、灰色肝样变期 X线：表现为密度均匀的致密影；不同肺叶或肺段受累时病变形态不一，累及肺段表现为片状或三角形致密影，累及整个肺叶则呈以叶间裂为界的大片状致密影（图3-5）；CT：实变影中可见透亮支气管影，即“充气支气管征”（图3-6）。

（3）消散期 实变区密度逐渐减低，表现为大小不等、分布不规则的斑片状影；炎症最终可完全吸收，或仅残留少量条索状影，偶尔可演变为机化性肺炎。

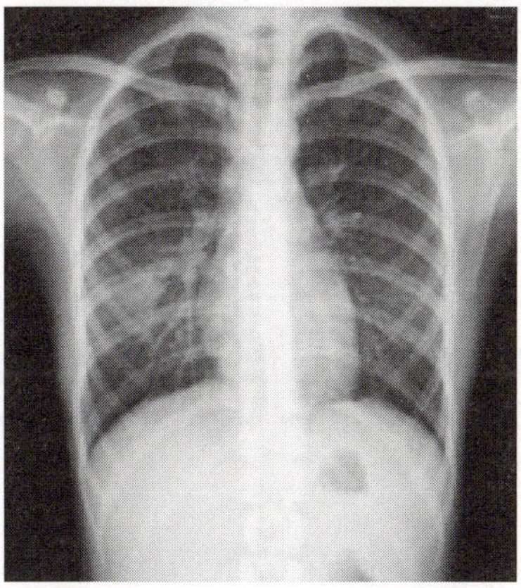

图3-5 X线：右肺大片状致密影

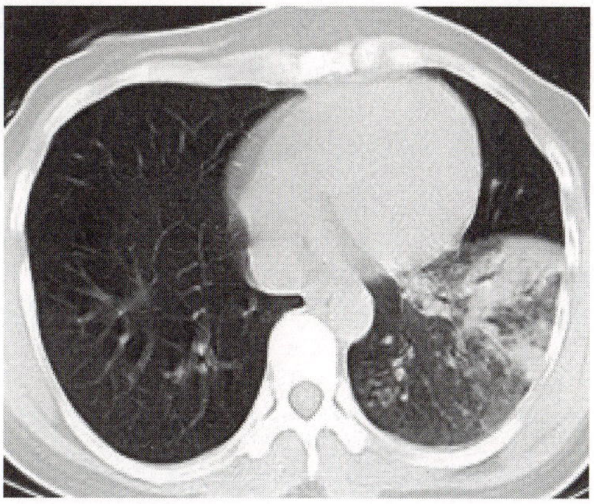

图3-6 CT：右肺“充气支气管征”

2.小叶性肺炎

小叶性肺炎又称支气管肺炎，多见于婴幼儿、老年和极度衰弱的患者或手术后并发症。

（1）X线 病变多位于双中下肺野的中内带，呈多发散在的斑片状稍高密度影，边界模糊，密度不均（图3-7），并可融合成大片状边界模糊阴影；支气管壁充血水肿引起肺纹理增多、模糊。

（2）CT 两肺中下部可见局部支气管血管束增粗；并见大小不等、边缘模糊的结节样及片状稍高密度影（图3-8）；偶见肺炎坏死液化形成小空洞。小叶支气管阻塞时，可伴有小叶性肺气肿或肺不张。小叶性肺炎治疗后可完全吸收或残留少量纤维条索影。

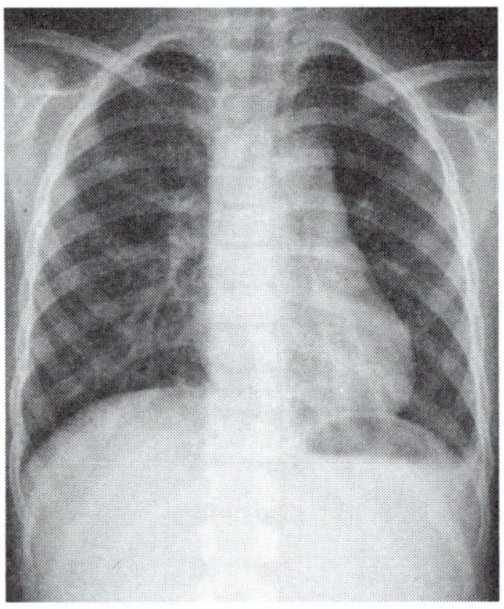

图 3-7　双侧支气管肺炎

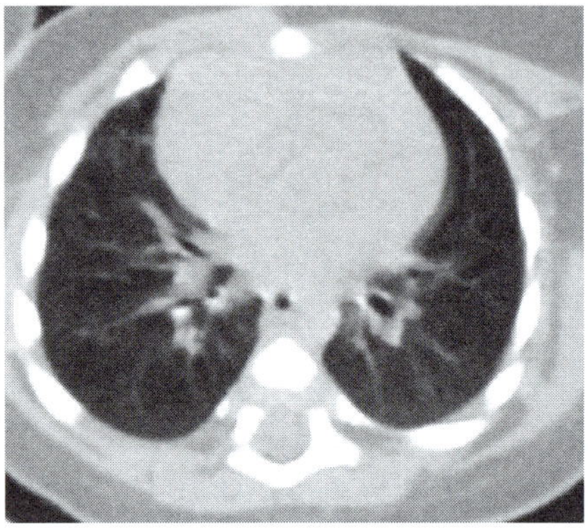

图 3-8　右肺中叶及左肺下叶支气管肺炎

第三节　浸润型肺结核

浸润性肺结核为再度感染结核杆菌或已静止的原发病灶重新活动所致。在此情况下，由于机体对结核杆菌已产生特异性免疫力，病变常局限，多好发于双肺上叶尖段、后段及下叶背段(图 3-9、图 3-10)。

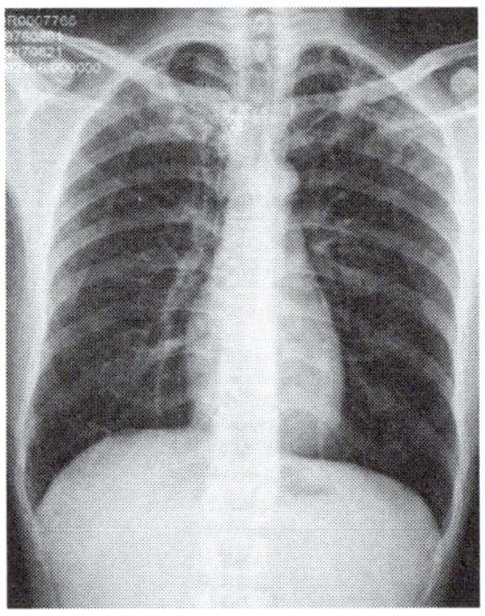

图 3-9　双肺上叶浸润型肺结核 X 线

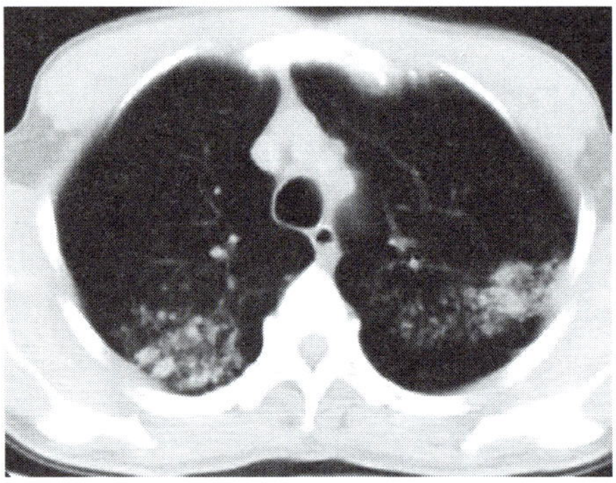

图 3-10　双肺上叶浸润型肺结核 CT

浸润型肺结核的 X 线和 CT 表现多种多样，可以是一种征象为主或多种征象混合并存。CT 较 X 线胸片更易发现结核病灶的细微改变及空间结构关系，并有助于活动性判定和鉴别诊断。其主要征象为：

(1)局限性斑片影　见于双肺上叶尖段、后段及下叶背段。

(2)大叶性干酪性肺炎　一个肺段或肺叶成大片状致密性实变，其内可见不规则的“虫蚀样”空洞，边缘模糊。

(3)增殖性病变　呈斑点状影，边缘较清晰，排列成“梅花瓣状”或“树芽征”，为结核病的较典型表现。

(4)结核球　为圆形、椭圆形影，大小 0.5~4 cm 不等，多为 2~3 cm，边缘清晰，轮廓光滑，偶有分叶，密度较高，内部可见斑点、层状或环状钙化。结核球周围常见散在的纤维增殖性病灶，称“卫星灶”；增强 CT 上，结核球常不强化或呈边缘轻度环状强化。

(5)结核性空洞　空洞壁薄，壁内、外缘较光滑，周围可有不同形态和性质的“卫星灶”。

(6)支气管播散病变　结核空洞干酪样物质经引流支气管排出，引起同侧或对侧肺野的支气管播散，表现为沿支气管分布的斑片状影或“树芽征”。

(7)肺间质改变　少数患者以累及肺间质结构为主，薄层高分辨率重组 CT 上表现为小叶内细网状线影、微结节、“树芽征”、磨玻璃样密度影、小叶间隔增厚和气道壁增厚等。

(8)硬结钙化或索条影　提示病灶愈合。

第四节　肺　癌

原发性支气管肺癌是指起源于支气管、细支气管肺泡上皮及腺上皮的恶性肿瘤，简称肺癌。目前其死亡率位居全身恶性肿瘤之首，发病率仍有逐年增高的趋势。临床多数肺癌发现时已属中、晚期。

1.中央型肺癌

(1)早期中央型肺癌　指局限于支气管腔内或沿管壁浸润生长，周围肺实质未被累及，且无远处转移的肿瘤。

①X 线：胸片常无异常表现，偶尔可有局限性肺气肿或阻塞性肺炎表现。

②CT：可清晰显示支气管壁的不规则增厚、管腔狭窄或腔内结节等改变。

(2)中晚期中央型肺癌　X 线胸片和 CT 检查常有明确表现。X 线胸片主要表现为肺门肿块，呈分叶状或边缘不规则形，常可伴有阻塞性肺炎或肺不张(图 3-11)。

2.周围型肺癌

(1)早期周围型肺癌　指瘤体直径≤20 cm，且无远处转移者。

①X 线：胸片表现为肺内结节影，形态可不规则，常见分叶征、毛刺征或胸膜凹陷征。

②CT：可更清晰显示肿瘤内部特征、边缘情况及周围征象。周围型肺腺癌较小时可表现为磨玻璃样结节(GGN)或实性结节。通常，根据 GGN 成分比例的不同，分为均匀性 GGN 和混杂性 GGN，后者恶性比率更高；X 线胸片多难以显示，常在 CT 筛查

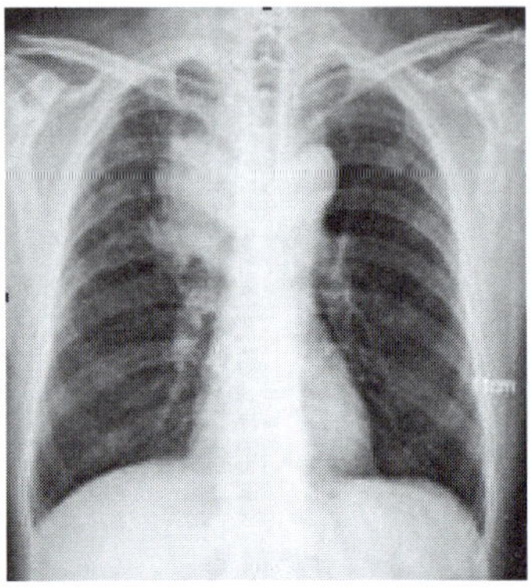

图 3-11　右肺上叶中央型肺癌
并阻塞性肺炎、肺不张

或其他目的行 CT 检查时偶然发现。病理上，当 GGN 为周围型肺癌时，可见肿瘤细胞沿肺泡壁匍匐或浸润生长，不完全塌陷的肺泡腔内尚可见空气残留，故病灶呈磨玻璃样表现，且 CT 值常为负值。

（2）中晚期周围型肺癌　常形成肺内较大肿块。

①X 线：胸片大多表现为肺内球形肿块影，可见分叶、短细毛刺及胸膜凹陷征；当肿瘤坏死经支气管引流后，可形成厚壁偏心空洞；肿块内钙化很少见（图 3-12）。

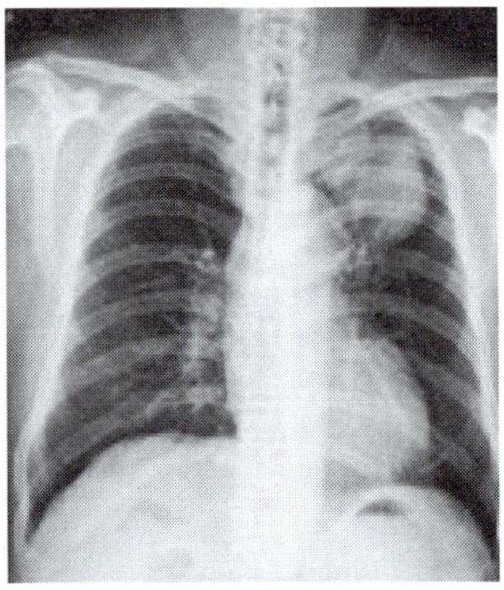

图 3-12　右肺上叶周围型肺癌
可见分叶、毛刺及胸膜凹陷征

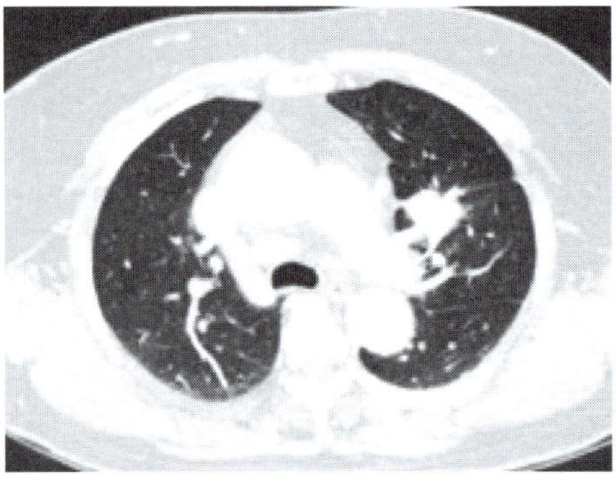

图 3-13　右肺上叶周围型肺癌

②CT：CT 尤其是薄层高分辨率重组 CT 图像较 X 线胸片能更清晰地显示肿块细节，包括其形态、边缘、内部结构、瘤周表现等特点（图 3-13）；多期增强 CT，肿块呈短暂性较明显的均匀或不均匀强化，有助于肺癌的诊断。

3.弥漫型肺癌

①X 线：胸片上弥漫型肺癌常表现为两肺广泛分布的细小结节，也可表现为大片肺炎样改变；病变呈进行性发展，有融合倾向，融合病灶呈肿块状，甚至发展为整个肺叶的实变，有时可见“空气支气管”。

②CT：表现为两肺弥漫分布的结节影（图 3-14），可伴肺门及纵隔淋巴结增大；病

变融合成大片肺炎样实变影，其内可见“空气支气管征”（图 3-15），但其走行僵硬而不同于大叶性肺炎实变中的表现。增强检查时，由于癌细胞可分泌大量黏液，实变区密度较低，有时其中可见高密度血管影，为诊断的重要特征之一。

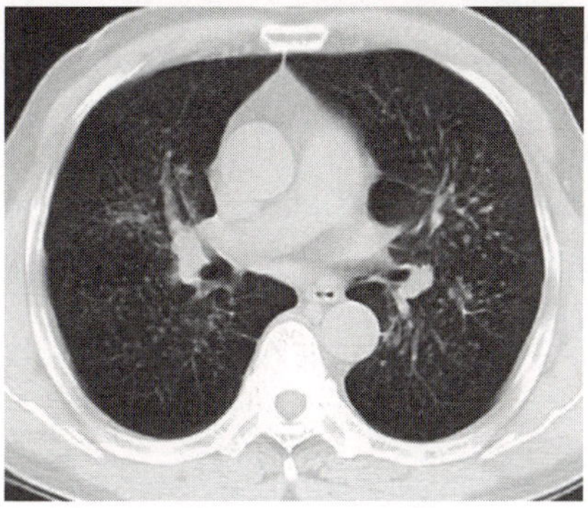

图 3-14　肺泡癌：双肺弥漫分布的结节影

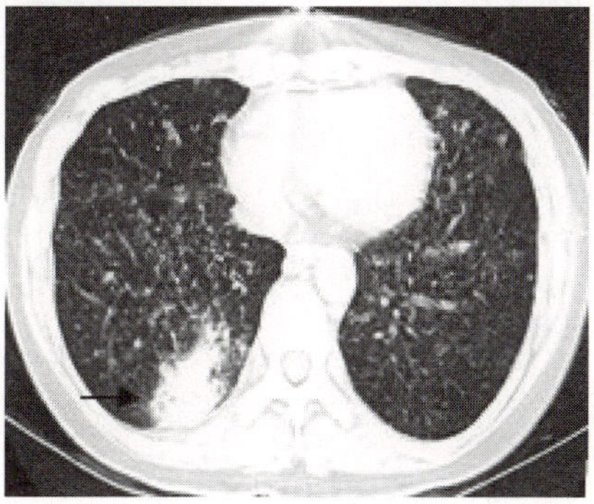

图 3-15　肺泡癌：双肺弥漫分布的结节灶并融合成大片状

第五节　心脏增大

由于心脏及其相关大血管结构特点与两侧肺组织形成良好的天然对比，X 线检查是最早评估心脏疾病的方法之一。同时，还可以应用 CT、MRI 及超声检查等对心脏内部结构及血管进行更加清晰的显示并进行功能分析。本节主要介绍心脏增大病因的 X 线检查特点。

心脏常规 X 线摄片包括后前位、右前斜位和左侧位 3 个投照位置。可初步观察心脏形态及大小。临床上多种心脏疾病可致心脏增大，如冠心病、风心病、先心病等。

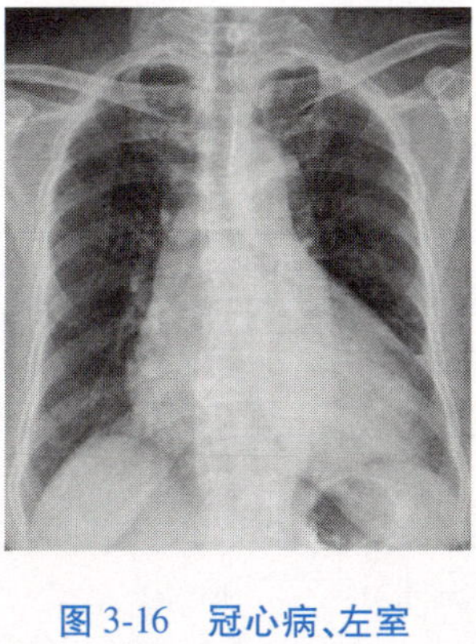

图 3-16　冠心病、左室增大、正位片

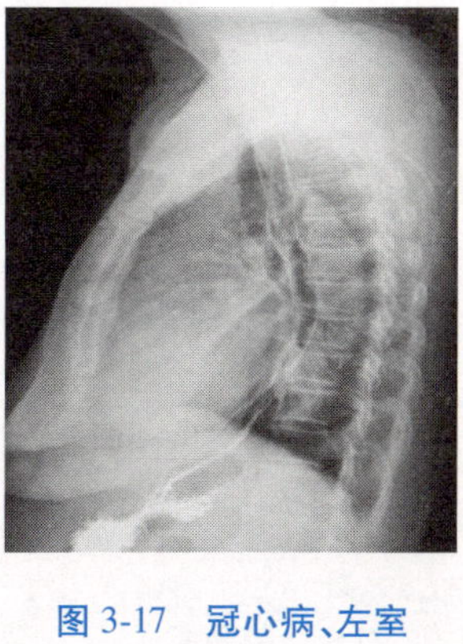

图 3-17　冠心病、左室增大、侧位片

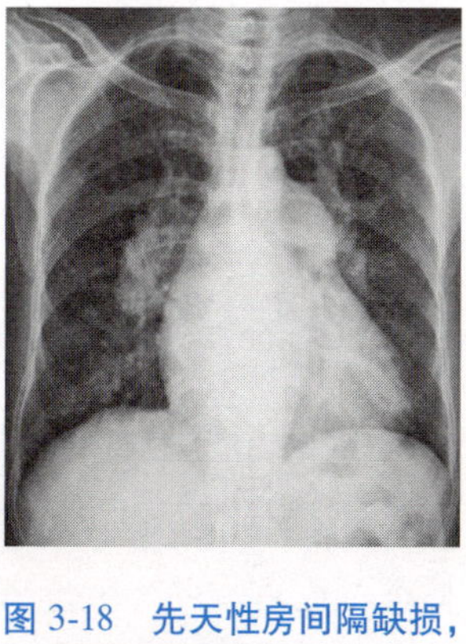

图 3-18　先天性房间隔缺损，右室增大

第六节　气　胸

空气进入胸膜腔内称为气胸，胸膜腔内液体与气体同时存在为液气胸。其原因是脏层或壁层胸膜的破裂。脏层胸膜破裂多在胸膜下肺部病变的基础上发生，肺内空气进入胸腔，称自发性气胸，见于严重肺气肿、胸膜下肺大疱等，当胸膜破口具活瓣作用时，气体只进不出或进多出少，可形成张力性气胸。壁层胸膜的破裂为直接损失所致。体外空气进入胸腔，如胸壁穿通伤、胸部手术及胸腔穿刺。

气胸区无肺纹理，气胸区的宽窄取决于胸腔内气体量的多少。气胸是肺脏自外围向肺门方向压缩。少量气胸时，气胸区呈线状或带状，同时可见被压缩肺的边缘（图3-19）。大量气胸时，气胸区可占据肺野的中外带，内带为压缩的肺，呈密度均匀软组织影。同侧肋间隙增宽，横膈下降，纵隔向健侧移位。如脏、壁层胸膜粘连，可形成局限性或多房局限性气胸。CT 能更好地显示细节（图 3-20）。

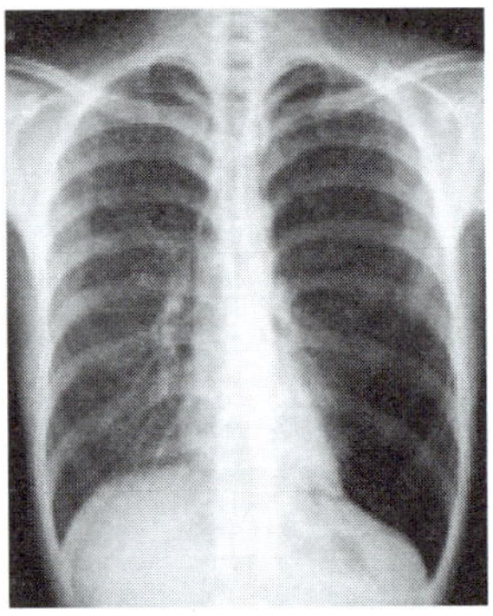

图 3-19　左侧气胸

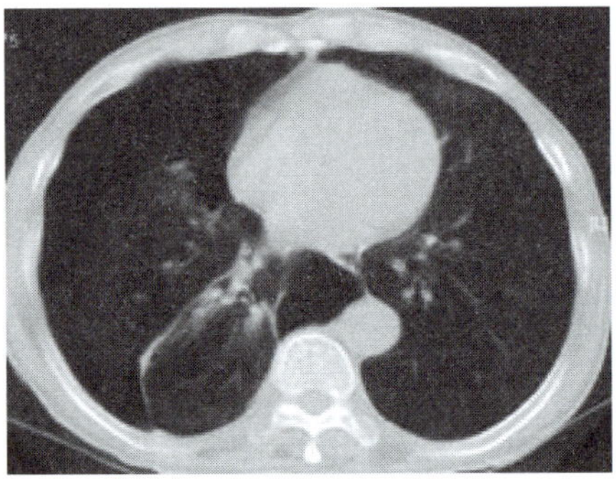

图 3-20　右侧气胸

第七节　胸腔积液

少量、中量游离性积液，站立时常聚集在后肋膈角处，站立位胸片常难以发现；当积液量大于 250 mL 时，站立后前位胸片可见双侧肋膈角变钝（图 3-21）。仰卧位 CT 检查可见后胸壁下弧形新月形液体密度影，俯卧位 CT 检查胸水可移至前胸壁下。大量胸腔积液显示整个胸腔为液体占据，肺组织被压缩至肺门呈软组织密度影，纵隔向健侧移位。包裹性胸腔积液：为胸膜炎时，脏壁层胸膜发生粘连而使积液局限于胸膜腔某一部位，多见于下后胸腔。当积液局限性发生在叶间裂时，称为叶间积液。叶间积液表现为斜裂、水平裂部位条带状的液体密度影，可呈梭形或球形，积液量多时易被误认为肺内肿瘤，根据其位置、走行及密度，可予以鉴别。

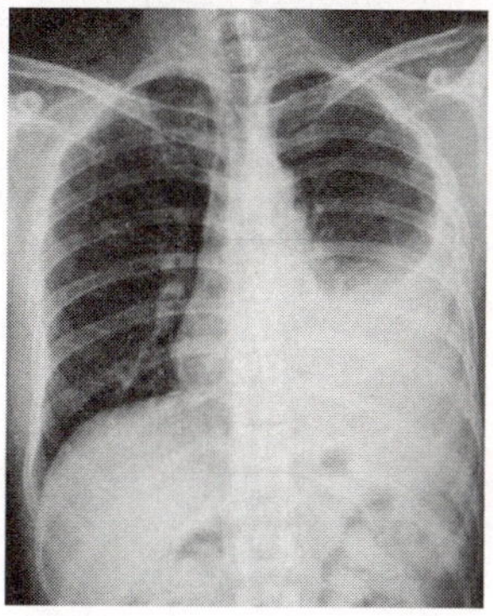

图 3-21　左侧胸腔积液

第八节　正常腹部平片

正常情况下，由于腹壁与腹内器官缺乏自然对比，因而腹部 X 线平片所能显示的结构较少，且细节有限。

1.腹壁与盆壁

（1）脂肪组织　腹膜外（主要指腹膜后）间隙及器官周围的脂肪组织，于平片上显示为灰黑影。腹部前后位片上，在两侧胁腹壁内可见腹膜外窄带样脂肪影，上起第 10 肋骨下端，向下延伸到髂凹而逐渐消失，称胁腹线；肾周脂肪影常可显示，从而勾画出肾脏轮廓。

（2）肌肉组织　腰大肌、腰方肌位于腹后壁，闭孔内肌、提肛肌等位于盆腹膜外，由于周围脂肪的对比，腹部前后位平片常可将它们的边缘显示出来（图 3-22）。

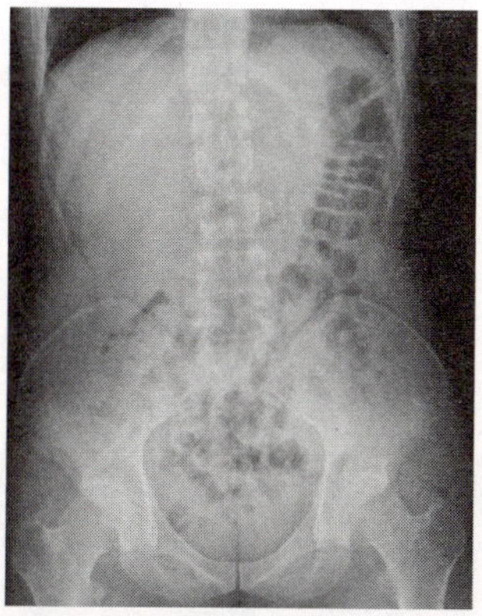

图 3-22　正常腹部站立位片

2.实质脏器

肝、脾、肾等呈中等密度，借助器官周围脂肪组织和相邻充气胃肠道的对比，在腹部平片上，常可显示这些器官的轮廓、大小、形状及位置。

①肝脏：部分患者可显示肝内下缘微向外上突或较平直；肝内下缘与外缘相交形成肝角，一般呈锐角。

②脾：上极与左膈影融合而不显示，下极较圆钝。

③肾脏:两肾沿腰大肌上部两侧排列。

3.空腔脏器

胃肠道、胆囊、膀胱等脏器为中等密度,依腔内的内容物不同而有不同的 X 线表现。胃、十二指肠球部及结肠,由于腔内可含气体,于腹部平片可显示部分内腔;小肠除婴幼儿可有积气外,一般充满食糜及消化液,与肠壁同属中等密度,缺乏对比而不能显示;膀胱和胆囊周围有少量脂肪,偶尔也可显示部分边缘。

第九节　消化道穿孔

1.X 线

当胃肠道穿孔至腹腔时,腹部平片的主要异常表现为气腹、腹液、胁腹线异常和肠麻痹等,还可继发腹腔脓肿形成。

(1)气腹　胃肠道穿孔时,以游离气腹最重要(图 3-23)。应注意以下几种情况:

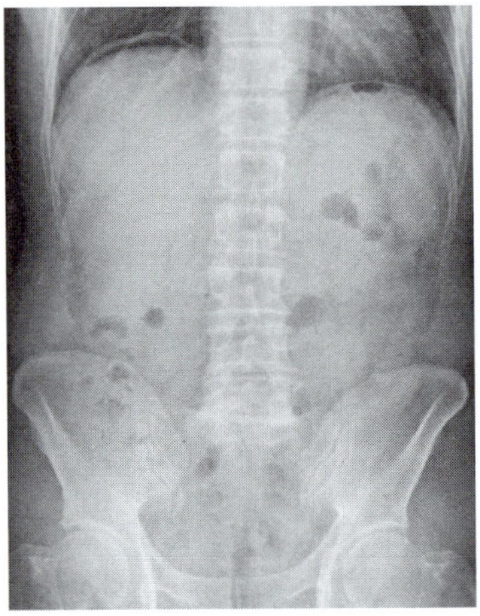

图 3-23　立位腹部平片,双侧膈下可见新月形气体密度影,为腹腔内游离气体

①胃、十二指肠球部及结肠,正常时可有气体,因此穿孔后大都有游离气腹表现。

②小肠及阑尾,正常时一般无气体,穿孔后很少有游离气腹表现。

③胃后壁溃疡穿孔,胃内气体可进入小网膜囊,如网膜孔不通畅,则气体局限在网膜囊内,立位腹平片于中腹部可显示气腔或气液腔。

④腹膜间位肠管向腹膜后间隙穿孔,可出现腹膜后间隙充气征象,而腹腔内并无游离气体,因此,没有游离气腹征象并不能排除肠道穿孔。

此外,还要注意游离气腹并非胃肠道穿孔所特有,也可见于输卵管通气检查、腹部手术后等。

(2)腹腔积液、胁腹线异常及肠麻痹　是胃肠穿孔后,胃肠内容物进入腹腔引起的化学性和细菌性腹膜炎表现。除腹水外,还可显示相邻胁腹线变模糊、肠曲反应性淤积和肠麻痹等征象。

(3)腹腔脓肿　局限性腹膜炎可形成腹腔脓肿,多位于腹腔间隙或隐窝处,常以腹壁、器官及韧带形成脓腔壁。主要表现为:可见气液空腔或气泡影;脓腔无气体时,表现为组织肿块影;脓肿周围炎性浸润,相邻脂肪线(带)增宽、密度增高或消失;上腹腔淋巴炎性引流,可出现胸腔积液、肺底炎症及下叶肺不张等。

2.CT

胃肠道穿孔后,CT 检查能敏感地发现少量气腹和腹膜后积气,也可确认积液及其部位和液体量,特别是能显示少量积液。横结肠系膜上方的腹腔积液最初位于肝右叶后内侧与右肾之间,是仰卧位腹腔最低处,表现为围绕肝右叶后内缘的水样密度影;横结肠系膜下方的积液,早期位于盆腔的膀胱直肠陷凹或子宫直肠陷凹内,表现为边界清晰水样密度,其后可延伸至结肠旁沟内。大量积液时,小肠漂浮,集中在前腹部,此时脂肪性低密度的肠系膜在周围腹水衬托下得以清楚显示。位于胃体后壁与胰腺间的小网膜囊积液表现为水样低密度影。大量积液则显示脾胃韧带移位。

CT 可明确显示腹腔脓肿,而非腹平片的提示性诊断;增强扫描依据脓肿壁的环状强化表现,可确切显示其数目、位置和大小。

第十节　肠梗阻

单纯性小肠梗阻较常见。

1.X 线

当梗阻发生后 3~6 h,可显示梗阻近端肠曲胀气扩大,肠内有高低不等的阶梯状气液平面;肠壁与肠黏膜皱襞除非病程较长,一般无明显增厚;梗阻端远侧无气体或仅有少许气体。依据胀气扩大肠曲的类型,可估计梗阻的位置:高位梗阻时,梗阻近端肠管主要存留液体,气体因而排出,此时仅于上腹部见数目有限含气量少的扩张小肠影,应警惕高位小肠梗阻的可能;低位小肠梗阻的特征是扩张的肠腔及液面多,分布范围可占据整个腹部。

不同的病因所致肠梗阻,尚可在 X 线片上有一定特征,如胆石性肠梗阻可在非胆囊区显示阳性结石影,还可显示胆肠瘘所致的肝内胆管积气;蛔虫堵塞所致的肠梗阻可在小肠内显示有大量成团、成束的蛔虫影像[图 3-24(a)]。

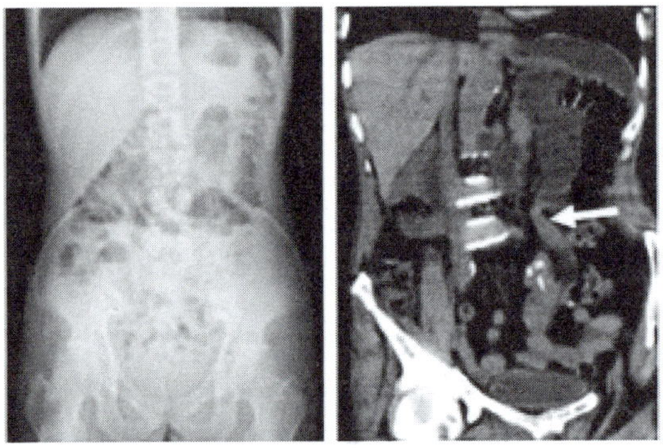

(a)腹部立位平片　　(b)腹部CT

图 3-24　腹部 X 线检查

2.CT

CT 检查除可显示小肠扩张及积气、积液外，还可发现扩张肠管与正常肠管之间的"移行带"，常为判断梗阻部位和原因提供重要依据，如肿瘤性病变可见"移行带"处肿块影，肠粘连时则无肿块显示[图 3-24(b)]。因而，对于单纯性小肠梗阻的病因确定，CT 检查较 X 线平片敏感而准确。

第十一节　泌尿系统阳性结石

泌尿结石的诊断最常用的方法是 B 超检查，可以发现 0.3 mm 以上的结石，技术熟练的医务人员，可以利用 B 超检查全泌尿系的结石，直观、方便、无创伤。X 线腹平片可以看到大部分的泌尿系结石；对阴性结石，X 线可以穿透结石，因而看不到。X 线造影对于可疑的输尿管结石，可以判断是结石还是狭窄。CT 的诊断结果准确率最高。

1.X 线

腹部平片检查，泌尿系阳性结石多可显示，表现为泌尿系走行区域的异常高密度影，可单发或多发。结石的密度可均匀一致、分层或浓淡相间；肾结石形态可为类圆形、三角形、方形、鹿角状或珊瑚状及桑葚状(图 3-25)；输尿管结石常呈米粒样至枣核样大小的卵圆形，边缘较光整，长轴与输尿管走行一致；膀胱结石多为耻骨联合上方圆形、横置椭圆形或多角状致密影，边缘光滑或毛糙，密度均匀、不均或分层。

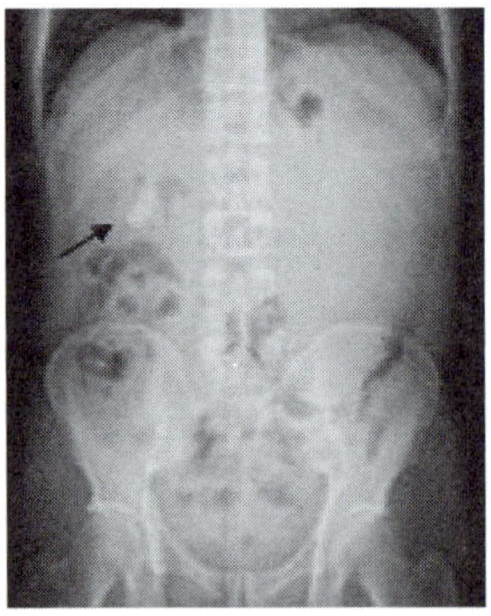

图 3-25　右肾结石(黑箭头)

2.CT

平扫能确切发现泌尿系结石所致部位，输尿管结石其上方输尿管常有不同程度扩张积水(图 3-26、图 3-27)。当输尿管结石仅表现为高密度影而并无上方尿路扩张积水时，需行泌尿系 CTU 检查，可见平扫的高密度影与充满造影剂的输尿管相重合，从而指示其位于输尿管内。膀胱结石可随体位改变而发生改变，通常鉴别膀胱新生物与结石时需改变患者体位进行扫描(图 3-28)。

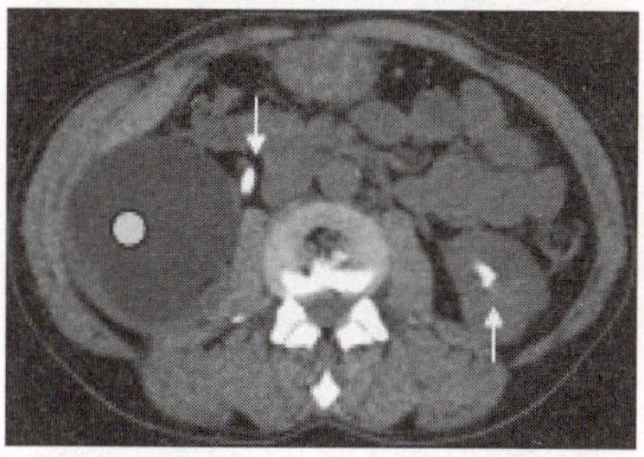

图 3-26　结石并积水：左肾结石(上白箭头)，输尿管结石(下白箭头)

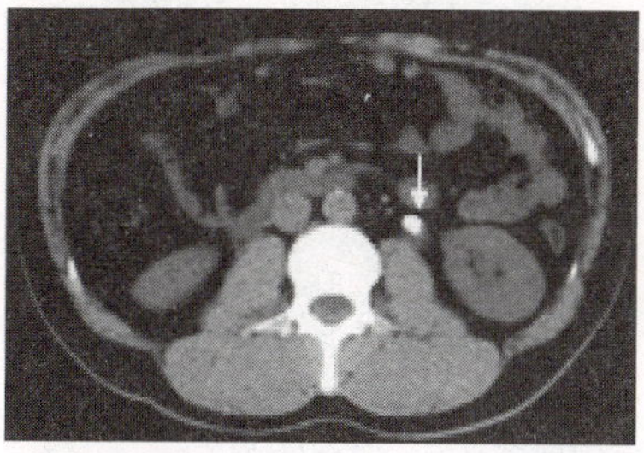

图 3-27　结石并积水：肾盂肾盏积水(圆圈)伴皮质变薄

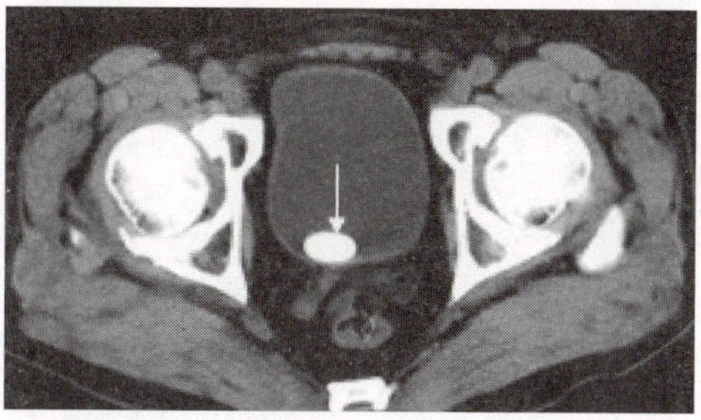

图 3-28　膀胱结石(白箭头)

第十二节　长骨骨折

1.柯莱斯骨折(Colles 骨折)

又称伸直型桡骨远端骨折，为桡骨远端 3 cm 以内的横行或粉碎性骨折，骨折远段向背侧移位，断端向掌侧成角畸形，可伴尺骨茎突骨折(图 3-29)。

2.肱骨髁上骨折

多见于儿童。骨折线横过喙突窝和鹰嘴窝，远侧端多向背侧移位，如图 3-30 所示。

3.股骨颈骨折

多见于老年妇女。骨折可发生于股骨头下、股骨颈中部或基底部。断端常有错位或嵌插。股骨头的血供几乎均来自股骨颈基底部，头下骨折影响股骨头及颈的血供，致骨折愈合缓慢，甚至发生股骨头缺血性坏死，如图 3-31 和图 3-32 所示。

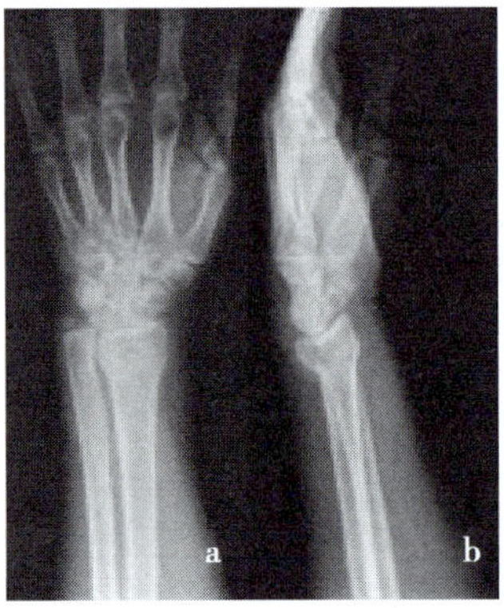

图 3-29　左腕关节柯莱斯骨折正位片(a)与侧位片(b)

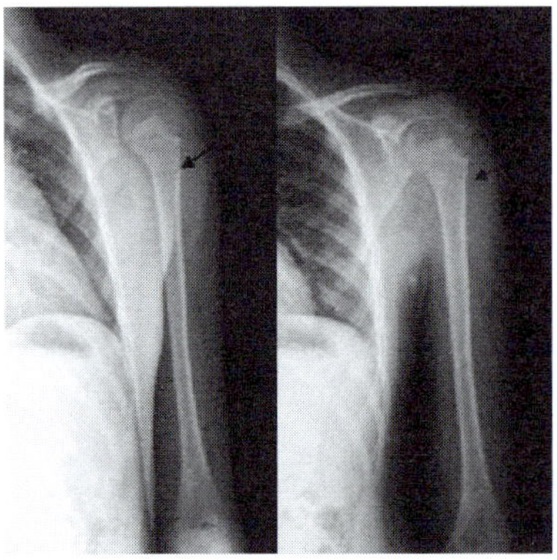

图 3-30　左肱骨干骺端青枝骨折

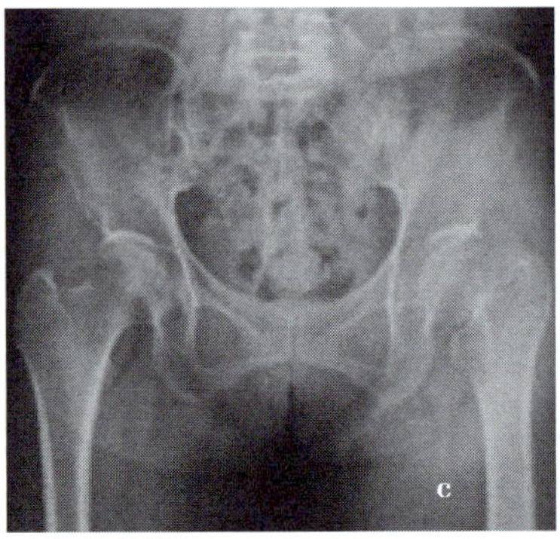

图 3-31　左股骨颈骨折

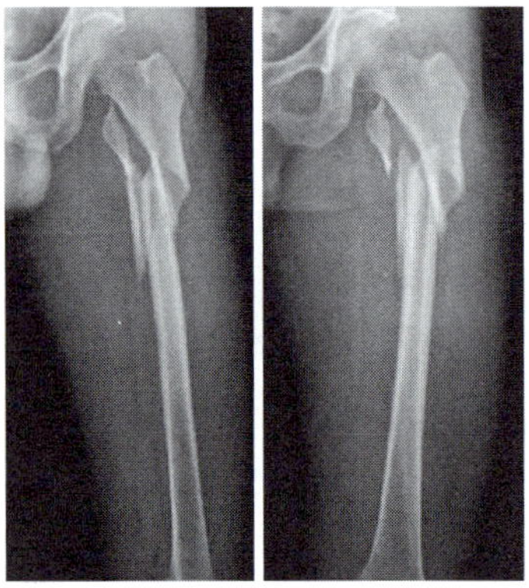

图 3-32　左股骨上段粉碎性骨折

/第四章/ 颅脑 CT 影像诊断

第一节　颅脑外伤

脑外伤是一种严重的脑损害，急性脑外伤死亡率高。自 CT 和 MRI 应用以来，脑外伤诊断水平不断提高，显著降低了死亡率和致残率。

由于受力部位不同和外力类型、大小、方向不同，可造成不同类型、程度的颅内损伤，如脑挫裂伤、脑内出血、脑外出血等，其中脑外出血又包括硬膜外、硬膜下和蛛网膜下腔出血。

1.脑挫裂伤

脑挫伤病理为脑内散在出血灶，静脉淤血和脑肿胀；如伴有脑膜、脑或血管撕裂，则为脑裂伤。两者常合并存在，故统称为脑挫裂伤(图 4-1)。

CT 平扫显示低密度脑水肿区内，散布斑点状高密度出血灶；伴有占位效应；也可表现为广泛性脑水肿或脑内血肿。

2.脑内血肿

常位于受力点或对冲部位脑组织内，多发生于额叶、颞叶，与高血压性脑出血好发于基底节和丘脑区不同(图 4-1)。

CT 平扫显示急性脑内血肿呈边界清楚的类圆形高密度灶。

3.硬膜外血肿

多由脑膜血管损伤所致，脑膜中动脉常见；血液聚集硬膜外间隙，由于硬膜与颅骨内板附着紧密，故血肿较局限，呈梭形。

CT 平扫表现为颅板下方梭形或半圆形高密度灶，不跨越颅缝，常伴有邻近颅骨骨折(图 4-2)。

4.硬膜下血肿

多由桥静脉或静脉窦损伤出血所致，血液聚集于硬膜下腔，沿脑表面广泛分布。

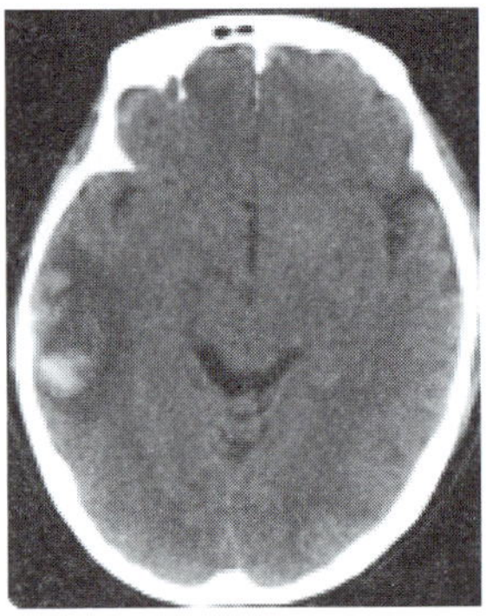

(a) 右侧颞叶高密度为出血灶，周围片状稍低密度影为水肿带，右侧外侧裂受压变窄

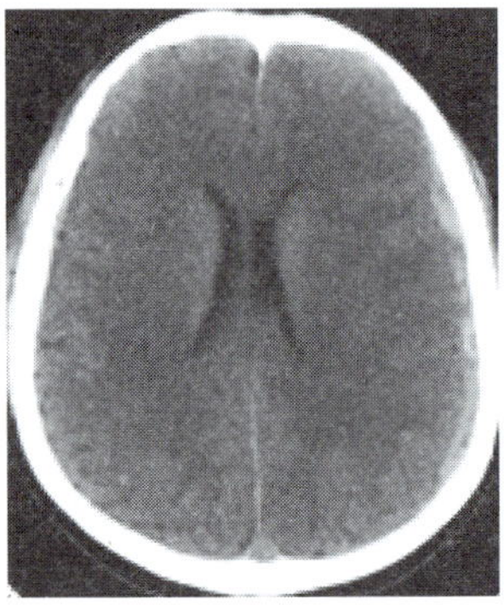

(b) 左侧颞骨内板下弧形高密度影为硬膜下血肿

图 4-1

CT 平扫表现：急性期，见颅板下新月形或半月形高密度影；常伴有脑挫裂伤或脑内血肿；脑水肿和占位效应明显[图 4-1(b)]；亚急性或慢性血肿：呈稍高、等、低或混杂密度灶。

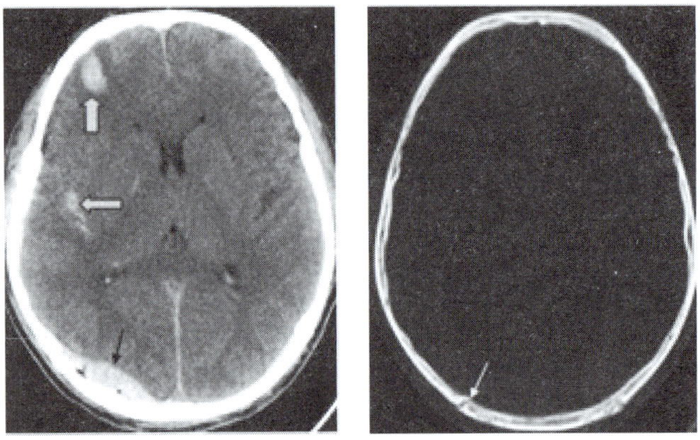

图 4-2　右枕部硬膜外血肿并少量积气（下黑箭头）；额叶脑挫伤并血肿（上白箭头）；右侧外侧裂蛛网膜下腔出血（右白箭头）；右侧人字缝分离（下白箭头）

5.蛛网膜下腔出血

儿童外伤常见，出血多位于大脑纵裂和脑池底。

CT 平扫表现：脑沟、脑池内密度增高影，形成铸型；大脑纵裂出血多见，表现为中线区纵行窄带形高密度影；出血也见于外侧裂池、鞍上池、环池、小脑上池内（图 4-2）；蛛网膜下腔出血一般 7 天左右吸收，此时 CT 检查阴性。

第二节　脑出血

脑出血属于出血性脑血管疾病，多发于中老年高血压和动脉硬化患者。

CT 平扫表现：急性期，血肿呈边界清楚的肾形、类圆形或不规则形均匀高密度影（图 4-3）；周围水肿带宽窄不一，局部脑室受压移位；破入脑室可见脑室内高密度积血；吸收期，始于出血后3~7 天，可见血肿缩小并密度减低，血肿周边变模糊；水肿带增宽；小血肿可完全吸收；囊变期，为出血 2 个月以后，较大血肿吸收后常遗留大小不等的裂隙状囊腔；伴有不同程度的脑萎缩。

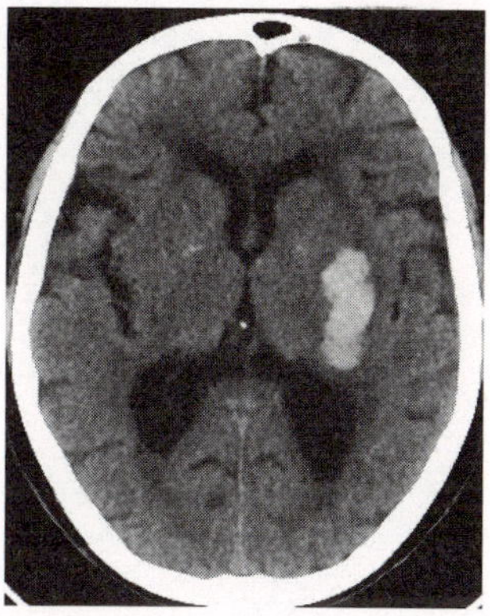

图 4-3　脑出血

第三节　脑梗死

脑梗死是缺血性脑血管疾病，其发病率在脑血管疾病中居首位。

1.缺血性梗死

CT 平扫示：在发病 24 h 内常难以显示病灶；24 h 后表现为低密度灶，部位和范围与闭塞血管供血区一致，皮髓质同时受累，多呈扇形；可有占位效应，但相对较轻［图 4-4(a)］。1~2 个月后形成边界清楚的低密度囊腔，且不再发生强化。

2.出血性梗死

常发生在缺血性梗死一周后［图 4-4(b)］。

CT 平扫呈低密度脑梗死灶，其内出现不规则斑点、片状高密度出血灶，占位效应较明显。

3.腔隙性梗死

系深部髓质穿支动脉闭塞所致。缺血灶大小为 10~15 mm，好发于基底节、丘脑、小脑和脑干，中老年人常见。

CT 平扫示：发病 24 h 后可见脑深部的片状低密度区，无占位效应（图 4-5）。

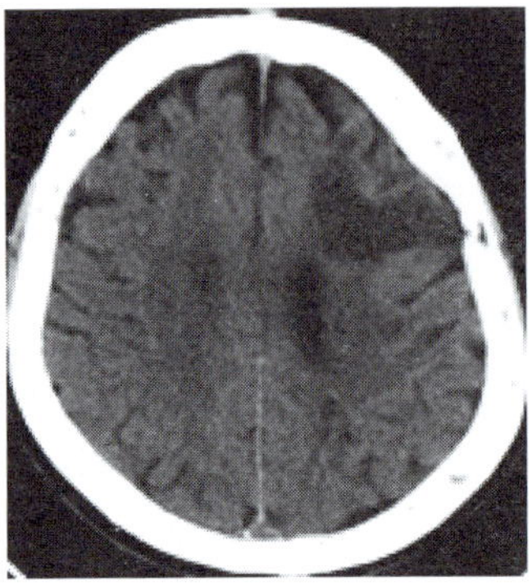

(a)左侧额叶大面积缺血性脑梗死

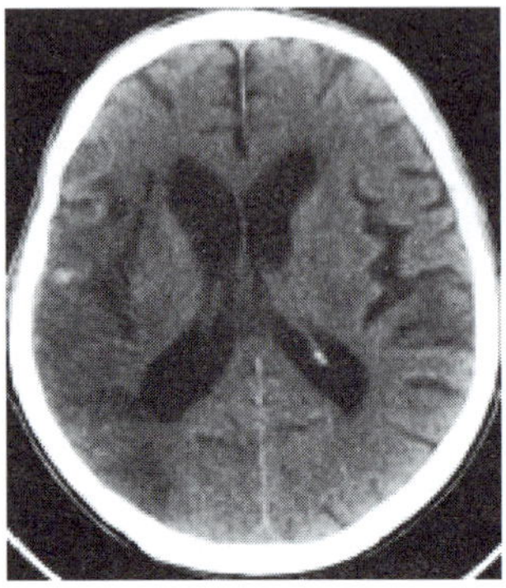

(b)右侧颞叶、枕叶大面积出血性脑梗死

图 4-4　右侧颞叶点状高密度为出血灶

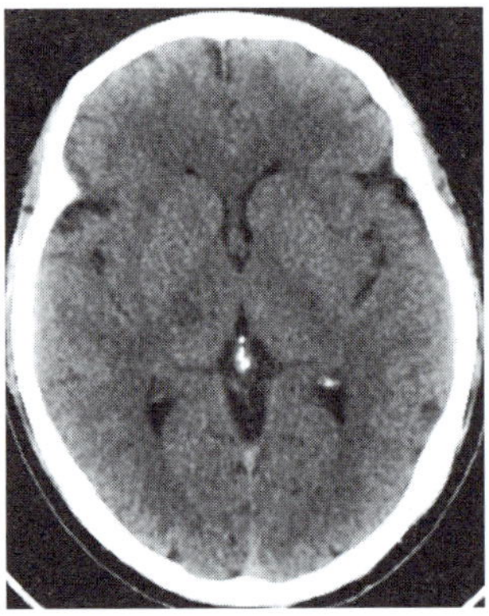

图 4-5　右侧丘脑腔隙性脑梗死

/第五章/ 实验室检查结果判读

第一节 血、尿、粪常规

1.血液常规检测

(1)红细胞计数和血红蛋白测定 正常参考值:血红蛋白(成年男性 120~160 g/L,成年女性 110~150 g/L,新生儿 170~200 g/L);红细胞数[成年男性(4.0~5.5)×10^{12}个/L,成年女性(3.5~5.0)×10^{12}个/L,新生儿(6.0~7.0)×10^{12}个/L)]。

结果判读:

①红细胞及血红蛋白增多:见于严重呕吐、腹泻、大量出汗、大面积烧伤、尿崩症、慢性肾上腺皮质功能减退、甲状腺功能亢进危象、糖尿病酮症酸中毒等相对性增多和胎儿及新生儿、高原地区居民等生理性增多及严重的慢性心、肺疾病,肾癌、肝细胞癌、卵巢癌、肾上腺皮质腺瘤、子宫肌瘤、肾胚胎瘤及肾盂积水、多囊肾,真性红细胞增多症等病理性原因。

②红细胞及血红蛋白减少:见于婴幼儿及 15 岁下的儿童(红细胞及血红蛋白一般比正常成人低 10%~20%)或部分老年人,妊娠中、晚期等生理性贫血及各种疾病所致的病理性贫血。

(2)白细胞计数 正常参考值:成人(4~10)×10^9 个/L,新生儿(15~20)×10^9 个/L,6 个月~2 岁(11~12)×10^9 个/L。

结果判读:白细胞总数高于正常值(成人为 10×10^9 个/L)称白细胞增多,低于正常值(成人为 4×10^9 个/L)称白细胞减少。白细胞总数的增多或减少主要受中性粒细胞数量的影响,淋巴细胞等数量的改变也会引起白细胞总数的变化。故白细胞总数变化需与白细胞分类计数结合判断。

(3)白细胞分类计数 正常参考值:中性粒细胞(N)50%~70%,嗜酸性粒细胞(E)0.5%~5%,嗜碱性粒细胞(B)0%~1%,淋巴细胞(L)20%~40%,单核细胞(M)3%~8%。

结果判读:

①中性粒细胞增多:病理性增多主要见于急性感染,特别是化脓性球菌(如金黄

色葡萄球菌、溶血性链球菌、肺炎链球菌等）感染；急性化学药物中毒，如急性铅、汞中毒及安眠药中毒等；代谢紊乱所致的代谢性中毒，如糖尿病酮症酸中毒、尿毒症和妊娠中毒症；生物性中毒如蛇毒、昆虫毒、毒蕈中毒等；在急性大出血后 1~2 h 内，特别是内出血时，白细胞计数可高达 20×10^9 个/L；严重创伤、大面积烧伤、大手术后、急性心肌梗死及严重的血管内溶血后 12~36 h；白血病、骨髓增殖性疾病及恶性肿瘤；恶性肿瘤晚期，特别是消化道肿瘤，如肝癌、胃癌等。

②中性粒细胞减少：白细胞总数低于 4×10^9 个/L 称白细胞减少。中性粒细胞绝对值低于 1.5×10^9 个/L 称粒细胞减少症，低于 0.5×10^9 个/L 称粒细胞缺乏症。中性粒细胞减少主要见于革兰阴性杆菌感染如伤寒、副伤寒杆菌感染，某些病毒感染性疾病如流感、水痘、风疹、病毒性肝炎、巨细胞病毒感染，某些原虫感染如疟疾、黑热病等；物理、化学损伤如 X 线、γ 射线、放射性核素等物理损伤，化学物质如苯、铅、汞等，以及化学药物如氯霉素、抗肿瘤药、磺胺类药、抗糖尿病及抗甲状腺药物等；再生障碍性贫血，恶性组织细胞病、巨幼细胞贫血、非白血性白血病、严重缺铁性贫血、阵发性睡眠性血红蛋白尿，以及骨髓转移癌等血液系统疾病，如系统性红斑狼疮等自身免疫性疾病；各种原因引起的脾脏肿大及其功能亢进等。

③嗜酸性粒细胞增多：主要见于过敏性疾病如支气管哮喘、药物过敏、食物过敏、荨麻疹、血管神经性水肿、血清病等；皮肤病如湿疹、天疱疮、剥脱性皮炎、银屑病等；血液病如慢性粒细胞白血病、嗜酸粒细胞白血病、多发性骨髓瘤、淋巴瘤、嗜酸性粒细胞肉芽肿等；寄生虫病如蛔虫病、钩虫病、血吸虫病等；某些传染病如猩红热；某些恶性肿瘤如肺癌及风湿性疾病、肾上腺皮质功能减低症、脑腺垂体功能减低症、过敏性间质性肾炎等疾病。

④嗜酸性粒细胞减少：常见于伤寒、副伤寒初期，大手术、烧伤等应激状态，长期应用肾上腺皮质激素后，其临床意义甚小。

⑤嗜碱性粒细胞增多：主要见于过敏性疾病、恶性肿瘤、骨髓纤维化、糖尿病，传染病如水痘、结核、流感等。

⑥淋巴细胞病理性增多：主要见于病毒感染如风疹、水痘、麻疹、流行性腮腺炎、病毒性肝炎、传染性单核细胞增多症、流行性出血热、传染性淋巴细胞增多症，以及柯萨奇病毒、巨细胞病毒、腺病毒等，也可见于百日咳杆菌、结核分枝杆菌、弓形虫、布鲁菌、梅毒螺旋体等的感染；急性和慢性淋巴细胞白血病、淋巴瘤等肿瘤性疾病；急性传染病的恢复期；移植排斥反应等。

⑦淋巴细胞减少：主要见于应用肾上腺皮质激素、抗淋巴细胞球蛋白、烷化剂等的治疗及放射线损伤、免疫缺陷性疾病、丙种球蛋白缺乏症等。单核细胞病理性增多见于疟疾、黑热病、感染性心内膜炎、活动性肺结核、急性感染的恢复期等感染以及某些血液病如多发性骨髓瘤、淋巴瘤、恶性组织细胞病、单核细胞白血病、粒细胞缺乏症恢复期、骨髓增生异常综合征等。

(4)网织红细胞测定　正常参考值0.5%~1.5%;绝对数(24~84)×10^9 个/L。

结果判读:

①网织红细胞增多常见于急性失血、溶血性贫血、巨幼细胞贫血、缺铁性贫血及某些贫血患者治疗后,如补充铁或维生素 B_{12}及叶酸后。

②网织红细胞减少表示骨髓造血功能减低,常见于再生障碍性贫血,在某些骨髓病性贫血(如急性白血病等)时,骨髓中异常细胞大量浸润,使红细胞增生受到抑制,网织红细胞也减少。

(5)血小板测定

①血小板计数正常参考值:(100~300)×10^9 个/L。

结果判读:

a.血小板减少:可见于血小板的生成障碍,如再生障碍性贫血、巨幼细胞贫血、急性白血病、放射性损伤、骨髓纤维化晚期;血小板破坏或消耗增多,如原发性血小板减少性紫癜、恶性淋巴瘤、风疹、系统性红斑狼疮、新生儿血小板减少症、弥散性血管内凝血、血栓性血小板减少性紫癜、上呼吸道感染、输血后血小板减少症、先天性血小板减少症等;血小板分布异常,如肝硬化、Banti 综合征所致的脾肿大、输入大量库存血或大量血浆所致血液稀释等。

b.血小板增多:主要见于骨髓增殖性疾病,如真性红细胞增多症和原发性血小板增多症、骨髓纤维化早期及慢性粒细胞白血病及急性溶血、急性感染、某些癌症患者。

②血小板平均容积(MPV)和血小板分布宽度(PDW)测定正常参考值:MPV7~11fl;PDW15%~17%。

结果判读:

a.MPV:增加见于造血功能恢复及血小板破坏增加而骨髓代偿功能良好者;减低见于骨髓造血功能不良,血小板生成减少;MPV 随血小板数量的下降而持续下降,是骨髓造血功能衰竭的指标之一;有半数白血病患者 MPV 减低。

b.PDW:反映血小板容积大小的离散度,用所测单个血小板容积大小的变易系数表示。PDW 减少表明血小板的均一性高。PDW 增高表明血小板大小悬殊,见于慢性粒细胞白血病、急性髓系白血病、巨幼细胞贫血、血栓性疾病、脾切除、巨大血小板综合征等。

2.尿液常规检测

(1)尿液标本的收集　成年女性留尿时,应避开月经期,防止阴道分泌物混入。用清洁干燥容器留取标本,避免污染。标本应在半小时之内送检。

①晨尿:指清晨起床、未进早餐和做运动之前第一次排出的尿液,可获得较多信息如蛋白、细胞和管型等。

②随机尿:用于门诊和急诊患者的临时检验。

③24 小时尿:如果需要测定 24 小时期间溶质的排泄总量,如尿蛋白、尿糖、电解

质等定量检测，需要留取 24 h 尿液，并且记录尿量。

④餐后尿：通常在午餐后 2 h 收集尿标本，此标本对病理性糖尿、蛋白尿检测较敏感。

⑤清洁中段尿：包括女性用肥皂水或碘伏清洗外阴，再收集中段尿标本 10~20 mL 于灭菌容器内，和男性清洗阴茎头后留取中段尿标本。

⑥尿液标本的保存：尿液常规检查的标本收集后应在 2 h 内检查完毕，以免细菌繁殖、蛋白质变性、有形成分破坏影响结果的准确性。

（2）一般性状检测

①尿量：正常参考值，成人 1 000~2 000 mL/24 h。

结果判读：尿量减少，成人尿量低于 400 mL/24 h 或 17 mL/h，称为少尿；低于 100 mL/24 h 或 12 h 无尿液排出，称为无尿。根据病因分为肾前性、肾性和肾后性少尿。肾前性少尿见于休克、心力衰竭、脱水等原因引起的有效血容量减少，进而导致肾小球滤过不足。肾性少尿见于各种肾脏实质性改变。肾后性少尿见于结石、尿路狭窄、肿瘤压迫等引起的尿路梗阻或排尿功能障碍。尿量增多，成人 24 h 尿量超过 2 500 mL，称为多尿。见于水摄入过多、尿崩症、溶质性利尿（如糖尿病、使用利尿剂或脱水剂）等。

②尿液外观：正常新鲜尿液清澈透明。

结果判读：病理性尿液外观可见血尿、血红蛋白尿及肌红蛋白尿、胆红素尿、脓尿和菌尿、乳糜尿和脂肪尿。

血尿：尿液内含有一定量的红细胞，可呈淡红色云雾状、洗肉水样或混有血凝块。每升尿液中含血量超过 1 mL，即可出现淡红色，称肉眼血尿。如尿液外观变化不明显，离心沉淀后，镜检时红细胞平均大于 3 个/HPF，称为镜下血尿。血尿多见于泌尿系统炎症、结石、肿瘤、结核、外伤等，也可见于血液系统疾病，如血友病、血小板减少性紫癜等。

血红蛋白尿及肌红蛋白尿：正常尿液隐血试验为阴性，当血红蛋白和肌红蛋白出现于尿中，可使尿液呈浓茶色、红葡萄酒色或酱油色。血红蛋白尿主要见于严重的血管内溶血，如溶血性贫血、血型不合的输血反应、阵发性睡眠性血红蛋白尿等。肌红蛋白尿常见于挤压综合征、缺血性肌坏死等。正常人剧烈运动后也可偶见肌红蛋白尿。

胆红素尿：尿内含有大量的结合胆红素，尿液呈豆油样改变，振荡后出现黄色泡沫且不易消失，常见胆汁淤积性黄疸和肝细胞性黄疸。

脓尿和菌尿：当尿内含有大量的脓细胞、炎性渗出物或细菌时，新鲜尿液呈白色混浊（脓尿）或云雾状（菌尿）。加热或加酸均不能使混浊消失。脓尿和菌尿见于泌尿系统感染如肾盂肾炎、膀胱炎等。

乳糜尿和脂肪尿：尿中混有淋巴液而呈稀牛奶状称为乳糜尿，若同时混有血液，称为乳糜血尿。尿中出现脂肪小滴则称为脂肪尿。用乙醚等有机溶剂抽提乳糜微粒、脂肪小滴，尿液变清，可与其他混浊尿鉴别。乳糜尿和乳糜血尿可见于丝虫病及肾周围淋巴管梗阻。脂肪尿见于脂肪挤压损伤、骨折和肾病综合征等。

③气味:正常尿液的气味来自尿中挥发性的酸性物质。尿液长时间放置后,尿素分解可出现氨臭味。若新鲜尿液即有氨味,见于慢性膀胱炎及尿潴留等。有机磷中毒者,尿带蒜臭味。糖尿病酮症酸中毒时尿呈烂苹果味,苯丙酮尿症者尿有鼠臭味。

④酸碱反应:又称 pH 值,正常参考值:pH 值约 6.5,波动在 4.5~8.0。尿 pH 值降低见于酸中毒、高热、痛风、糖尿病及口服氯化铵、维生素 C 等酸性药物。低钾性代谢性碱中毒排酸性尿为其特征之一。尿 pH 值增高见于碱中毒、尿潴留、膀胱炎、应用利尿剂、肾小管性酸中毒等。

⑤尿液比重:正常参考值为成人随机尿 1.010±0.003,晨尿最高,一般大于 1.020。尿液比重增高主要见于血容量不足导致的肾前性少尿、糖尿病、急性肾小球肾炎、肾病综合征等。尿液比重降低见于大量饮水、慢性肾小球肾炎、慢性肾衰竭、肾小管间质疾病、尿崩症等。尿比重固定于1.010±0.003,称为等渗尿,表示浓缩与稀释功能均受损害。

(3)化学检测

①尿蛋白:正常参考值,尿蛋白定性试验阴性,定量试验 0~80 mg/24 h。

结果判读:定性尿蛋白±~+,定量 0.2~1.0 g/24 h;+~++常为 1~2g/24 h;+++~++++常>3g/24 h。

蛋白尿包括生理性蛋白尿和病理性蛋白尿 2 种。生理性蛋白尿一般持续时间较短,如机体在剧烈运动、发热、寒冷、精神紧张、交感神经兴奋及血管活性剂等刺激下所致血流动力学改变,肾血管痉挛、充血导致肾小球毛细血管壁通透性增加而出现的蛋白尿。而病理性蛋白尿主要因各种肾脏及肾外疾病所致的蛋白尿,多为持续性蛋白尿。主要有肾小球性蛋白尿。常见于肾小球肾炎、肾病综合征等原发性肾小球损害性疾病,糖尿病、高血压、系统性红斑狼疮、妊娠高血压综合征等继发性肾小球损害性疾病;肾小管性蛋白尿常见于肾盂肾炎、间质性肾炎、肾小管性酸中毒、重金属(如汞、镉、铋)中毒、药物(如庆大霉素、多黏菌素 B)及肾移植术后;混合性蛋白尿是肾小球和肾小管同时受损所致的蛋白尿,如肾小球肾炎或肾盂肾炎后期,以及可同时累及肾小球和肾小管的全身性疾病,如糖尿病、系统性红斑狼疮等;溢出性蛋白尿见于溶血性贫血和挤压综合征等;组织性蛋白尿是指由于肾组织被破坏或肾小管分泌蛋白增多所致的蛋白尿,多为低分子量蛋白尿,以 T-H 糖蛋白为主要成分。另外还有假性蛋白尿,主要由于尿中混有大量血、脓、黏液等成分而导致蛋白定性试验阳性,一般不伴有肾本身的损害,经治疗后很快恢复正常。肾以下泌尿道疾病如膀胱炎、尿道炎、尿道出血及尿内掺入阴道分泌物时,尿蛋白定性试验可阳性。

②尿糖:正常参考值,尿糖定性试验阴性,定量 0.56~5.0 mmol/24 h 尿。

结果判读:尿糖定性试验阳性称为糖尿,一般指葡萄糖尿。主要有血糖增高性糖尿、血糖正常性糖尿、暂时性糖尿、其他糖尿和假性糖尿。

血糖增高性糖尿:见于糖尿病;其他使血糖升高的内分泌疾病如库欣综合征、甲状腺功能亢进、嗜铬细胞瘤、肢端肥大症等继发性高血糖性糖尿；肝硬化、胰腺炎、胰腺癌等。

血糖正常性糖尿：血糖浓度正常，由于肾小管病变导致葡萄糖的重吸收能力降低所致，即肾阈值下降产生的糖尿，又称肾性糖尿，常见于慢性肾炎、肾病综合征、间质性肾炎和家族性糖尿等。

暂时性糖尿：包括生理性糖尿如大量进食碳水化合物或静脉注射大量葡萄糖后可一时性血糖升高，尿糖阳性；应激性糖尿见于颅脑外伤、脑出血、急性心肌梗死时，肾上腺素或胰高血糖素分泌过多或延脑血糖中枢受到刺激，可出现暂时性高血糖和糖尿。

其他糖尿：乳糖、半乳糖、果糖等进食过多或体内代谢失调使血中浓度升高时，可出现相应的糖尿。

假性糖尿：尿中很多物质具有还原性，如维生素 C、尿酸、葡萄糖醛酸或一些随尿液排出的药物如异烟肼、链霉素、水杨酸等，可出现假阳性反应。

③酮体：正常参考值，阴性。

结果判读：主要有糖尿病性酮尿和非糖尿病性酮尿。前者常伴有酮症酸中毒。酮尿是糖尿病性昏迷的前期指标，此时多伴有高糖血症和糖尿，而对接受苯乙双胍等双胍类药物治疗者，虽然出现酮尿，但血糖、尿糖正常。后者指高热、严重呕吐、腹泻、长期饥饿、禁食、过分节食、妊娠剧吐、酒精性肝炎、肝硬化等疾病中，因糖代谢障碍而出现酮尿。

④尿胆红素与尿胆原：正常参考值，正常人尿胆红素定性阴性，定量≤2 mg/L，尿胆原定性为阴性或弱阳性，定量≤10 mg/L。

结果判读：尿胆红素增高见于急性黄疸性肝炎、阻塞性黄疸；门脉周围炎、纤维化及药物所致的胆汁淤积；先天性高胆红素血症杜宾-约翰逊综合征（Dubin-Johnson syndrome）和 Rotor 综合征。尿胆原增高见于肝细胞性黄疸和溶血性黄疸。尿胆原减少见于阻塞性黄疸。

（4）显微镜检查

①红细胞：正常参考值，玻片法平均 0~3 个/HP，定量检查 0~5 个/μL。

结果判读：尿沉渣镜检红细胞>3 个/HP 称镜下血尿；多形性红细胞>80%称肾小球源性血尿，常见于急性肾小球肾炎、急进性肾炎、慢性肾炎、紫癜性肾炎、狼疮性肾炎等；多形性红细胞<50%称非肾小球源性血尿，见于肾结石、泌尿系统肿瘤、肾盂肾炎、多囊肾、急性膀胱炎、肾结核等。

②白细胞和脓细胞：正常参考值，玻片法平均 0~5 个/HP，定量检查 0~10 个/μL。

结果判读：若有大量白细胞，多为泌尿系统感染，如肾盂肾炎、肾结核、膀胱炎或尿道炎。成年女性生殖系统有炎症时，常有阴道分泌物混入尿内，除有成团脓细胞外，还伴有大量扁平上皮细胞。

③上皮细胞：主要有肾小管上皮细胞、移行上皮细胞和复层扁平上皮细胞。

肾小管上皮细胞:常提示肾小管病变。在某些慢性炎症时,可见肾小管上皮细胞发生脂肪变性,胞质中充满脂肪颗粒,称为脂肪颗粒细胞。观察尿中肾小管上皮细胞,对肾移植术后有无排斥反应有一定意义。

移行上皮细胞:正常尿中无或偶见移行上皮细胞,在输尿管、膀胱、尿道有炎症时可出现。大量出现应警惕移行上皮细胞癌。

复层扁平上皮细胞:又称鳞状上皮细胞,来自尿道前段。女性尿道有时混有来自阴道的复层扁平上皮细胞。尿中大量出现或片状脱落且伴有白细胞、脓细胞,见于尿道炎。

④管型。

结果判读:主要包括透明管型、颗粒管型、细胞管型、蜡样管型、脂肪管型、宽幅管型和细菌管型。

透明管型:正常人0~偶见/HP,老年人清晨浓缩尿中也可见到。在运动、重体力劳动、麻醉、用利尿剂、发热时可出现一过性增多;在肾病综合征、慢性肾炎、恶性高血压和心力衰竭时可见增多。

颗粒管型:提示肾单位有淤滞现象。粗颗粒管型见于慢性肾炎、肾盂、肾炎或某些(药物中毒等)原因引起的肾小管损伤;细颗粒管型见于慢性肾炎或急性肾小球肾炎后期。

细胞管型:细胞含量超过管型体积的1/3,称为细胞管型。包括肾小管上皮细胞管型,在各种原因所致的肾小管损伤时出现;红细胞管型常与肾小球性血尿同时存在,临床意义与血尿相似;白细胞管型常见于肾盂肾炎、间质性肾炎等;混合管型同时含有各种细胞管型和颗粒管型,可见于各种肾小球疾病。

蜡样管型:由颗粒管型、细胞管型在肾小管中长期停留变性或直接由淀粉样变性的上皮细胞溶解后形成。该类管型多提示有严重的肾小管变性坏死,预后不良。

脂肪管型:因管型中含有椭圆形脂肪小球而得名,常见于肾病综合征、慢性肾小球肾炎急性发作及其他肾小管损伤性疾病。

宽幅管型:由蛋白质及坏死脱落的上皮细胞碎片构成。常见于慢性肾衰竭少尿期,提示预后不良,故又称肾功能不全管型。

细菌管型:含有大量细菌、真菌的管型,见于感染性疾病。

3.粪便常规检测

(1)标本采集

①用干燥洁净盛器留取新鲜标本,不得混有尿液或其他物质,如做细菌学检查,应将标本盛于加盖无菌容器内立即送检。

②粪便标本有脓血时,应当挑取脓血及黏液部分涂片检查,外观无异常的粪便要多点取样检查。

③对某些寄生虫及虫卵的初筛检测,应采取三送三检,因为许多肠道原虫和某些

蠕虫卵都有周期性排出现象。

④从粪便中检测阿米巴滋养体等寄生原虫，应在收集标本后 30 min 内送检，并注意保温。

⑤粪便隐血检测，患者应素食 3 天，并禁服铁剂及维生素 C，否则易出现假阳性。

(2)一般性状检测

粪便标本首先要肉眼观察，通常根据粪便性状即能作初步诊断。

①量：正常人每日排便 1 次，100~300 g，随食物种类、进食量及消化器官功能状态而异。

②颜色与性状：正常成人的粪便排出时为黄褐色圆柱形软便，婴儿粪便呈黄色或金黄色糊状便。病理情况可见鲜血便、柏油样便、白陶土样便、脓性及脓血便、米泔样便、黏液便、稀糊状或水样便、细条样便和乳凝块。

鲜血便：见于直肠息肉、直肠癌、肛裂及痔疮等。痔疮时常在排便之后有鲜血滴落，而其他疾患则鲜血附着于粪便表面。

柏油样便：稀薄、黏稠、漆黑、发亮的黑色粪便，形似柏油，见于消化道出血。服用活性炭、铋剂等之后也可排出黑便，但无光泽且隐血试验阴性，若食用较多动物血、肝或口服铁剂等也可使粪便呈黑色，隐血试验也可阳性，应注意鉴别。

白陶土样便：见于各种原因引起的胆管阻塞患者。

脓性及脓血便：当肠道下段有病变，如痢疾、溃疡性结肠炎、结肠或直肠癌，常表现为脓性及脓血便。

米泔样便：粪便呈白色淘米水样，内含黏液片块，量大、稀水样，见于重症霍乱、副霍乱患者。

黏液便：正常粪便中的少量黏液与粪便均匀混合，不易察觉。肠道病变时粪便黏液增多，见于各类肠炎、细菌性痢疾，阿米巴痢疾等。

稀糊状或水样便：见于各种感染性和非感染性腹泻。小儿肠炎时粪便呈绿色稀糊状。含有膜状物时见于假膜性肠炎。艾滋病患者伴发肠道隐孢子虫感染时，可排出大量稀水样粪便。副溶血性弧菌食物中毒，排出洗肉水样便。出血坏死性肠炎排出红豆汤样便。

细条样便：排出细条样或扁片状粪便，提示直肠狭窄，多见于直肠癌。

乳凝块：乳儿粪便中见有黄白色乳凝块，也可见蛋花汤样便，常见于婴儿消化不良、婴儿腹泻。

③气味：正常粪便有臭味，因含蛋白质分解产物，如吲哚、粪臭素、硫醇、硫化氢等所致。患慢性肠炎、胰腺疾病、结肠或直肠癌溃烂时有恶臭。阿米巴肠炎粪便呈血腥臭味。脂肪及糖类消化或吸收不良时粪便呈酸臭味。

④寄生虫体：蛔虫、蛲虫及绦虫等较大虫体或其片段肉眼即可分辨，钩虫虫体需将粪便冲洗过筛方可见到。服驱虫剂后应查粪便中有无虫体，驱绦虫后应仔细寻找其

头节。

⑤结石粪便:其中可见到胆石、胰石、胃石、肠石等,最重要且最常见的是胆石,常见于应用排石药物或碎石术后。

(3)显微镜检查

在显微镜下观察粪便中的有形成分,有助于消化系统各种疾病的诊断,因此粪便的显微镜检查是常规检测的重要手段。

①细胞:正常情况下无各种细胞。出现以下细胞伴随各种疾病:

白细胞:细菌性痢疾可见大量白细胞、脓细胞或小吞噬细胞;过敏性肠炎、肠道寄生虫病可见较多嗜酸性粒细胞。

红细胞:当下消化道出血、痢疾、溃疡性结肠炎、结肠和直肠癌时,粪便中可见到红细胞。细菌性痢疾时红细胞少于白细胞,散在分布,形态正常。阿米巴痢疾时红细胞多于白细胞,多成堆出现并有残碎现象。

巨噬细胞:见于细菌性痢疾和溃疡性结肠炎。

肠黏膜上皮细胞:正常粪便中见不到,结肠炎、假膜性肠炎时可见增多。

肿瘤细胞:取乙状结肠癌、直肠癌患者的血性粪便及时涂片染色,可能发现成堆的癌细胞。

②寄生虫和寄生虫卵:肠道寄生虫病时,从粪便中能见到相应病原体,主要包括阿米巴、鞭毛虫、孢子虫和纤毛虫几类单细胞寄生虫;蠕虫包括血吸虫等成虫虫体或虫卵。

(4)化学检查

粪便隐血试验(FOBT):正常参考值:阴性。

结果判读:FOBT 对消化道出血鉴别诊断有一定意义,消化性溃疡,呈间歇阳性;消化道恶性肿瘤如胃癌、结肠癌,呈持续性阳性;急性胃黏膜病变、肠结核、克罗恩病、溃疡性结肠炎、钩虫病及流行性出血热等,FOBT 均常为阳性。

第二节　血　沉

血沉即红细胞沉降率(ESR),是指红细胞在一定条件下沉降的速率。

正常参考值:男性 0~15/1 h 末;女性 0~20/1 h 末。

结果判读:血沉增快,包括生理性增快和病理性增快。生理性增快如 12 岁以下的儿童、60 岁以上的高龄者、妇女月经期、妊娠 3 个月以上等。病理性增快主要见于各种炎症性疾病、恶性肿瘤、组织损伤及坏死、各种原因导致血浆球蛋白相对或绝对增高和其他。

①各种炎症性疾病:急性细菌性炎症时,炎症发生后 2~3 天即可见血沉增快。结核病、风湿热时,因免疫球蛋白及纤维蛋白原增加,血沉明显加快。

②恶性肿瘤:增长迅速的恶性肿瘤血沉增快,可能与肿瘤细胞分泌糖蛋白、肿瘤组织坏死、继发感染或贫血等因素有关。

③组织损伤及坏死:如急性心肌梗死时血沉增快,而心绞痛时则无改变。

④血浆球蛋白增高:各种原因导致血浆球蛋白相对或绝对增高时,血沉均可增快,如慢性肾炎、肝硬化、多发性骨髓瘤、巨球蛋白血症、淋巴瘤、系统性红斑狼疮、亚急性感染性心内膜炎、黑热病等。

⑤其他:部分贫血患者,血沉可轻度增快;动脉粥样硬化、糖尿病、肾病综合征、黏液水肿等患者,血中胆固醇高,血沉增快。

第三节 凝血功能检查

1.病理性抗凝物质筛检试验

(1)血浆凝血酶时间及其甲苯胺蓝纠正试验

正常参考值:手工法 16~18 s;也可用血液凝固分析仪检测。必须指出本试验需设正常对照值。受检 TT 值延长超过正常对照值 3 s 以上为延长。

结果判读:TT 延长见于纤维蛋白原缺乏血症和异常纤维蛋白原血症;血中有肝素或类肝素物质存在(如肝素治疗中、系统性红斑狼疮和肝脏疾病等);血中纤维蛋白(原)降解产物增高;TT 缩短无临床意义。

(2)甲苯胺蓝纠正试验或血浆游离肝素时间

正常参考值:TT 延长的受检血浆中加入甲苯胺蓝后,TT 缩短 5 s 以上,提示受检血浆中有类肝素或肝素物质增多;如果 TT 不缩短,提示延长的 TT 不是由肝素类物质所致。

结果判读:血中类肝素物质增多见于严重肝病、弥散性血管内凝血、过敏性休克、放疗后、肝叶切除后、使用氮芥类药物、肝移植后等。临床应用肝素时,延长的 TT 也被甲苯胺蓝纠正。

(3)APTT 交叉试验

本试验是用于鉴别凝血因子缺乏或有抗凝物质存在。延长的 APTT,若能被 1/2 的正常新鲜血浆所纠正,表示受检血浆中可能缺乏凝血因子;若不能纠正则表示受检血浆中可能存在抗凝物质(图 5-1)。

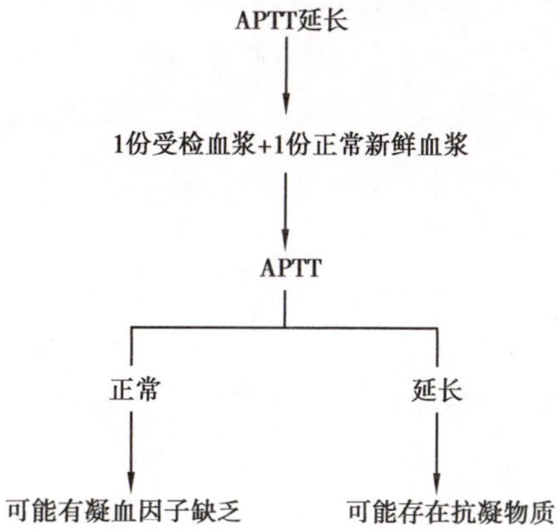

图 5-1 APTT 交叉纠正试验

2.病理性抗凝物质的诊断试验

（1）狼疮抗凝物质测定

正常参考值：凝固法：Lupo 试验Ⅱ为 31～44 s；Lucor 试验为 30～38 s；Lupo 试验Ⅱ/Lucor 试验为 1.0～1.2。

结果判读：本试验阳性见于有狼疮抗凝物质存在的患者，如系统性红斑狼疮、某些血栓性疾病、自发性流产及抗磷脂抗体综合征等。

（2）抗心磷脂抗体测定

正常参考值：阴性。

结果判读：原发性抗磷脂抗体综合征（APS），如动/静脉血栓、免疫性溶血、自发性流产等。继发性 APS，如系统性红斑狼疮（本试验阳性率 70%～80%）、类风湿关节炎（阳性率 33%～49%）、脑血管意外、免疫性血小板减少和特发性血小板减少性紫癜等。

3.生理性抗凝因子检测

（1）血浆抗凝血酶活性测定

正常参考值：发色底物法 108.5%±5.3%。

结果判读：增高见于白血病、血友病和再生障碍性贫血等的急性出血期，也见于口服抗凝药治疗过程中；减低见于先天性和获得性抗凝血酶缺陷症，后者见于血栓前状态、血栓性疾病、肝脏疾病和弥散性血管内凝血等。

（2）血浆蛋白 C（plasma protein C，PC）活性测定

正常参考值：100.24%±13.18%。

结果判读：PC 是一种依赖维生素 K 的天然抗凝因子。在凝血酶（T）与凝血酶调节蛋白（TM）复合物（T-TM）的作用下，PC 转变为活化蛋白 C（APC），后者灭活因子Ⅷa、Va 和促进纤溶活性，起到抗凝血作用。减低：遗传性者见于遗传性或先天性 PC 缺陷症；获得性见于弥散性血管内凝血、肝病、急性呼吸窘迫综合征、手术后、口服抗凝剂等。

(3)血浆游离蛋白 S 抗原(FPS)和总蛋白 S 抗原(TPS)测定

正常参考值:免疫火箭电泳法:FPS 为 100.9%±29.1%;TPS 为 96.6%±9.8%。

结果判读:FPS 减低,见于先天性和获得性 PS 缺陷症,获得性 PS 缺陷症见于肝病、口服抗凝剂和弥散性血管内凝血等。

(4)血浆凝血酶—抗凝血酶复合物测定

正常参考值:酶标法,(1.45±0.4) μg/L。

结果判读:本试验是反映凝血酶活性的试验。增高见于不稳定型心绞痛、急性心肌梗死、弥散性血管内凝血、深静脉血栓形成、脑梗死、急性白血病等。

4.纤溶活性筛检试验

(1)优球蛋白溶解时间

正常参考值:加钙法,(129.8±41.1) min;加酶法,(157.0±59.1) min。一般认为<70 min为异常。

结果判读:本试验敏感性低,特异性高。纤维蛋白凝块在 70 min 内完全溶解,表明纤溶活性增强,见于原发性和继发性纤溶亢进。继发性纤溶亢进常见于手术、创伤、休克、应激状态、变态反应、前置胎盘、羊水栓塞、胎盘早期剥离、恶性肿瘤广泛转移、晚期肝硬化、急性白血病、弥散性血管内凝血和应用溶血栓药(rt-PA、UK)。纤维蛋白凝块超过 120 min 还不溶解,表明纤溶活性减低,见于血栓前状态、栓性疾病和应用抗纤溶药等。

(2)D-二聚体定性试验

正常参考值:胶乳颗粒比阴性对照明显粗大者为阳性,正常人为阴性。

结果判读:D-D 阴性是排除深静脉血栓和肺血栓栓塞的重要试验,阳性也是诊断弥散性血管内凝血和观察溶血栓治疗的有用试验。凡有血块形成的出血,本试验均可阳性,故其特异性低,敏感度高;但在陈旧性血块时,本试验又呈阴性。

(3)血浆纤维蛋白(原)降解产物(FDPs)定性试验

正常参考值:胶乳凝集法:阴性。

结果判读:血浆纤维蛋白(原)降解产物(FDPs)阳性或增高见于原发性纤溶和继发性纤溶,后者如弥散性血管内凝血、肺血栓栓塞、深静脉血栓形成、恶性肿瘤、急性早幼粒细胞白血病、肾脏疾病、肝脏疾病、器官移植的排斥反应、溶血栓治疗等。

5.纤溶活性诊断试验

(1)血浆组织型纤溶酶原激活剂测定

正常参考值:发色底物法,0.3~0.6 活化单位/mL。

结果判读:增高表明纤溶活性亢进,见于原发性纤溶和继发性纤溶(如弥散性血管内凝血)等。减低表明纤溶活性减弱,见于血栓前状态和血栓性疾病,如动脉血栓形成、深静脉血栓形成、缺血性脑卒中、糖尿病、口服避孕药和高脂血症等。

(2)血浆纤溶酶原活性测定(PLG)

原理:受检血浆中加链激酶和发色底物,受检血浆中的 PLG 在链激酶作用下转变成纤溶酶。纤溶酶作用于发色底物而显色。显色的深浅与纤溶酶的水平呈正相关,通过计算求得血浆中 PLG:A 的含量。

正常参考值:发色底物法,75%~140%。

结果判读 PLG:A 增高表示纤溶活性减低,见于血栓前状态和血栓性疾病。PLG:A 减低表示纤溶活性增高,见于原发性纤溶、继发性纤溶和先天性血浆纤溶酶原活性缺乏症。

(3)血浆纤溶酶原激活抑制物-1 活性测定

正常参考值:发色底物法,0.1~1.0 抑制单位/mL。

结果判读:PAI-1 增高表示纤溶活性减低,见于血栓前状态和血栓性疾病。PAI-1 减低表示纤溶活性增高,见于原发性和继发性纤溶。

(4)血浆硫酸鱼精蛋白副凝固试验(3P 试验)

正常参考值:阴性。

结果判读 阳性见于弥散性血管内凝血的早、中期。但在恶性肿瘤、上消化道出血、败血症、肾小球疾病、外科大手术后、人工流产、分娩等也可出现假阳性。阴性也可以见于晚期弥散性血管内凝血和原发性纤溶症等。

本试验是鉴别原发性纤溶症和继发性纤溶症(弥散性血管内凝血)的试验之一。

(5)血浆纤溶酶-抗纤溶酶复合物测定

正常参考值:ELISA 法,0~150 ng/mL。

结果判读:本试验是反映纤溶酶活性较好的试验。增高见于血栓前状态和血栓性疾病,如弥散性血管内凝血、肺梗死、急性心肌梗死、肾病综合征、脑血栓形成、深静脉血栓形成等。

(6)血浆 D-二聚体定量测定

正常参考值:ELISA 法,0~0.256 mg/L。

结果判读:同 D-二聚体定性试验。

(7)血清 FDPs 定量测定

正常参考值:ELISA 法,<5 mg/L。

结果判读:同 FDPs 定性试验。

第四节 痰液病原学检查

采用显微镜检查。

1.直接涂片检测结果判读

(1)白细胞　中性粒细胞增多见于呼吸道化脓性炎症或有混合感染;嗜酸性粒细胞增多见于支气管哮喘、过敏性支气管炎、肺吸虫病等;淋巴细胞增多见于肺结核患者。

(2)红细胞　脓性痰中可见少量红细胞;呼吸道疾病及出血性疾病,痰中可见多量红细胞。

(3)上皮细胞　正常情况下,痰中可有少量来自口腔的鳞状上皮细胞或来自呼吸道的柱状上皮细胞。在炎症或患其他呼吸系统疾病时大量增加。

(4)肺泡巨噬细胞　吞噬炭粒者称为炭末细胞,见于炭末沉着症及吸入大量烟尘者。吞噬含铁血黄素者称含铁血黄素细胞,又称心力衰竭细胞,见于心力衰竭引起的肺淤血、肺梗死及肺出血患者。

(5)硫黄样颗粒　肉眼可见的黄色小颗粒,将该颗粒放在载玻片上压平,镜下检查中心部位可见菌丝放射状排列呈菊花形,称为放线菌,见于放线菌病患者。

(6)寄生虫及虫卵　找到肺吸虫卵,可诊断为肺吸虫病;找到溶组织阿米巴滋养体,可诊断为阿米巴肺脓肿或阿米巴肝脓肿穿破入肺。偶可见钩虫蚴、蛔虫蚴及肺包囊虫病的棘球蚴等。

2.染色涂片结果判读

(1)脱落细胞检测　对肺癌有较大诊断价值。痰液必须是从肺部咳出,并十分新鲜,不得混入唾液、鼻咽分泌物等;送检标本应在 1 h 内涂片固定,以防细胞自溶。正常痰涂片以鳞状上皮细胞为主,若痰液确系肺部咳出,则多见纤毛柱状细胞和尘细胞。支气管炎、支气管扩张、肺结核等急、慢性呼吸道炎症,均可引起上皮细胞发生一定程度的形态改变,有时需要与癌细胞鉴别。

(2)细菌学检测　涂片检查可用来检测细菌、真菌、结核杆菌、支原体等;痰细菌培养应争取在应用抗生素之前进行。

第五节　脑脊液常规及生化检查

1.常规检查

(1)颜色　正常脑脊液为无色透明液体,病理状态下可有如下颜色改变:

①红色:常因出血引起,主要见于穿刺损伤、蛛网膜下腔或脑室出血。前者在留取 3 管标本时,第 1 管为血性,以后 2 管颜色逐渐变浅,离心后红细胞全部沉至管底,上清液则无色透明。如为蛛网膜下腔或脑室出血,3 管均呈血性,离心后上清液为淡红色或黄色。

②黄色:又称黄变症,常因脑脊液中含有变性血红蛋白、胆红素或蛋白量异常增高引起,见于蛛网膜下腔出血;血清或脑脊液中胆红素过高,可使脑脊液黄染;椎管阻塞(如髓外肿瘤)、多神经炎和脑膜炎时,由于脑脊液中蛋白质含量升高而呈黄变症。

③乳白色：多因白细胞增多所致，常见于各种化脓菌引起的化脓性脑膜炎。

④微绿色：见于绿脓杆菌、肺炎链球菌、甲型链球菌引起的脑膜炎等。

⑤褐色或黑色：见于脑膜黑色素瘤等。

(2)透明度　正常脑脊液清晰透明。病毒性脑膜炎、流行性乙型脑膜炎、中枢神经系统梅毒等由于脑脊液中细胞数仅轻度增加，脑脊液仍清晰透明或微浊；结核性脑膜炎时细胞数中度增加，呈毛玻璃样混浊；化脓性脑膜炎时，脑脊液中细胞数极度增加，呈乳白色混浊。

(3)凝块或薄膜　正常脑脊液不含纤维蛋白原，放置 24 h 后不会形成薄膜及凝块。急性化脓性脑膜炎时，脑脊液静置 1~2 h 即可出现凝块或沉淀物；结核性脑膜炎的脑脊液静置 12~24 h 后，可见液面有纤细的薄膜形成，取此膜涂片检查结核杆菌阳性率极高。蛛网膜下腔阻塞时，由于阻塞远端脑脊液蛋白质含量高，使脑脊液呈黄色胶胨状。

(4)压力　脑脊液压力增高见于化脓性脑膜炎、结核性脑膜炎等颅内各种炎症性病变；脑肿瘤、脑出血、脑积水等颅内非炎症性病变；高血压、动脉硬化等颅外因素；还有其他如咳嗽、哭泣、低渗溶液的静脉注射等。脑脊液压力减低主要见于脑脊液循环受阻；脑脊液流失过多；脑脊液分泌减少等因素。

2.化学检查

(1)蛋白质测定

正常参考值：蛋白定性试验(Pandy 试验)，阴性或弱阳性。蛋白定量试验，腰椎穿刺 0.20~0.45 g/L，小脑延髓池穿刺 0.10~0.25 g/L，脑室穿刺 0.05~0.15 g/L。

结果判读：蛋白含量增加见于脑神经系统病变使血脑屏障通透性增加，如脑膜炎(化脓性脑膜炎时显著增加，结核性脑膜炎时中度增加，病毒性脑膜炎时轻度增加)、出血(蛛网膜下腔出血和脑出血等)、内分泌或代谢性疾病(糖尿病性神经病变、甲状腺及甲状旁腺功能减退、尿毒症等)、药物中毒(乙醇、酚噻嗪、苯妥英钠中毒等)；脑脊液循环障碍，如脑部肿瘤或椎管内梗阻；鞘内免疫球蛋白合成增加伴血脑屏障通透性增加，如胶原血管疾病、慢性炎症性脱髓鞘性多发性神经根病等。

(2)葡萄糖测定

正常参考值：2.5~4.5 mmol/L(腰池)。

结果判读：脑脊液中葡萄糖含量降低主要由于病原菌或破坏的细胞释出葡萄糖分解酶，使糖无氧酵解增加；或是中枢神经系统代谢紊乱，使血糖向脑脊液转送障碍，导致脑脊液中糖降低。主要见于化脓性脑膜炎：脑脊液中糖含量可显著减少或缺如，但其敏感性约为 55%，因此，糖含量正常也不能排除细菌性脑膜炎；结核性脑膜炎：糖减少不如化脓性显著；其他：累及脑膜的肿瘤(如脑膜白血病)、结节病、梅毒性脑膜炎、风湿性脑膜炎、症状性低血糖等都可有不同程度的糖减少。脑脊液中葡萄糖含量增高主要见于病毒性神经系统感染、脑出血、下丘脑损害、糖尿病等。

(3)氯化物测定

正常参考值:120~130 mmol/L(腰池)。

结果判读:结核性脑膜炎时脑脊液中氯化物明显减少,可降至102 mmol/L以下;化脓性脑膜炎时减少不如结核性脑膜炎明显,多为102~116 mmol/L;非中枢系统疾病如大量呕吐、腹泻、脱水等造成血氯降低时,脑脊液中氯化物也可减少。其他中枢系统疾病则多属正常。脑脊液中氯化物含量增高主要见于慢性肾功能不全、肾炎、尿毒症、呼吸性碱中毒等。

(4)酶学测定正常脑脊液中含有多种酶,如天门冬氨酸氨基转移酶(AST)、肌酸激酶(CK)、乳酸脱氢酶(LDH)等,其含量低于血清,绝大多数酶不能通过血脑屏障。在炎症、肿瘤、脑血管障碍疾病时,由于脑组织破坏,脑细胞内酶的溢出或血脑屏障通透性增加使血清酶向脑脊液中移行;或肿瘤细胞内酶释放等均可使脑脊液中酶活性增高。

①乳酸脱氢酶(LDH)及其同工酶测定:LDH有5种同工酶形成,即LDHl~LDH5。

正常参考值:成人3~40 U/L。

结果判读:细菌性脑膜炎脑脊液中的LDH活性多增高,同工酶以LDH4~LDH5为主,有利于与病毒性脑膜炎鉴别;颅脑外伤因新鲜外伤的红细胞完整,脑脊液中LDH活性正常;脑血管疾病LDH活性多明显增高;脑肿瘤、脱髓鞘病进展期脑脊液中LDH活性增高,缓解期下降。

②天门冬氨酸氨基转移酶(AST)测定

正常参考值:5~20 U/L。

结果判读:脑脊液中AST活性增高见于脑血管病变、中枢神经系统感染、脑肿瘤、脱髓鞘病、颅脑外伤等。

③肌酸激酶(CK)测定:CK有3种同工酶,在脑脊液中同工酶全部是CK-BB。

正常参考值:(0.94±0.26)U/L。

结果判读:CK-BB增高主要见于化脓性脑膜炎,其次为结核性脑膜炎、脑血管疾病及肿瘤。病毒性脑膜炎CK-BB正常或轻度增高。

④其他酶测定:溶菌酶(LZM)在结核性脑膜炎时,脑脊液中LZM活性多显著增高,可达正常值的30倍。腺苷脱氨酶(ADA)脑脊液中参考值为0~8 U/L,结核性脑膜炎则明显增高,常用于该病的诊断和鉴别诊断。

第六节　胸水、腹水常规及生化检查

人体的胸腔、腹腔、心包腔统称为浆膜腔。在生理状态下,腔内有少量液体。据估计,正常成人胸腔液<20 mL,腹腔液<50 mL,心包腔液10~50 mL,在腔内主要起润滑

作用。病理状态下,腔内有多量液体贮留,称为浆膜腔积液。

1.常规检查

①颜色:漏出液多为淡黄色;渗出液的颜色随病因而变化,如血性积液可为淡红色、红色或暗红色,见于恶性肿瘤,急性结核性胸、腹膜炎,风湿性及出血性疾病,外伤或内脏损伤等;淡黄色脓性积液见于化脓菌感染;绿色积液可能系铜绿假单胞菌感染;乳白色积液可见于胸导管或淋巴管阻塞。

②透明度:漏出液多为清晰透明;渗出液因含有大量细胞、细菌而呈不同程度混浊。

③比重:漏出液比重多在 1.018 以下;渗出液因含有多量蛋白及细胞,比重多高于 1.018。

④凝固性:漏出液中纤维蛋白原含量少,一般不易凝固;渗出液因含有纤维蛋白原等凝血因子、细菌和组织裂解产物,易凝固。

2.化学检查

①黏蛋白定性试验(Rivalta 试验):漏出液黏蛋白含量很少,多为阴性反应;渗出液中因含有大量黏蛋白,多呈阳性反应。

②蛋白定量试验:总蛋白是鉴别渗出液和漏出液最有用的试验。漏出液蛋白总量常小于 25 g/L;渗出液常在 30 g/L 以上。如为 25~30 g/L,则难以判明其性质。

③葡萄糖测定:漏出液中葡萄糖含量与血糖相似;渗出液中葡萄糖常因细菌或细胞酶的分解而减少,如化脓性胸(腹)膜炎、化脓性心包炎,积液中葡萄糖含量明显减少,甚至无糖。大部分结核性渗出液、癌性积液中葡萄糖含量可减少。类风湿性浆膜腔积液糖含量常<3.33 mmol/L,红斑狼疮积液糖基本正常。

④乳酸测定:当乳酸含量>10 mmol/L 以上时,高度提示细菌感染,尤其在应用抗生素治疗后的胸水,一般细菌检查又为阴性时更有价值。风湿性、心功能不全及恶性肿瘤引起的积液中乳酸含量可见轻度增高。

⑤乳酸脱氢酶(LDH):化脓性胸膜炎 LDH 活性显著升高,可达正常血清的 30 倍。癌性积液中度增高,结核性积液略高于正常。

3.漏出液与渗出液鉴别诊断

区别积液性质对某些疾病的诊断和治疗均有重要意义(表 5-1)。

表 5-1 漏出液与渗出液的鉴别要点

鉴别要点	漏出液	渗出液
原因	非炎症所致	炎症、肿瘤、化学或物理刺激
外观	淡黄色、浆液性	可为血性、脓性、乳糜性等
透明度	透明或微混	多混浊

续表

鉴别要点	漏出液	渗出液
比重	低于 1.018	高于 1.018
凝固	不自凝	能自凝
黏蛋白定性	阴性	阳性
蛋白定量/(g·L^{-1})	<25	>25
积液/血清总蛋白	<0.5	>0.5
LDH/(U·L^{-1})	<200	>200
积液/血清 LDH	<0.6	>0.6
葡萄糖	与血糖相近	常低于血糖水平
细胞计数(×10^6 个/L)	常<100	500
细胞分类	以淋巴、间皮细胞为主	不同病因,分别以中性或淋巴为主
细菌检查	-	+

第七节　肝功能

1.蛋白质代谢功能检测

(1)血清总蛋白和清蛋白、球蛋白比值测定

正常参考值:正常成人血清总蛋白 60~80 g/L,清蛋白 40~55 g/L,球蛋白 20~30 g/L,A/G 为(1.5~2.5):1。

结果判读:

①血清总蛋白及清蛋白增高:主要由于血清水分减少,使单位容积总蛋白浓度增加,而全身总蛋白量并未增加,如各种原因导致的血液浓缩(严重脱水、休克、饮水量不足)、肾上腺皮质功能减退等。血清总蛋白及清蛋白降低可见于肝细胞损害,如亚急性重症肝炎、慢性中度以上持续性肝炎、肝硬化、肝癌等,以及缺血性及毒素诱导性肝损伤。清蛋白持续下降提示肝细胞坏死进行性加重,预后不良;治疗后清蛋白上升提示肝细胞再生,治疗有效。血清总蛋白<60 g/L 或清蛋白<25 g/L 称为低蛋白血症,临床上常出现严重水肿及胸、腹水;营养不良:如蛋白质摄入不足或消化吸收不良;蛋白丢失过多,如肾病综合征(大量肾小球性蛋白尿)、蛋白丢失性肠病、严重烧伤、急性大失血等;消耗增加,如重症结核、甲状腺功能亢进及恶性肿瘤等。

②血清总蛋白及球蛋白增高：当血清总蛋白>80 g/L 或球蛋白>35 g/L，分别称为高蛋白血症或高球蛋白血症。总蛋白增高主要是因球蛋白增高，其中又以 γ 球蛋白增高为主。主要见于慢性肝脏疾病，包括自身免疫性慢性肝炎、慢性活动性肝炎、肝硬化、慢性酒精性肝病等；M 球蛋白血症，如多发性骨髓瘤、淋巴瘤、原发性巨球蛋白血症等；自身免疫性疾病，如系统性红斑狼疮、类风湿关节炎等；慢性炎症与慢性感染，如结核病、疟疾、麻风病及慢性血吸虫病等。

清蛋白降低和（或）球蛋白增高均可引起 A/G 倒置，见于严重肝功能损伤及 M 蛋白血症，如肝硬化、原发性肝癌、多发性骨髓瘤、原发性巨球蛋白血症等。

（2）血清蛋白电泳

正常参考值：醋酸纤维素膜法，清蛋白　0.62～0.71（62%～71%），

α_1 球蛋白　0.03～0.04（3%～4%），

α_2 球蛋白　0.06～0.10（6%～10%），

β 球蛋白　0.07～0.11（7%～11%），

γ 球蛋白　0.09～0.18（9%～18%）。

结果判读：

①肝脏疾病急性及轻症肝炎时电泳结果多无异常。慢性肝炎、肝硬化、肝细胞肝癌（常合并肝硬化）时，清蛋白降低，α_1、α_2、β 球蛋白也有减少倾向；γ 球蛋白增加，在慢性活动性肝炎和失代偿的肝硬化增加尤为显著。

②M 蛋白血症如骨髓瘤、原发性巨球蛋白血症等，清蛋白浓度降低，单克隆 γ 球蛋白明显升高。大部分患者在 γ 区带、β 区带或 β 区带与 γ 区带之间可见结构均一、基底窄、峰高尖的 M 蛋白。

③肾病综合征、糖尿病、肾病由于血脂增高，可致 α_2 及 β 球蛋白（脂蛋白的主要成分）增高，清蛋白及 γ 球蛋白降低。

④其他结缔组织病伴有多克隆 γ 球蛋白增高，先天性低丙种球蛋白血症 γ 球蛋白降低，蛋白丢失性肠病表现为清蛋白及 γ 球蛋白降低，α_2 球蛋白则增高。

2.胆红素代谢检测

（1）血清总胆红素测定（STB）

正常参考值：新生儿，0～1 天 34～103 μmol/L，1～2 天 103～171 μmol/L，3～5 天 68～137 μmol/L；成人 3.4～17.1 μmol/L。

结果判读：

①当 STB>17.1 μmol/L，但<34.02 μmol/L 时为隐性黄疸或亚临床黄疸，34.2～171 μmol/L为轻度黄疸，171～342 μmol/L 为中度黄疸，>342 μmol/L 为重度黄疸。

②溶血性黄疸通常<85.5 μmol/L，肝细胞黄疸为 17.1～171 μmol/L，不完全性梗阻性黄疸为 171～265 μmol/L，完全性梗阻性黄疸通常>342 μmol/L。

③STB 增高伴非结合胆红素明显增高提示为溶血性黄疸，总胆红素增高伴结合胆

红素明显升高为胆汁淤积性黄疸，三者均增高为肝细胞性黄疸。

（2）血清结合胆红素（CB）与非结合胆红素（UCB）测定

正常参考值：结合胆红素 0～6.8 μmol/L；非结合胆红素 1.7～10.2 μmol/L。

结果判读：根据结合胆红素与总胆红素比值，可协助鉴别黄疸类型，CB/STB<20%为溶血性黄疸；20%～50%为肝细胞性黄疸，>50%为胆汁淤积性黄疸。肝炎的黄疸前期、无黄疸型肝炎、失代偿期肝硬化、肝癌等，30%～50%的患者表现为 CB 增加，而 STB 正常。

3.血清酶检测

（1）血清氨基转移酶及其同工酶测定

正常参考值：终点法（赖氏法）速率法（37 ℃），ALT5～25 卡门单位，10～40 U/L；AST8～28 卡门单位，10～40 U/L；ALT/AST≤1。

结果判读：

①急性病毒性肝炎：ALT 与 AST 均显著升高，可达正常上限的 20～50 倍，甚至 100 倍，但 ALT 升高更明显。通常 ALT>300 U/L、AST>200 U/L、ALT/AST>1 是诊断急性病毒性肝炎的重要检测手段。在肝炎病毒感染后 1～2 周，转氨酶达高峰，在第 3 周到第 5 周逐渐下降，ALT/AST 比值逐渐恢复正常。但转氨酶的升高程度与肝脏损伤的严重程度无关。在急性肝炎恢复期，如转氨酶活性不能降至正常或再上升，提示急性病毒性肝炎转为慢性。急性重症肝炎时，胆红素明显升高，转氨酶反而降低，即出现“胆酶分离”现象，提示肝细胞严重坏死，预后不佳。

②慢性病毒性肝炎：转氨酶轻度上升（100～200 U/L）或正常，ALT/AST>1。若 AST 升高较 ALT 显著，即 ALT/AST<1，提示慢性肝炎可能进入活动期。

③酒精性肝病、药物性肝炎、脂肪肝、肝癌等非病毒性肝病：转氨酶轻度升高或正常，且 ALT/AST<1。酒精性肝病 AST 显著升高，ALT 接近正常。

④肝硬化：转氨酶活性取决于肝细胞进行性坏死程度，终末期肝硬化转氨酶活性正常或降低。

⑤急性心肌梗死：其值可达参考值上限的 4～10 倍，4～5 天后恢复；若再次增高，提示梗死范围扩大或新的梗死发生。

⑥其他疾病：如骨骼肌疾病（皮肌炎、进行性肌萎缩）、肺梗死、胰梗死、休克及传染性单核细胞增多症，转氨酶轻度升高（50～200 U/L）。

（2）碱性磷酸酶（ALP）测定

正常参考值：磷酸对硝基苯酚速率法（37 ℃），女性，1～12 岁<500 U/L，15 岁以上 40～150 U/L；男性 1～12 岁<500 U/L，12～15 岁<700 U/L，25 岁以上 40～150 U/L。

结果判读：

①肝胆系统疾病：各种肝内、外胆管阻塞性疾病，如胰头癌、胆道结石等引起的胆管阻塞、原发性胆汁性肝硬化等，ALP 明显升高，且与血清胆红素升高相平行；累及肝

实质细胞的肝胆疾病（如肝炎、肝硬化），ALP 轻度升高。

②黄疸的鉴别诊断：胆汁淤积性黄疸，ALP 和血清胆红素明显升高，转氨酶仅轻度增高；肝细胞性黄疸，血清胆红素中等增加，转氨酶活性很高，ALP 正常或稍高；肝内局限性胆道阻塞（如原发性肝癌、转移性肝癌、肝脓肿等），ALP 明显增高，ALT 无明显增高，血清胆红素大多正常。

③骨骼疾病：如纤维性骨炎、佝偻病、骨软化症、成骨细胞瘤及骨折愈合期，血清 ALP 升高。

④生长中儿童、妊娠中晚期：血清 ALP 生理性增高。

（3）γ-谷氨酰转移酶（γ-GGT）测定

正常参考值：γ-谷氨酰-3-羧基-对硝基苯胺法（37 ℃），男性 11～50 U/L，女性 7～32 U/L。

结果判读：

①胆道阻塞性疾病：原发性胆汁性肝硬化、硬化性胆管炎等所致的慢性胆汁淤积，原发性及转移性肝癌时 GGT 明显升高，可达参考值上限的 10 倍以上。此时 GGT、ALP、5'-核苷酸酶（5'-NT）、亮氨酸氨基肽酶（LAP）及血清胆红素呈平行增加。

②急性和慢性病毒性肝炎、肝硬化：急性肝炎时，GGT 呈中等程度升高；慢性肝炎、肝硬化，若 GGT 持续升高，提示病变活动或病情恶化。

③急性和慢性酒精性肝炎、药物性肝炎：GGT 可呈明显或中度以上升高（300～1 000 U/L），ALT 和 AST 仅轻度增高，甚至正常。酗酒者当其戒酒后 GGT 可随之下降。

④其他：脂肪肝、胰腺炎、胰腺肿瘤、前列腺肿瘤等 GGT 也可轻度增高。

第八节 肾功能

1.肾小球功能

（1）内生肌酐清除率（Ccr）测定

正常参考值：成人 80～120 mL/min，老年人随年龄增长，有自然下降趋势。西咪替丁、甲苄嘧啶、长期限制剧烈运动均使 Ccr 下降。

结果判读：

①判断肾小球损害的敏感指标：当 GFR 降低到正常值的 50%，Ccr 测定值可低至 50 mL/min，但血肌酐、尿素氮测定仍可在正常范围，因肾有强大的储备能力，故 Ccr 是较早反映 GFR 的敏感指标。

②评估肾功能损害程度：临床常用 Ccr 代替 GFR，根据 Ccr 一般可将肾功能分为 4

期：第 1 期（肾衰竭代偿期）Ccr 为 51～80 mL/min；第 2 期（肾衰竭失代偿期）Ccr 为 50～20 mL/min；第 3 期（肾衰竭期）Ccr 为 19～10 mL/min；第 4 期（尿毒症期或终末期肾衰竭）Ccr<10 mL/min。

另一种分类：Ccr 为 70～51 mL/min 为轻度损害；Ccr 为 50～31 mL/min 为中度损害；Ccr 小于 30 mL/min 为重度损害。

③指导治疗：慢性肾衰竭 Ccr 小于 30～40 mL/min，应开始限制蛋白质摄入；Ccr 小于 30 mL/min，用氢氯噻嗪等利尿治疗常无效，不宜应用；小于 10 mL/min 应结合临床进行肾替代治疗，对袢利尿剂（如呋塞米、利尿酸钠）的反应也已极差。此外，肾衰竭时凡由肾代谢或经肾排出的药物也可根据 Ccr 降低的程度来调节用药剂量和决定用药的时间间隔。

（2）血清肌酐测定

正常参考值：全血 Cr 为 88.4～176.8 μmol/L；血清或血浆 Cr，男性 53～106 μmol/L，女性 44～97 μmol/L。

结果判读：

①血 Cr 增高见于各种原因引起的肾小球滤过功能减退，如急性肾衰竭，血肌酐明显的进行性升高为器质性损害的指标，可伴少尿或非少尿；慢性肾衰竭，血 Cr 升高程度与病变严重性一致：肾衰竭代偿期，血 Cr<178 μmol/L；肾衰竭失代偿期，血 Cr>178 μmol/L；肾衰竭期，血 Cr>445 μmol/L。

②鉴别肾前性和肾实质性少尿：器质性肾衰竭血 Cr 常超过 200 μmol/L；肾前性少尿，如心衰、脱水、肝肾综合征、肾病综合征等所致的有效血容量下降，使肾血流量减少，血肌酐浓度上升多不超过 200 μmol/L。

③BUN/Cr（单位为 mg/dL）的意义：器质性肾衰竭，BUN 与 Cr 同时增高，因此 BUN/Cr≤10∶1；肾前性少尿，肾外因素所致的氮质血症，BUN 可较快上升，但血 Cr 不相应上升，此时 BUN/Cr 常>10∶1。

④血肌酐减低见于老年人、肌肉消瘦者，也可见于进行性肌肉萎缩、白血病、贫血、肝功能障碍及妊娠等。

（3）血尿素氮测定

正常参考值：成人 3.2～7.1 mmol/L；婴儿、儿童 1.8～6.5 mmol/L。

结果判读：血中尿素氮增高。

①器质性肾功能损害：急性肾衰竭肾功能轻度受损时，BUN 可无变化，但 GFR 下降至 50%以下，BUN 才能升高。因此血 BUN 测定不能作为早期肾功能指标。但对慢性肾衰竭，尤其是尿毒症 BUN 增高的程度一般与病情严重性一致：肾衰竭代偿期 GFR 下降至 50 mL/min，血 BUN<9 mmol/L；肾衰竭失代偿期，血 BUN>9 mmol/L；肾衰竭期，血 BUN>20 mmol/L。

②肾前性少尿：如严重脱水、大量腹水、心脏循环功能衰竭、肝肾综合征等导致的血容量不足、肾血流量减少灌注不足致少尿。此时 BUN 升高，但肌酐升高不明显，经

扩容尿量多能增加，BUN 可自行下降。

③蛋白质分解或摄入过多：如急性传染病、高热、上消化道大出血、大面积烧伤、严重创伤、大手术后和甲状腺功能亢进、高蛋白饮食等，但血肌酐一般不升高。

2.肾小管功能

（1）血、尿 β_2-微球蛋白（β_2-MG）测定

正常参考值：成人血清 1～2 mg/L。尿低于 0.3 mg/L。

结果判读：

①肾小球滤过功能受损：在评估肾小球滤过功能上，血 β_2-MG 升高比血肌酐更灵敏，在 Ccr 低于 80 mL/min 时即可出现，而此时血肌酐浓度多无改变。若同时出现血和尿 β_2-MG 升高，血 β_2-MG<5 mg/L，则可能肾小球和肾小管功能均受损。

②肾小管功能：根据 β_2-MG 的肾排泄过程，尿 β_2-MG 增多较敏感地反映近端肾小管重吸收功能受损，如肾小管-间质性疾病、药物或毒物所致早期肾小管损伤，以及肾移植后急性排斥反应早期。

③IgG 肾病、恶性肿瘤，以及多种炎性疾病：如肝炎、类风湿关节炎等可致 β_2-MG 生成增多。

（2）α_1-微球蛋白（α_1-MG）测定

正常参考值：成人尿 α_1-MG<15 mg/24 h 尿，或<10 mg/g 肌酐；血清游离 α_1-MG 为10～30 mg/L。

结果判读：

①近端肾小管功能损害：尿 α_1-MG 升高是反映各种原因包括肾移植后排斥反应所致早期近端肾小管功能损伤的特异、敏感指标。

②评估肾小球滤过功能：血清 α_1-MG 升高提示 GFR 降低所致的血潴留。其比血 Cr 和 β_2-MG 检测更灵敏，在 Ccr<100 mL/min 时，血清 α_1-MG 即出现升高。血清和尿中 α_1-MG 均升高，表明肾小球滤过功能和肾小管重吸收功能均受损。

③血清 α_1-MG 降低：见于严重肝实质性病变所致生成减少，如重症肝炎、肝坏死等。

综上所述，在评估各种原因所致的肾小球和近端肾小管功能特别是早期损伤时，β_2-MG 和 α_1-MG 均是较理想的指标，尤以 α_1-MG 为佳，有取代 β_2-MG 的趋势。

（3）昼夜尿比重试验

正常参考值：成人尿量 1000～2000 mL/24 h，其中夜尿量<750 mL，昼尿量（晨 8 时至晚 8 时的 6 次尿量之和）和夜尿量比值一般为（3～4）∶1；夜尿或昼尿中至少 1 次尿比重>1.018，昼尿中最高与最低尿比重差值>0.009。

结果判读：用于诊断各种疾病对远端肾小管稀释-浓缩功能的影响。

①浓缩功能早期受损：夜尿>750 mL 或昼夜尿量比值降低，而尿比重值及变化率仍正常，为浓缩功能受损的早期改变，可见于间质性肾炎、慢性肾小球肾炎、高血压肾

病和痛风性肾病早期主要损害肾小管时。

②稀释-浓缩功能严重受损：夜尿增多及尿比重无 1 次>1.018 或昼尿比重差值<0.009，提示稀释-浓缩功能严重受损。

③稀释-浓缩功能完全丧失：每次尿比重均固定在 1.010~1.012 的低值，称为等渗尿（与血浆比），表明肾只有滤过功能，而稀释-浓缩功能完全丧失。

④肾小球病变：尿量少而比重增高、固定在 1.018 左右（差值<0.009），多见于急性肾小球。肾炎及其他影响减少 GFR 的情况，因此时原尿生成减少而稀释-浓缩功能相对正常所致。

⑤尿崩症：尿量明显增多（>4 L/24 h）而尿比重均低于 1.006，为尿崩症的典型表现。

上述试验结果解释时，还应考虑尿中其他成分干扰及气温影响。夏季高温时大量出汗，可致尿量减少而比重升高；反之，寒冷气候可产生相反的影响。

（4）尿渗量（尿渗透压）测定

正常参考值：禁饮后尿渗量为 600~1000 mOsm/kgH_2O，平均为 800 mOsm/kgH_2O；血浆 275~305 mOsm/kgH_2O，平均为 300 mOsm/kgH_2O。尿/血浆渗量比值为（3~4.5）∶1。

结果判读：

①判断肾浓缩功能：禁饮尿渗量在 300 mOsm/kgH_2O 左右时，即与正常血浆渗量相等，称为等渗尿；若<300 mOsm/kgH_2O，称低渗尿；正常人禁水 8 h 后尿渗量<600 mOsm/kgH_2O，再加尿/血浆渗量比值等于或小于 1，均表明肾浓缩功能障碍，见于慢性肾盂肾炎、多囊肾、尿酸性肾病等慢性间质性病变，也可见于慢性肾炎后期，以及急、慢性肾衰竭累及肾小管和间质。

②一次性尿渗量检测用于鉴别肾前性、肾性少尿：肾前性少尿时，肾小管浓缩功能完好，故尿渗量较高，常大于 450 mOsm/kgH_2O。肾小管坏死致肾性少尿时，尿渗量降低，常<350 mOsm/kgH_2O。

（5）血尿酸检测

正常参考值：成人酶法血清（浆）尿酸浓度男性 150~416 μmol/L，女性 89~357 μmol/L。

结果判读：

①血尿酸浓度升高见于：肾小球滤过功能损伤，血尿酸比血肌酐和血尿素检测在反映早期肾小球滤过功能损伤上敏感；体内尿酸生成异常增多，如原发性痛风及多种血液病、恶性肿瘤等因细胞大量破坏所致的继发性痛风，也见于长期使用利尿剂和抗结核药吡嗪酰胺、慢性铅中毒和长期禁食者。

②血尿酸浓度降低见于各种原因致肾小管重吸收尿酸功能损害，如急性肝坏死、肝豆状核变性等。此外，慢性镉中毒、使用磺胺及大剂量糖皮质激素、参与尿酸生成的黄嘌呤氧化酶、嘌呤核苷酸化酶先天性缺陷等，也可致血尿酸降低。

第九节　血清电解质

1.血钾检测

正常参考值:3.5~5.5 mmol/L。

结果判读:

①血钾增高:血钾超过 5.5 mmol/L 时,称为高钾血症。其常见原因和机制见表 5-2。

表 5-2　高钾血症的原因和机制

机　制	原　因
摄入过多	高钾饮食、静脉输注大量钾盐、输入大量库存血液等
排出减少	①急性肾功能衰竭少尿期、肾上腺皮质功能减退症,导致肾小球排钾减少; ②长期使用螺内酯、氨苯蝶啶等潴钾利尿剂; ③远端肾小管上皮细胞泌钾障碍,如系统性红斑狼疮、肾移植术后、假性低醛固酮血症等
细胞内钾外移增多	①组织损伤和血细胞破坏,如严重溶血、大面积烧伤、挤压综合征等; ②缺氧和酸中毒; ③β-受体阻滞剂、洋地黄类药物可抑制 Na^{+},K^{+}-ATP 酶,使细胞内钾外移; ④家族性高血钾性麻痹; ⑤血浆晶体渗透压增高,如应用甘露醇、高深葡萄糖盐水等静脉输液,可使细胞内脱水,导致细胞内钾外移增多
假性高钾	①采血时上臂压迫时间过久(几分钟)、间歇性握拳产生的酸中毒,引起细胞内钾释放; ②血管外溶血; ③白细胞增多症:WBC>500×10^{9} 个/L,若标本放置后可因凝集而释放钾; ④血小板增多症:PLT>600×10^{9} 个/L 可引起高钾血症

②血钾减低:血清钾低于 3.5 mmol/L 时,称为低钾血症;血钾<2.5 mmol/L 为重度低钾血症。其常见的发生原因和机制见表 5-3。

表 5-3　低钾血症的原因和机制

机　制	原　因
分布异常	①细胞外钾内移,如应用大量胰岛素、低钾性周期性麻痹、碱中毒等; ②细胞外液稀释,如新功能不全、肾性水肿或大量输入无钾盐液体时,导致血钾减低

续表

机　制	原　因
丢失过多	①频繁呕吐、长期腹泻、胃肠引流等； ②肾衰竭多尿期、肾小管性酸中毒、肾上腺皮质功能亢进症、醛固酮增多症使钾丢失过多； ③长期应用速尿、利尿酸和噻嗪类利尿剂等排钾利尿剂
摄入不足	①长期低钾饮食、禁食和厌食等

2.血钠检测

正常参考值：135～145 mmol/L。

结果判读：血钠超过 145 mmol/L 并伴有血液渗透压过高者，称为高钠血症；血钠低于135 mmol/L者，称为低钠血症。其常见的原因和机制见表 5-4、表 5-5。

表 5-4　高钠血症发生的常见原因和机制

机　制	原　因
水分摄入不足	水源断绝、进食困难、昏迷等
水分丢失过多	大量出汗、烧伤、长期腹泻、呕吐、糖尿病性多尿、胃肠引流等
内分泌病变	抗利尿激素分泌增加，排尿排钠减少；肾上腺皮质功能亢进症、原发性或继发性醛固酮增多症，肾小管排钾保钠，使血钠增高
摄入过多	进食过量钠盐或输注大量高渗盐水；心肺复苏时输入过多的碳酸氢钠等

表 5-5　低钠血症发生的常见原因和机制

机　制	原　因
丢失过多	①肾性丢失：慢性肾衰竭多尿期和大量应用利尿剂； ②皮肤黏膜型丢失：大量出汗、大面积烧伤时血浆外渗，丢失钠过多； ③医源性丢失：浆膜腔穿刺丢失大量液体等； ④胃肠道丢失：严重的呕吐、反复腹泻和胃肠引流等
细胞外液稀释	常见于水钠潴留： ①饮水过多而导致血液稀释，如精神性烦渴等； ②慢性肾衰竭、肝硬化失代偿期、急性或慢性肾衰竭少尿期； ③尿崩症、剧烈疼痛、肾上腺皮质功能减退症等的抗利尿激素分泌过多； ④高血糖或使用甘露醇，细胞外液高渗，使细胞内液外渗，导致血钠减低
消耗性低钠或摄入不足	①肺结核、肿瘤、肝硬化等慢性消耗性疾病，由于细胞内蛋白质分解消耗，细胞内液渗透压降低水分从细胞内渗到细胞外，导致血钠减低； ②饥饿、营养不良、长期低钠饮食及不恰当的输液等

3. 血钙检测

正常参考值：总钙 2.25～2.58 mmol/L；离子钙 1.10～1.34 mmol/L。

结果判读：血清总钙超过 2.58 mmol/L 称为高钙血症；血清总钙低于 2.25 mmol/L 称为低钙血症。其常见的原因和机制见表 5-6 至表 5-9。

表 5-6　高钙血症发生的常见原因及机制

机　制	原　因
溶骨作用增强	①原发性甲状旁腺功能亢进症； ②多发性骨髓瘤、骨肉瘤等伴有血清蛋白质增高的疾病； ③记性骨萎缩骨折后和肢体麻痹； ④分泌前列腺 E_2 的肾癌、肺癌；分泌破骨细胞刺激因子（OSF）的急性白血病、多发性骨髓病、伯基特淋巴瘤（Burkitt 淋巴瘤）等
肾功能损害	急性肾功能不全时，钙排出减少
摄入过多	静脉输入钙过多，饮用大量牛奶
吸收增加	大量应用维生素 D、溃疡病长期应用碱性药物治疗等

表 5-7　低钙血症发生的常见原因及机制

机　制	原　因
成骨作用增强	甲状旁腺功能减退症、恶性肿瘤骨转移等
吸收减少	佝偻病、婴儿手足搐搦症、骨质软化症等
摄入不足	长期低钙饮食
吸收不良	乳糜泻或小肠吸收不良综合征、阻塞性黄恒等，可因钙及维生素 D 吸收障碍，使血钙减低
其他	①急性和慢性肾衰竭、肾性佝偻病、肾病综合征、肾小管性酸中毒等； ②急性坏死性胰腺炎可因血钙与 FFA 结合形成皂化物，也可使血钙减低； ③妊娠后期及哺乳期需钙量增加，若补充不足，血钙减低

表 5-8　血钙增高及血磷、尿钙、磷变化的临床意义

血钙	血磷	尿钙	尿磷	临床意义
增高	增高/正常	增高	增高/正常	乳癌、肺癌、肾癌、胰腺癌、前列腺癌、多发性骨髓瘤
增高	减低/正常	增高/正常	正常	原发性甲状旁腺功能亢进症

续表

血钙	血磷	尿钙	尿磷	临床意义
增高	正常/增高	正常/增高	正常	摄入过量维生素 D
增高	正常/增高	正常/增高	正常	摄入过量维生素 A
增高	正常/增高	正常/增高	正常/增高	牛奶碱性综合征
增高	正常	减低	正常	应用噻嗪类利尿剂
增高	正常	正常/增高	正常	甲状腺功能亢进症
增高	正常/增高	正常/增高	正常/增高	结节病
增高	正常/增高	减低	正常	艾迪生病(Addison disease)
增高	正常	减低	正常	家族性蒂尼奥钙性高血钙
增高	正常	正常/增高	正常	制动引起的高血钙

表 5-9 血钙减低及血磷、尿钙、磷变化的临床意义

血钙	血磷	尿钙	尿磷	临床意义
减低	减低	减低/正常	减低	钙吸收不良(维生素 D 缺乏钙吸收不良综合征)
减低	增高	减低	正常	甲状旁腺功能减退症
减低	增高	减低	正常	假性甲状旁腺功能减退症
减低	增高	减低	减低	各种原因所致的慢性肾衰竭
减低	正常	减低	正常	肾病综合征
减低	正常	正常/减低	正常	肝硬化
减低	减低/正常	正常/减低	正常/减低	成骨细胞转移性肿瘤
减低	正常	正常/减低	正常	急性胰腺炎
减低	减低	正常/增高	增高	肾上腺增生或糖皮质激素治疗

4.血氯检测

正常参考值:95~105 mmol/L。

结果判读:

①血氯增高:血清氯含量超过 105 mmol/L 称为高氯血症。其常见的发生原因和机制见表 5-10。

表 5-10 高氯血症的发生原因和机制

机 制	原 因
排出减少	急性或慢性肾衰竭的少尿期、尿道或输尿管梗阻、心功能不全等
血液浓缩	频繁呕吐、反复腹泻、大量出汗等导致水分丧失、血液浓缩
吸收增加	肾上腺皮质功能亢进，如库欣综合征及长期应用糖皮质激素等，使肾小管对 NaCl 吸收增加
代偿性增高	呼吸性碱中毒过度呼吸，使 CO_2 排出增多，HCO_3^- 减少，血氯代偿性增高
低蛋白血症	肾脏疾病时的尿蛋白排出增加，血浆蛋白质减少，使血氯增加，以补充血浆阴离子
摄入过多	食入或静脉补充大量的 NaCl、$CaCl_2$、NH_4Cl 溶液等

②血氯减低：血清氯含量低于 95 mmol/L 称为低氯血症。主要见于摄入不足，如饥饿、营养不良、低盐治疗等；丢失过多，如严重呕吐、腹泻、胃肠引流等，丢失大量胃液、胰液和胆汁，致使氯的丢失大于钠和 HCO_3^- 的丢失；慢性肾衰竭、糖尿病及应用噻嗪类利尿剂，使氯由尿液排出增多；慢性肾上腺皮质功能不全，醛固酮分泌不足，氯随钠丢失增加；呼吸性酸中毒，血 HCO_3^- 增高，使氯的重吸收减少。

5.血磷检测

正常参考值：0.97～1.61 mmol/L。

结果判读：血磷增高和血磷减低的发生原因和机制见表 5-11、表 5-12。

表 5-11 血磷增高的发生原因和机制

机 制	原 因
内分泌疾病	原发性或继发性甲状旁腺功能减退症
排出障碍	肾衰竭等所致的磷酸盐排出障碍
吸收增加	摄入过多维生素 D，可促进肠道吸收钙、磷，导致血清钙、磷均增高
其他	肢端肥大症、多发性骨髓瘤、骨折愈合期、艾迪生病、急性肝坏死等

表 5-12 血磷减低的发生原因及机制

机 制	原 因
摄入不足或吸收障碍	饥饿、恶病质、吸收不良、活性维生素 D 缺乏、长期应用含铝制剂等
丢失过多	大量呕吐、腹泻、血液透析、肾小管性酸中毒、范科尼综合征（Fanconi 综合征）、应用噻嗪类利尿剂等

续表

机　制	原　因
转入细胞内	静脉注射胰岛素或葡萄糖、过度换气综合征、碱中毒、急性心肌梗死等
其他	乙醇中毒、糖尿病酮症酸中毒、甲状旁腺功能亢进症、维生素 D 抵抗性佝偻病等

第十节　血　糖

1.空腹血糖

空腹血糖(FBG)是诊断糖代谢紊乱的最常用和最重要的指标。

正常参考值:葡萄糖氧化酶法为 3.9~6.1 mmol/L。

结果判读:血糖检测是目前诊断糖尿病的主要依据,也是判断糖尿病病情和控制程度的主要指标。

①FBG 增高:FBG 增高而又未达到诊断糖尿病标准时,称为空腹血糖过高;FBG 增高超过7.0 mmol/L时称为高糖血症。根据 FBG 水平将高糖血症分为 3 度:FBG 7.0~8.4 mmol/L为轻度增高;FBG 8.4~10.1 mmol/L 为中度增高;FBG 大于 10.1 mmol/L 为重度增高。当 FBG 超过9 mmol/L(肾糖阈)时尿糖即可呈阳性。

病理性增高主要见于各型糖尿病;内分泌疾病,如甲状腺功能亢进症、巨人症、嗜铬细胞瘤和胰高血糖素瘤等;应激性因素,如颅内压增高、心肌梗死、大面积烧伤、急性脑血管病等;药物影响,如噻嗪类利尿剂、泼尼松等;肝脏和胰腺疾病,如严重的肝病、坏死性胰腺炎等;其他,如高热、呕吐、腹泻、脱水等。

②FBG 减低:FBG 低于 3.9 mmol/L 时为血糖减低,当 FBG 低于 2.8 mmol/L 时称为低糖血症。

生理性减低见于饥饿、长期剧烈运动、妊娠期等;病理性减低见于胰岛素过多,如胰岛素用量过大、口服降糖药、胰岛肿瘤等;对抗胰岛素的激素分泌不足,如肾上腺皮质激素、生长激素缺乏;肝糖原贮存缺乏,如急性肝坏死、肝癌等;急性乙醇中毒;先天性糖原代谢酶缺乏,如Ⅰ、Ⅲ型糖原累积病(glucose storage disease)等;消耗性疾病,如严重营养不良等;非降糖药物影响,如磺胺药、水杨酸等;特发性低血糖。

2.葡萄糖耐量试验

葡萄糖耐量试验(GTT)主要用于诊断症状不明显或血糖升高不明显的可疑糖尿病。

正常参考值:空腹血浆葡萄糖(FPG)3.9~6.1 mmol/L;口服葡萄糖后 30 min~1 h,血糖达高峰(一般为 7.8~9.0 mmol/L),峰值<11.1 mtool/L;2 h 血糖(2 hPG)<

7.8 mmol/L;3 h 血糖恢复至空腹水平;各检测时间点的尿糖均为阴性。

结果判读:临床上主要用于诊断糖尿病、判断糖耐量异常(impaired glucose tolerance,IGT)、鉴别尿糖和低糖血症,口服葡萄糖耐量试验(OGTT)还可用于胰岛素和C-肽释放试验。

①诊断糖尿病:临床上有以下条件者,即可诊断糖尿病:具有糖尿病症状,FPG>7.0 mmol/L;OGTT 血糖峰值>11.1 mmol/L,OGTT 2 hPG>11.1 mmol/L;具有临床症状,随机血糖>11.1 mmol/L,且伴有尿糖阳性者。临床症状不典型者,需要另 1 天重复检测确诊,但一般不主张做第 3 次 OGTT。

②判断 IGT:FPG<7.0 mmol/L,2 hPG 为 7.8~11.1 mmol/L,且血糖到达高峰的时间延长至 1 h 后,血糖恢复正常的时间延长至 2~3 h 以后,同时伴有尿糖阳性者为 IGT。IGT 长期随诊观察,约 1/3 能恢复正常,1/3 仍为 IGT,1/3 最终转为糖尿病。IGT 常见于 2 型糖尿病、肢端肥大症、甲状腺功能亢进症、肥胖症及皮质醇增多症等。

③平坦型糖耐量曲线:FPG 降低,口服葡萄糖后血糖上升也不明显,2 hPG 仍处于低水平状态。常见于胰岛 B 细胞瘤、肾上腺皮质功能亢进症、腺垂体功能减退症。

④储存延迟型糖耐量曲线:口服葡萄糖后血糖急剧升高,提早出现峰值,且大于 11.1 mmol/L,而 2 hPG 又低于空腹水平。常见于胃切除或严重肝损伤。

⑤鉴别低血糖:功能性低血糖指 FPG 正常,口服葡萄糖后出现高峰时间及峰值均正常,但2~3 h后出现低血糖,见于特发性低糖血症;肝源性低血糖指 FPG 低于正常,口服葡萄糖后血糖高峰提前并高于正常,但 2 hPG 仍处于高水平,且尿糖阳性。常见于广泛性肝损伤、病毒性肝炎等。

3.C-肽试验

检测空腹 C-肽水平、C-肽释放试验可用于评价胰岛 B 细胞分泌功能和储备功能。

正常参考值:空腹 C-肽:0.3~1.3 nmol/L;C-肽释放试验:口服葡萄糖后 30 min~1 h出现高峰,其峰值为空腹 C-肽的 5~6 倍。

结果判读:C-肽检测常用于糖尿病的分型诊断,也可以指导临床治疗中胰岛素用量的调整。

①C-肽水平增高:胰岛 B 细胞瘤时空腹血清 C-肽增高、C-肽释放试验呈高水平曲线;肝硬化时血清 C-肽增高,且 C-肽/胰岛素比值降低。

②C-肽水平减低:空腹血清 C-肽降低,见于糖尿病;C-肽释放试验中,口服葡萄糖后 1 h 血清 C-肽水平降低,提示胰岛 B 细胞储备功能不足。释放曲线低水平提示 1 型糖尿病,释放延迟或呈低水平见于 2 型糖尿病;C-肽水平不升高,而胰岛素增高,提示为外源性高胰岛素血症,如胰岛素用量过多等。

4.糖化血红蛋白检测

糖化血红蛋白(GHb)检测是在红细胞生存期间 HbA 与己糖(主要是葡萄糖)缓慢、连续的非酶促反应的产物,是目前临床最常检测的部分。GHb 水平反映近 2~3 个月的平均血糖水平。

正常参考值：HbAl c 4%~6%。

结果判读：由于 HbA 所结合的成分不同，又分为 HbA_1 a、HbA_1 b 和 HbA_1 c，其中 HbA_1 c 含量最高，是目前临床最常检测的部分。

①评价糖尿病控制程度：GHb 增高提示近 2~3 个月的糖尿病控制不良，GHb 愈高，血糖水平愈高，病情愈重。故 GHb 可作为糖尿病长期控制的良好观察指标。

②筛检糖尿病：HbA_1<8%，可排除糖尿病；HbA_1>9%，预测糖尿病的准确性为 78%，灵敏度为 68%，特异性为 94%；HbA_1>10%，预测糖尿病的准确性为 89%，灵敏度为 48%，特异性为 99%。

③预测血管并发症：由于 GHb 与氧的亲和力强，可导致组织缺氧，故长期 GHb 增高，可引起组织缺氧而发生血管并发症。HbA_1>10%，提示并发症严重，预后较差。

④鉴别高血糖糖尿病：高血糖的 GHb 水平增高，而应激性高血糖的 GHb 正常。

第十一节 血 脂

1.血清脂质

血清脂质包括胆固醇（CHO）、三酰甘油 TG、磷脂和游离脂肪酸（FFA）。

（1）总胆固醇（TC）检测

CHO 检测的适应证有早期识别动脉粥样硬化的危险性；使用降脂药物治疗后的监测。

正常参考值：合适水平<5.20 mmol/L；边缘水平 5.23~5.69 mmol/L；升高>5.72 mmol/L。

结果判读：血清 TC 水平受年龄、家族、性别、遗传、饮食、精神等多种因素影响，且男性高于女性，体力劳动者低于脑力劳动者。因此，很难制定统一的参考值。测定 TC 常作为动脉粥样硬化预防、发病估计、疗效观察的参考指标。

（2）三酰甘油（TG）检测

三酰甘油是甘油和 3 个脂肪酸所形成的酯，又称为中性脂肪。TG 也是动脉粥样硬化的危险因素之一。

正常参考值：0.56~1.70 mmol/L。

结果判读：血清 TG 受生活习惯、饮食和年龄等的影响，进食高脂、高糖和高热饮食后，外源性 TG 可明显增高，称为饮食性脂血。因此，必须在空腹 12~16 h 后静脉采集 TG 测定标本，以排除和减少饮食的影响。

①TG 增高见于冠心病；原发性高脂血症、动脉粥样硬化症、肥胖症、肾病综合征和

阻塞性黄疸等。

②TG 减低见于低 β-脂蛋白血症和无 β-脂蛋白血症;严重的肝脏疾病、吸收不良、甲状腺功能亢进症等。

2.血清脂蛋白检测

(1)乳糜微粒(CM)测定

正常参考值:阴性。

结果判读:血清 CM 极易受饮食中的 TG 影响,易出现乳糜样血液。常见于Ⅰ型和Ⅴ型高脂蛋白血症。

(2)高密度脂蛋白(HDL)检测

正常参考值:正常值:1.03~2.07 mmol/L;合适水平:>1.04 mmol/L;减低≤0.91 mmol/L;电泳法30%~40%。

结果判读:

①HDL 增高:HDL 增高对防止动脉粥样硬化、预防冠心病的发生有重要作用。另外,绝经前女性 HDL 水平较高,其冠心病患病率较男性和绝经后女性为低。HDL 增高还可见于慢性肝炎、原发性胆汁性肝硬化等。②HDL 减低:常见于动脉粥样硬化、急性感染、糖尿病、肾病综合征、β-受体阻滞剂和黄体酮等药物。

(3)低密度脂蛋白(LDL)检测

正常参考值:合适水平≤3.12 mmol/L;边缘水平 3.15~3.16 mmol/L;升高>3.64 mmol/L。

结果判读:

①LDL 增高:可用于判断发生冠心病的危险性,LDL 是动脉粥样硬化的危险因子,LDL 水平增高与冠心病发病呈正相关。还可判断其他疾病,如遗传性高脂蛋白血症、甲状腺功能减退症、肾病综合征、阻塞性黄疸、肥胖症,以及应用雄激素、β-受体阻滞剂等。②LDL 减低:常见于甲状腺功能亢进症、吸收不良、肝硬化等。

(4)脂蛋白 a(LPa)检测

LPa 是动脉粥样硬化和血栓形成的重要独立危险因子。

正常参考值:0~300 mg/L。

结果判读:血清 LPa 水平的个体差异性较大,LPa 水平高低主要由遗传因素决定,基本不受性别、饮食和环境的影响。

①LPa>300 mg/L 者冠心病发病率较 LPa<300 mg/L 者高 3 倍;LPa>497 mg/L 的中风危险性增加 4.6 倍。因此,可将 LPa 含量作为动脉粥样硬化的单项预报因子,或确定为是否存在冠心病的多项预报因子之一。②LPa 增高还可见于 1 型糖尿病、肾脏疾病、炎症、手术或创伤后及血液透析后等。

第十二节　心肌损伤标志物

1.心肌酶检测

（1）肌酸激酶检测

肌酸激酶（CK）也称为肌酸磷酸激酶（CPK）。

正常参考值：酶偶联法（37 ℃），男性 38～174 U/L，女性 26～140 U/L；酶偶联法（30 ℃）：男性 15～105 U/L，女性 10～80 U/L；肌酸显色法，男性 15～163 U/L，女性 3～135 U/L；连续监测法，男性 37～174 U/L，女性 26～140 U/L。

结果判读：CK 水平受性别、年龄、种族、生理状态的影响。

CK 增高主要见于：

①急性心肌梗死：急性心肌梗死时 CK 水平在发病 3～8 h 即明显增高，其峰值在 10～36 h，3～4天恢复正常。如果在急性心肌梗死病程中 CK 再次升高，提示心肌再次梗死。因此，CK 为早期诊断 AMI 的灵敏指标之一，但应除外 CK 基础值极低的患者和心肌梗死范围小及心内膜下心肌梗死等，此时即使心肌梗死，CK 也可正常。

②心肌炎和肌肉疾病：心肌炎时 CK 明显升高；各种肌肉疾病如多发性肌炎、横纹肌溶解症、重症肌无力时 CK 明显增高。

③手术：心脏手术或非心脏手术后均可导致 CK 增高，转复心律、心导管术及冠状动脉成形术等均可引起 CK 增高。

CK 减低见于长期卧床、甲状腺功能亢进症、激素治疗等。

（2）肌酸激酶同工酶检测

CK 是由 2 个亚单位组成的二聚体，形成 3 个不同的亚型：CK-MM（CK3）主要存在于骨骼肌和心肌中；CK-MB（CK2）主要存在于心肌中；CK-BB（CK1）主要存在于脑、前列腺、肺、肠等组织中。正常人血清中以 CK-MM 为主，CK-MB 较少，CK-BB 含量极微。检测 CK 的不同亚型对鉴别 CK 增高的原因有重要价值。

正常参考值：CK-MM94%～96%；CK-MB<5%；CK-BB 极少或无。

结果判读：

①CK-MB 增高见于：AMI，CK-MB 对急性心肌梗死早期诊断的灵敏度明显高于总 CK，其阳性检出率达 100%，且具有高度的特异性。CK-MB 一般在发病后 3～8 h 增高，9～30 h 达高峰，48～72 h 恢复正常水平。另外，CK-MB 高峰时间与预后有一定关系，CK-MB 高峰出现早者较出现晚者预后好；其他心肌损伤，如心绞痛、心包炎、慢性心房颤动、安装起搏器等；肌肉疾病及手术，如骨骼肌疾病时，但 CK-MB/CK 常小于 6%，以此可与心肌损伤鉴别。

②CK-MM 增高见于：AMI，CK-MM 亚型对诊断早期急性心肌梗死较为灵敏；其他，如骨骼肌疾病、重症肌无力、肌萎缩、进行性肌营养不良、多发性肌炎等。手术、创伤、惊厥等也可使 CK-MM 增高。

③CK-BB 增高见于：神经系统疾病，如脑梗死、急性颅脑损伤、脑膜炎等。血清 CK-BB 增高，CK-BB 增高程度与损伤严重程度、范围和预后成正比；肿瘤，如恶性肿瘤患者血清 CK-BB 检出率为 25%～41%。

(3)乳酸脱氢酶(LD)检测

正常参考值：连续检测法，104～245 U/L；速率法，95～200 U/L。

结果判读：乳酸脱氢酶测定的临床意义见表 5-13。

表 5-13 乳酸脱氢酶测定的临床意义

疾　病	临床意义
心脏疾病	急性心肌梗死时 LD 活性增高较 CK、CK-MB 增高晚(8～18 h 开始增高)，24～72 h 达到峰值，持续 6～10 天。病程中 LD 持续增高或再次增高，提示梗死面积扩大或再次出现梗死
肝脏疾病	急性病毒性肝炎、肝硬化、阻塞性黄疸，以及心力衰竭和心包炎时的肝淤血、慢性活动性肝炎等 LD 显著增高
恶性肿瘤	恶性淋巴瘤、肺癌、结肠癌、乳腺癌、胃癌、宫颈癌等 LD 均明显增高
其他	贫血、肺梗死、骨骼肌损伤、进行性肌营养不良、休克、肾脏病等 LD 均明显增高

2.心肌蛋白检测

(1)心肌肌钙蛋白(cTnT)检测

正常参考值：0.02～0.13 μg/L；>0.2 μg/L 为临界值；>0.5 μg/L 可以诊断 AMI。

结果判读：

①诊断急性心肌梗死：cTnT 是诊断急性心肌梗死的确定性标志物。急性心肌梗死发病后3～6 h cTnT 即升高，10～24 h 达峰值，其峰值可为参考值的 30～40 倍，恢复正常需要 10～15 天。对非 Q 波性、亚急性心肌梗死或 CK-MB 无法诊断的患者更有价值。

②判断微小心肌损伤不稳定型心绞痛(UAP)：患者常发生微小心肌损伤(MMD)，这种心肌损伤只有检测 cTnT 才能确诊。因此，cTnT 水平变化对诊断 MMD 和判断 UAP 预后有重要价值。

③预测血液透析患者心血管事件：肾衰竭患者反复血液透析可引起血流动力学和血脂异常，因此所致的心肌缺血性损伤是导致患者死亡的主要原因之一，cTnT 增高提示预后不良或发生猝死的可能性增大。

④其他：cTnT 也可作为判断急性心肌梗死后溶栓治疗是否出现冠状动脉再灌注，

以及评价围手术期和经皮腔内冠状动脉成形术(PTCA)心肌受损程度的较好指标;钝性心肌外伤、甲状腺功能减退症患者的心肌损伤、药物损伤、严重脓毒血症所致的左心衰时 cTnT 也可升高。

(2)心肌肌钙蛋白Ⅰ(cTnⅠ)检测

正常参考值:<0.2 μg/L;>1.5 μg/L 为临界值。

结果判读:

①诊断急性心肌梗死:cTnⅠ对诊断急性心肌梗死与 cTnT 无显著性差异。cTnⅠ具有较低的初始灵敏度和较高的特异性。急性心肌梗死发病后 3~6 h,cTnⅠ即升高,14~20 h 达到峰值,5~7 天恢复正常。

②判断 MMD:UAP 患者血清 cTnⅠ也可升高,提示心肌有小范围梗死。

③其他:急性心肌炎患者 cTnⅠ水平增高,阳性率达 88%,但多为低水平增高。

(3)肌红蛋白(Mb)检测

正常参考值:定性,阴性;定量,ELISA 法 50~85 μg/L,RIA 法 6~85 μg/L,>75 μg/L为临界值。

结果判读:

①诊断 AMI:在急性心肌梗死发病后 30 min~2 h 即可升高,5~12 h 达到高峰,18~30 h 恢复正常,所以 Mb 可作为早期诊断急性心肌梗死的指标,明显优于 CK-MB 和 LD。

②判断急性心肌梗死病情:Mb 主要由肾脏排泄,发病后一般 18~30 h 时血清 Mb 即可恢复正常。如果此时 Mb 持续增高或反复波动,提示心肌梗死持续存在,或再次发生梗死及梗死范围扩展等。

③其他:如骨骼肌损伤、休克、急性或慢性肾衰竭等。

(4)脂肪酸结合蛋白(FABP)检测

正常参考值:<5 μg/L。

结果判读:

①诊断急性心肌梗死:急性心肌梗死发病后 30 min~3 h,血浆 FABP 开始增高,12~24 h 内恢复正常,故 FABP 为急性心肌梗死早期诊断指标之一。对早期诊断急性心肌梗死较 Mb、CK-MB 更有价值。

②其他:骨骼肌损伤、肾衰竭患者血浆 FABP 也可增高。

第十三节　血、尿淀粉酶

血尿淀粉酶主要采用血淀粉酶(AMS)检测:

正常参考值:AMS 总活性,Somogyi 法 800~1 800 U/L,染色淀粉法 760~1 450 U/L;

同工酶,S-AMS 45%~70%,P-AMS 39%~55%。

结果判读:

①AMS 活性增高:常见于胰腺炎、胰腺癌和非胰腺疾病。急性胰腺炎是 AMS 增高最常见的原因。血清 AMS 一般于发病 6~12 h 开始增高,12~72 h 达到峰值,3~5 天恢复正常。虽然 AMS 活性升高的程度不一定与胰腺组织损伤程度有相关性,但 AMS 增高越明显,其损伤越严重。慢性胰腺炎急性发作、胰腺囊肿、胰腺管阻塞时 AMS 也可增高。胰腺癌早期 AMS 增高。腮腺炎时增高的 AMS 主要为 S-AMS,S-AMS/P-AMS>3,借此可与急性胰腺炎相鉴别;消化性溃疡穿孔、上腹部手术后、机械性肠梗阻、胆管梗阻、急性胆囊炎等,AMS 也增高;服用镇静剂(如吗啡等),AMS 也增高,以 S-AMS 增高为主;乙醇中毒患者 AMS 也可增高;肾衰竭时的 AMS 增高的原因是经肾脏排出的 AMS 减少。

②AMS 活性减低:常见于慢性胰腺炎及胰腺癌。AMS 减低多的原因是胰腺组织严重破坏,导致胰腺分泌功能障碍,或者是肿瘤压迫时间过久,导致分泌功能降低。

第十四节 血清铁、铁蛋白、总铁结合力

1.血清铁检测

正常参考值:男性 11~30 μmol/L;女性 9~27 μmol/L;儿童 9~22 μmol/L。

结果判读:血清铁增高和减低的发生原因和机制见表 5-14。

表 5-14 血清铁增高和减低发生的原因和机制

增高或减低	机 制	原 因
血清铁增高	利用障碍	铁粒幼细胞性贫血、再生障碍性贫血、铅中毒等
	释放增多	溶血性贫血、急性肝炎、慢性活动性肝炎等
	铁蛋白增多	白血病、含铁血黄素沉着症、反复输血等
	铁摄入过多	铁剂治疗过量时
血清铁减低	铁缺乏	缺铁性贫血
	慢性失血	月经过多、消化性溃疡、恶性肿瘤、慢性炎症等
	摄入不足	①长期缺铁饮食; ②机体需铁增加时,如生长发育期的婴幼儿、青少年,生育期、妊娠期及哺乳期的妇女等

2.铁蛋白(SF)检测

正常参考值:男性 15~200 μg/L;女性 12~150 μg/L。

结果判读:

①SF 增高可由于体内贮存铁增加,原发性血色病、继发性铁负荷过大;铁蛋白合成增加,如炎症、肿瘤、白血病、甲状腺功能亢进症等;贫血,如溶血性贫血、再生障碍性贫血等;组织释放增加,如肝坏死、慢性肝病等。

②SF 减低常见于缺铁性贫血、大量失血、长期腹泻、营养不良等。

3.总铁结合力(TIBC)检测

正常参考值:男性 50~77 μmol/L;女性 54~77 μmol/L。

结果判读:

①TIBC 增高由于 Tf 合成增加,如缺铁性贫血、红细胞增多症、妊娠后期;Tf 释放增加,如急性肝炎、亚急性肝坏死等。

②TIBC 减低由于 Tf 合成减少,如肝硬化、慢性肝损伤等;Tf 丢失,如肾病综合征;铁缺乏,如肝脏疾病、慢性炎症、消化性溃疡等。

第十五节　乙肝病毒免疫标志物

1.乙肝六项测定

传统乙型肝炎病毒标志物检测常为五项联合检测,俗称"乙肝两对半检测",包括 HBsAg、抗-HBs、HBeAg、抗-HBe、抗-HBc。随着方法学发展,HBcAg 也被加入检测范围。

正常参考值:各项指标 ELISA 法为阴性(S/CO≤2.1;S/CO 指样品与对照的光密度比值);放射免疫分析法(RIA)为阴性。

结果判读:

①HBsAg 阳性:见于急性乙肝的潜伏期,发病时达高峰;携带者 HBsAg 也呈阳性,是乙肝病毒感染标志。

②抗-HBs:是一种保护性抗体,抗-HBs 阳性提示机体对乙肝病毒有一定程度的免疫力。注射过乙型肝炎疫苗或抗-HBs 免疫球蛋白者,抗-HBs 可呈现阳性反应。

③HBeAg 阳性:表明乙型肝炎处于活动期,并有较强的传染性。

④抗-HBe 阳性:表示大部分乙肝病毒被消除,复制减少,传染性减低。

⑤抗-HBc:是 HBcAg 的抗体,可分为 IgM、IgG 和 IgA 三型。目前常用的方法是检测抗-HBc 总抗体,抗-HBc 总抗体主要反映的是抗-HBcIgG,可作为 HBsAg 阴性 HBV 感染的敏感指标。抗-HBcIgG 对机体无保护作用,其阳性可持续数十年甚至终生。

⑥HBcAg:存在于 Dane 颗粒的核心部位,是一种核心蛋白,被抗原所包裹,所以一般情况下血清中不易检测到游离的 HBcAg。其外面被乙型肝炎表面 HBcAg,阳性提

示患者血清中有感染性的 HBV 存在,其含量较多,表示复制活跃,传染性强,预后较差。约有 78%的阳性病例病情恶化。

2.乙型肝炎病毒表面抗原蛋白前 S1 和前 S1 抗体测定

乙型肝炎病毒表面抗原蛋白前 S1 抗原位于病毒颗粒的表面,是乙肝病毒识别肝细胞表面特异性受体的主要成分,是乙肝病毒复制和活动的标志物。

正常参考值:ELISA 法或 RIA 法:Pre-S1 为阴性;抗 Pre-S1 为阴性。

结果判读:前 S1 抗原可识别肝细胞表面特异性的病毒受体,是非常重要的传染性指标。同时血清前 S1 抗原的存在与病毒复制的关系密切。避免由于 HBeAg 阴性造成的误诊和漏检,对"两对半"检测起重要的补充作用。前 S1 抗原转阴越早、前 S1 抗体转阳越早,患者病程越短、预后越好。

3.乙型肝炎病毒表面抗原蛋白前 S2 和前 S2 抗体测定

乙型肝炎病毒表面抗原蛋白前 S2(Pre-S2)是 HBV 表面蛋白成分,为 HBV 侵入肝细胞的主要结构成分;乙型肝炎病毒表面抗原蛋白前 S2 抗体(抗 Pre-S2)是 HBV 的中和抗体。

正常参考值:ELISA 法或 R1A 法:Pre-S2 为阴性;抗 Pre-S2 为阴性。

结果判读:Pre-S2 阳性提示 HBV 复制异常活跃,有传染性。抗 Pre-S2 阳性见于乙肝急性期及恢复早期;提示 HBV 已被清除,预后较好。

4.乙型肝炎病毒 DNA 测定

乙型肝炎病毒 DNA(HBV-DNA)是乙型肝炎的直接诊断证据。

结果判读:HBV-DNA 阳性是诊断乙型肝炎的佐证,表明 HBV 复制及有传染性,也用于监测应用 HBsAg 疫苗后垂直传播的阻断效果,若 HBV-DNA 阳性表明疫苗阻断效果不佳。

5.乙型肝炎病毒 YMDD 变异测定

YMDD(酪氨酸-蛋氨酸-天门冬氨酸-天门冬氨酸)位点是 HBV 逆转录酶的活性部分,属高度保守序列。在 HBV 的逆转录过程中,YMDD 位点中的 YM 能与模板核苷酸末端的糖基作用,影响寡核苷酸与模板链的结合。

正常参考值:PCR-RFLP 法、基因芯片分析、焦磷酸测序法和基因克隆与测序方法:该位点序列为酪氨酸-蛋氨酸-天门冬氨酸-天门冬氨酸。

结果判读:YMDD 是 HBV 逆转录酶发挥催化活性所必需的关键结构。目前临床上广泛使用的是胞苷类似物拉米夫定(lamivudine)等抗 HBV 药物,作用靶位主要是 HBV 逆转录酶,通过与底物 dNTP 竞争结合以抑制 HBV 的逆转录和复制。当病毒 YMDD 中 M 突变为异亮氨酸(I)或缬氨酸(V),就可能引起该类药物的药效丧失,从而产生耐药性。

第十六节　血气分析

临床上常用的血液气体分析标本是动脉血。

1.血气分析的指标

（1）动脉血氧分压

健康成人随年龄增大而降低，年龄预计公式为 PaO_2 = 100 mmHg－（年龄×0.33）± 5 mmHg。

正常参考值：95～100 mmHg（12.6～13.3 kPa）。

结果判读：

①判断有无缺氧和缺氧的程度：低氧血症分为轻、中、重三型：轻度，80～60 mmHg（10.7～8.0 kPa）；中度，60～40 mmHg（8.0～5.3 kPa）；重度，<40 mmHg（5.3 kPa）。

②判断有无呼吸衰竭：PaO_2 测定值<60 mmHg（8 kPa），并可除外其他因素（如心脏内分流等）所致的低氧血症，即可诊断为呼吸衰竭。呼吸衰竭根据动脉血气分为Ⅰ型和Ⅱ型。Ⅰ型是指缺氧而无 CO_2 潴留（PaO_2<60 mmHg，$PaCO_2$ 降低或正常）；Ⅱ型是指缺氧伴有 CO_2 潴留（PaO_2<60 mmHg，$PaCO_2$>50 mmHg）。

（2）动脉血氧饱和度

动脉血氧饱和度（SaO_2）是指动脉血氧与血红蛋白（Hb）结合的程度。

正常参考值：95%～98%。

结果判读：

①可作为判断机体是否缺氧的一个指标，但是反映缺氧并不敏感，而且有掩盖缺氧的潜在危险。SaO_2 在较轻度的缺氧时尽管 PaO_2 已有明显下降，SaO_2 可无明显变化。

②ODC 受 pH 值、$PaCO_2$、温度和红细胞内 2，3-二磷酸甘油酸（2，3-DPG）含量等因素影响而左右移动，并进而影响 Hb 与氧结合的速度、数量；ODC 位置受 pH 值影响时发生的移动称为 Bohr 效应。pH 值降低，曲线右移，虽 SaO_2 略降低，但氧合血红蛋白易释放氧，有利于提高组织氧分压；相反，pH 值升高，曲线左移，会加重组织缺氧。

（3）混合静脉血氧分压

混合静脉血氧分压（$P\bar{v}O_2$）是指物理溶解于混合静脉血中的氧产生的压力。$Pa\text{-}\bar{v}DO_2$ 是指动脉氧分压与混合静脉血氧分压之差。

正常参考值：$P\bar{v}O_2$ 35～45 mmHg（4.7～6.0 kPa），平均值 40 mmHg（5.33 kPa）；$Pa\text{-}\bar{v}DO_2$ 60 mmHg（8.0 kPa）。

结果判读：

①$P\bar{v}O_2$ 常作为判断组织缺氧程度的一个指标。该指标存在生理变异，老年人或

健康青壮年剧烈运动后均可降低。

②$Pa\text{-}\bar{v}DO_2$ 是反映组织摄氧的状况。$Pa\text{-}\bar{v}DO_2$ 值变小表明组织摄氧受阻；$Pa\text{-}\bar{v}DO_2$值增大表明组织需氧增加。

（4）动脉血二氧化碳分压

动脉血二氧化碳分压（$PaCO_2$）是指物理溶解在动脉血中的 CO_2（正常时每 100 mL 中溶解2.7 mL）分子所产生的张力。

正常参考值：35～45 mmHg（4.7～6.0 kPa），平均值 40 mmHg（5.33 kPa）。

结果判读：

①判断呼吸衰竭类型与程度的指标：Ⅰ型呼吸衰竭，$PaCO_2$ 可正常或略降低；Ⅱ型呼吸衰竭，$PaCO_2$ 必须>50 mmHg（6.67 kPa）；肺性脑病时，$PaCO_2$ 一般应>70 mmHg（9.93 kPa）。

②判断呼吸性酸碱平衡失调的指标：$PaCO_2$>45 mmHg（6.0 kPa）提示呼吸性酸中毒；$PaCO_2$<35 mmHg（4.7 kPa）提示呼吸性碱中毒。$PaCO_2$ 升高可由通气量不足引起，如慢阻肺、哮喘、呼吸肌麻痹等疾病；呼吸性碱中毒表示通气量增加，见于各种原因所致的通气增加。

③判断代谢性酸碱失调的代偿反应：代谢性酸中毒时经肺代偿后 $PaCO_2$ 降低，最大代偿极限为降至 10 mmHg。代谢性碱中毒时经肺代偿后 $PaCO_2$ 升高，其最大代偿极限为升至 55 mmHg（7.33 kPa）。

（5）pH 值

pH 值是表示体液氢离子浓度的指标或酸碱度，常用血液 pH 值测定来间接了解，是判断酸碱失调中机体代偿程度的重要指标。

正常参考值：pH 7.35～7.45，平均值 7.40；[H^+]35～45 mmol/L，平均值 40 mmol/L。

结果判读：

①pH<7.35 为失代偿性酸中毒，存在酸血症。

②pH>7.45 为失代偿性碱中毒，有碱血症。

③pH 值正常，可有 3 种情况，即无酸碱失衡、代偿性酸碱失衡、混合性酸碱失衡。

（6）标准碳酸氢盐

标准碳酸氢盐（SB）是指在 38 ℃、血红蛋白完全饱和、经 $PaCO_2$ 为 40 mmHg 气体平衡后的标准状态下所测得的血浆 HCO_3^- 浓度。

正常参考值：22～27 mmol/L，平均值 24 mmol/L。

结果判读：SB 一般不受呼吸的影响，是准确反映代谢性酸碱平衡的指标。

（7）实际碳酸氢盐

实际碳酸氢盐（AB）是指在实际 $PaCO_2$ 和血氧饱和度条件下所测得血浆 HCO_3^- 含量。

正常参考值：22～27 mmol/L。

结果判读：

①AB 同样反映酸碱平衡中的代谢性因素，与 SB 的不同之处在于 AB 尚在一定程度上受呼吸因素的影响。

②AB 增高可见于代谢性碱中毒，也可见于呼吸性酸中毒经肾脏代偿时的反映，慢性呼吸性酸中毒时，AB 最大代偿可升至 45 mmol/L；AB 降低既见于代谢性酸中毒，也见于呼吸性碱中毒经肾脏代偿的结果。

③AB 与 SB 的差数反映呼吸因素对血浆 HCO_3^- 影响的程度。当呼吸性酸中毒时，AB>SB；当呼吸性碱中毒时，AB<SB；相反，代谢性酸中毒时，AB＝SB，均小于正常值；代谢性碱中毒时，AB＝SB，均大于正常值。

（8）缓冲碱

缓冲碱（BB）是反映代谢性因素的指标，指血液（全血或血浆）中一切具有缓冲作用的碱性物质（负离子）的总和，包括 HCO_3^-、Hb^- 和血浆蛋白（Pr^-）及 HPO_4^{2-}。HCO_3^- 是 BB 的主要成分，约占 50%（24/50）。

正常参考值：45～55 mmol/L，平均值 50 mmol/L。

结果判读：

①BB 反映机体对酸碱平衡失调时总的缓冲能力，不受呼吸因素、CO_2 改变的影响。

②BB 减少提示代谢性酸中毒，BB 增加提示代谢性碱中毒。

（9）剩余碱

剩余碱（BE）是指在 38 ℃、血红蛋白完全饱和、经 $PaCO_2$ 为 40 mmHg 气体平衡后的标准状态下，将血液标本滴定至 pH 值等于 7.40 所需要的酸或碱的量，表示全血或血浆中碱储备增加或减少的情况。需加酸者表示血中有多余的碱，BE 为正值；相反，需加碱者表明血中碱缺失，BE 为负值。

正常参考值：（0±2.3）mmol/L。

结果判读：BE 是反映代谢性酸碱平衡的指标，只受代谢性因素的影响。

（10）阴离子间隙

阴离子间隙（AG）是指血浆中的未测定阴离子（UA）与未测定阳离子（UC）的差值，即 AG＝UA－UC。AG 计算公式：$AG = Na^+ - (Cl^- + HCO_3^-)$。AG 升高数＝$HCO_3^-$ 下降数。

正常参考值：8～16 mmol/L。

结果判读：

①正常 AG 代谢性酸中毒又称为高氯型酸中毒，可由 HCO_3^- 减少（如腹泻）、酸排泄衰竭（如肾小管酸中毒）或过多使用含氯的酸（如盐酸精氨酸）引起。

②高 AG 代谢性酸中毒常见于乳酸酸中毒、尿毒症、酮症酸中毒。

③判断三重酸碱失衡中 AG 增大的代谢性酸中毒：>30 mmol/L 时肯定酸中毒；20～30 mmol/L 时酸中毒可能性很大；17～19 mmol/L 只有 20%有酸中毒。

2.酸碱平衡失调类型及血气特点

酸碱平衡失调在临床上表现有多种类型，包括单纯性酸碱失调和混合性酸碱失调。常见的酸碱平衡失调类型可见于下列几种。

(1)代谢性酸中毒

代谢性酸中毒是指以 HCO_3^- 下降为原发改变而引起的一系列病理生理过程。代谢性酸中毒主要原因是机体产酸过多、排酸障碍和碱性物质损失过多。

血气改变：AB、SB、BB 下降，pH 值接近或达到正常，BE 负值增大，$PaCO_2$ 下降。当机体不能代偿时，$PaCO_2$ 正常或增高，pH 值下降。

临床上见于糖尿病、禁食时间过长、急慢性酒精中毒所致的酮症酸中毒；高热、外伤、严重感染与休克、缺氧、大量使用水杨酸类药物等可出现乳酸酸中毒；肾脏疾病所致尿毒症和碱的丢失以及酸摄入过多等导致酸中毒。

(2)呼吸性酸中毒

呼吸性酸中毒是指因呼吸功能障碍导致原发的血浆 $PaCO_2$ 升高所致 H^+ 浓度增加、pH 值下降的病理生理过程。

血气改变：急性呼吸性酸中毒时，$PaCO_2$ 增高，pH 值下降，AB 正常或略升高、BE 基本正常。肾脏代偿时，$PaCO_2$ 每升高 1.0 mmHg(0.133 kPa)，HCO_3^- 约可增加 0.07 mmol/L；慢性呼吸性酸中毒时，$PaCO_2$ 增高，pH 值正常或降低，AB 升高，AB>SB，BE 正值增大。$PaCO_2$ 每升高 1.0 mmHg(0.133 kPa)，HCO_3^- 经代偿后增加 0.3～0.4 mmol/L(平均 0.35 mmol/L)。但肾脏代偿有一定的限度，急性呼吸性酸中毒时，HCO_3^- 不超过 32 mmol/L，慢性呼吸性酸中毒时 HCO_3^- 不超过 45 mmol/L。

临床常见于多种呼吸系疾病如慢性阻塞性肺病、哮喘、胸廓畸形、呼吸肌麻痹、异物阻塞以及其他可以累及呼吸系统的疾病均可降低肺泡通气量，致 CO_2 潴留，产生呼吸性酸中毒。

(3)代谢性碱中毒

代谢性碱中毒是指原发的血浆 HCO_3^- 升高而引起的一系列病理生理过程。当体液中 H^+ 和 Cl^- 丧失或 HCO_3^- 含量增加，均可引起代谢性碱中毒。

血气改变：AB、SB、BB 增高，pH 值接近正常，BE 正值增大，$PaCO_2$ 上升。机体失代偿时，$PaCO_2$ 反而降低或正常，pH 值上升。

临床常见的原因包括大量丢失胃液、严重低血钾或低血氯、库欣综合征等致经肾脏丢失 H^+ 以及输入过多碱性物质等。

(4)呼吸性碱中毒

呼吸性碱中毒是指由于过度通气使血浆 $PaCO_2$ 下降引起的一系列病理生理过程。

血气改变：$PaCO_2$ 下降，pH 值正常或升高，AB 在急性呼吸性碱中毒时正常或轻度下降，慢性呼吸性碱中毒时下降明显，AB<SB，BE 负值增大。肾脏代偿反应效率在急、

慢性期不同。急性呼吸性碱中毒时 $PaCO_2$ 每下降 1.0 mmHg(0.133 kPa)，HCO_3^- 减少 0.2 mmol/L；慢性呼吸性碱中毒时 $PaCO_2$ 每下降 1.0 mmHg(0.133 kPa)，HCO_3^- 减少 0.5 mmol/L，Cl^- 内移，血清 Ca^{2+} 降低。

临床上如癔症、颅脑损伤、脑炎、脑肿瘤及缺氧等各种导致肺泡通气增加，体内 CO_2 排出减少的疾病，均可发生呼吸性碱中毒。机械通气应用不当也易引起呼吸性碱中毒。

(5)呼吸性酸中毒合并代谢性酸中毒

呼吸性酸中毒合并代谢性酸中毒是指急、慢性呼吸性酸中毒合并不适当的 HCO_3^- 下降，或者代谢性酸中毒合并不适当的 $PaCO_2$ 增加所致呼吸性酸中毒合并代谢性酸中毒。

血气改变：$PaCO_2$ 上升、正常或轻度下降，pH 值明显降低，AB、SB、BB 减少、正常或轻度升高，BE 负值增大。

临床上多见于慢性阻塞性肺病患者，由于呼吸道阻塞，肺泡通气量下降，CO_2 潴留，导致呼吸性酸中毒；又由于缺氧，体内乳酸堆积，导致代谢性酸中毒。

(6)呼吸性酸中毒合并代谢性碱中毒

呼吸性酸中毒合并代谢性碱中毒是指急、慢性呼吸性酸中毒合并不适当的 HCO_3^- 升高，或者代谢性碱中毒合并不适当的 $PaCO_2$ 增加所致呼吸性酸中毒合并代谢性碱中毒。

血气改变：$PaCO_2$ 上升，pH 值升高、正常或下降，AB 明显增加，并超过预计代偿的限度；急性呼吸性酸中毒时 HCO_3^- 的增加不超过 3~4 mmol/L，BE 正值增大。

临床见于慢性阻塞性肺病患者，除有 CO_2 潴留、呼吸性酸中毒外，还可因利尿不当、低血钾、低血氯等引起代谢性碱中毒。

(7)呼吸性碱中毒合并代谢性酸中毒

呼吸性碱中毒合并代谢性酸中毒是指为呼吸性碱中毒伴有不适当下降的 HCO_3^- 下降或代谢性酸中毒伴有不适当的 $PaCO_2$ 减少。

血气改变：$PaCO_2$ 下降，AB、SB、BB 减少，BE 负值增大，pH 值升高或大致正常。并可根据公式计算机体的代偿限度以区别呼吸性碱中毒机体发挥代偿功能。慢性呼碱代偿范围为 12~15 mmol/L；急性呼碱代偿最大范围 18 mmol/L。若 HCO_3^- 的减少量在上述范围内则属机体代偿功能，若超出上述范围则有代谢性酸中毒同时存在。

各种引起肺泡通气量增加的疾病如肺炎、肺间质性疾病、感染性发热等可产生呼吸性碱中毒，同时因肾功能障碍、机体排酸减少而产生代谢性酸中毒。

(8)呼吸性碱中毒合并代谢性碱中毒

呼吸性碱中毒合并代谢性碱中毒是指血浆 HCO_3^- 增加同时合并 $PaCO_2$ 减少，为呼吸性碱中毒合并代谢性碱中毒。两者并存使 pH 值增高明显，可引起严重碱血症，预后极差。

血气改变：$PaCO_2$ 下降、正常或轻度升高，pH 值明显上升，AB 增加、正常或轻度下降，BE 正值增大。

肝硬化患者并肝肺综合征时，因肺内分流、低氧血症致通气量增加、体内 CO_2 减少而发生呼吸性碱中毒，同时又因利尿剂治疗而发生代谢性碱中毒。

第十七节 肿瘤标志物

肿瘤标志物主要包括蛋白质类、糖类和酶类肿瘤标志物。

1.蛋白质类肿瘤标志物的检测

（1）甲胎蛋白（AFP）测定

正常参考值：放射免疫法（RIA）、化学发光免疫测定（CLIA）、酶联免疫吸附试验（ELISA）：血清<25 μg/L。

结果判读：

①原发性肝细胞癌患者血清 AFP 增高，阳性率为 67.8%～74.4%。约 50%的患者 AFP>300 μg/L，但约有 18%的原发性肝癌患者 AFP 不升高。

②生殖腺胚胎肿瘤（睾丸癌、卵巢癌、畸胎瘤等）、胃癌或胰腺癌时，血中 AFP 含量也可升高。

③病毒性肝炎、肝硬化时 AFP 有不同程度的升高，通常<300 μg/L。

④妊娠 3～4 个月，孕妇 AFP 开始升高，7～8 个月达高峰，但多低于 400 μg/L，分娩后 3 周恢复正常。胎儿神经管畸形、双胎、先兆流产等均会使孕妇血液和羊水中 AFP 升高。

（2）癌胚抗原（CEA）测定

正常参考值：RIA、CLIA、ELISA，血清<5 μg/L。

结果判读：

①CEA 升高主要见于胰腺癌、结肠癌、直肠癌、乳腺癌、胃癌、肺癌等患者。

②动态观察一般病情好转时，CEA 浓度下降，病情加重时可升高。

③结肠炎、胰腺炎、肝脏疾病、肺气肿及支气管哮喘等也常见 CEA 轻度升高。

④96%～97%的非吸烟健康人血清 CEA 浓度<2.5 μg/L，大量吸烟者中有 20%～40%的人 CEA>2.5 μg/L，少数人>5.0 μg/L。

（3）组织多肽抗原（TPA）测定

正常参考值：ELISA：血清<130 U/L。

结果判读：

①恶性肿瘤患者血清 TPA 水平可显著升高。

②经治疗好转后，TPA 水平降低；若 TPA 再次升高，提示肿瘤复发。

③TPA 和 CEA 同时检测可有利于恶性与非恶性乳腺肿瘤的鉴别诊断。

④急性肝炎、胰腺炎、肺炎、妊娠后 3 个月均可见 TPA 升高。

(4)前列腺特异抗原(PSA)测定

正常参考值：RIA、CLIA、ELISA，血清 t-PSA<4.0 μg/L，f-PSA<0.8/L，f-PSA/t-PSA >0.25。

结果判读：

①前列腺癌时，60%~90%的患者血清 t-PSA 水平明显升高；当行外科切除术后，90%的患者血清 t-PSA 水平明显降低。

②若前列腺癌切除术后 t-PSA 浓度无明显降低或再次升高，提示肿瘤转移或复发。

③前列腺增生、前列腺炎等良性疾患，约有 14%的患者血清 t-PSA 轻度升高(一般 4.0~10.0 μg/L)，此时应注意鉴别。

④当 t-PSA 处于 4.0~10.0 μg/L 时，f-PSA/t-PSA 对诊断更有价值，f-PSA/t-PSA< 0.1 提示前列腺癌。

⑤肛门指诊、前列腺按摩、膀胱镜等检查及前列腺手术会引起前列腺组织释放 PSA 而引起血清浓度升高，建议在上述检查前或检查后数日、手术后数周进行 PSA 检查。

(5)鳞状上皮细胞癌抗原(SCC)测定

正常参考值：RIA、CLIA，血清<1.5 μg/L。

结果判读：

①血清中 SCC 水平升高，可见于 25%~75%的肺鳞状细胞癌、30%的Ⅰ期食道癌、89%的Ⅲ期食管癌，83%的宫颈癌。血清 SCC 浓度与宫颈鳞癌分期、肿瘤体积、治疗后肿瘤残余、肿瘤复发和病情进展、肿瘤患者生存率有关，美国国家临床生化学会(NACB)推荐 SCC 用于宫颈鳞癌患者的预后评估、监测疗效和肿瘤复发。临床上也常用于监测肺鳞状细胞癌、食道癌等的治疗效果、复发、转移或评价预后。

②部分良性疾患如牛皮癣、天疱疮、特应性皮炎等皮肤疾病、肾功能不全、良性肝病、乳腺良性疾病、上呼吸道感染性疾病等也可引起 SCC 浓度升高。

③SCC 不受性别、年龄、吸烟的影响，但因它在皮肤表面的中层细胞内高浓度存在，因而由采血技术可引起假阳性。此外，汗液、唾液或其他体液污染也会引起假阳性。

2.糖脂肿瘤标志物检测

(1)癌抗原 50(CA50)测定

正常参考值：免疫放射度量分析(IRMA)、CLIA，血清<2.0 万 U/L。

结果判读：

①增高见于87%的胰腺癌，80%的胆（道）囊癌，73%的原发性肝癌，50%的卵巢癌，20%的结肠癌、乳腺癌、子宫癌等。

②动态观察其水平变化对癌肿瘤疗效及预后判断、复发监测颇具价值。

③对鉴别良性和恶性胸、腹水有价值。

④慢性肝病、胰腺炎、胆管病时，CA50也升高。

（2）癌抗原72-4（CA72-4）测定

正常参考值：CLIA、RIA、EuSA，血清<6.7 μg/L。

结果判读：

①增高见于67%的卵巢癌、47%的大肠癌、45%的胃癌、40%的乳腺癌、42%的胰腺癌。

②CA72-4与癌抗原125（CA125）联合检测，可提高卵巢癌的检出率。

③CA72-4与CEA联合检测，可提高诊断胃癌的敏感性和特异性。但是，正常人和良性胃肠道疾病的阳性率分别为3.5%和6.7%。

（3）糖链抗原19-9（CA19-9）测定

正常参考值：RIA、CLIA、EuSA：血清CA19-9<3.7万U/L。

结果判读：胰腺癌、肝胆和胃肠道疾病时血中CA19-9的水平可明显升高。

①目前认为，CA19-9是胰腺癌的首选肿瘤标志物。胰腺癌早期，当特异性为95%时，敏感性可达80%~90%，若与CEA同时测定，敏感性还可进一步提高。

②5%~10%的人不表达Lewis类抗原，因此部分胰腺癌患者CA19-9的血清浓度不升高。

③诊断胆囊癌和胆管癌的阳性率为85%左右，胃癌、结肠癌为40%，直肠癌为30%~50%；但无早期诊断价值，对早期患者的敏感度仅为30%。

④连续检测对病情进展、手术疗效、预后估计及复发诊断有重要价值。

⑤急性胰腺炎、胆汁淤积型胆管炎、胆石症、急性肝炎、肝硬化等，血清CA19-9也可出现不同程度的升高。

⑥若结合CEA检测，对胃癌诊断符合率可达85%。

（4）癌抗原125（CA125）测定

正常参考值：RIA、CLIA、ELISA，血清<3.5万U/L。

结果判读：

①CA125存在于卵巢癌组织细胞和浆液性腺癌组织中，不存在于黏液型卵巢癌中。卵巢上皮癌患者的CA125浓度可明显升高，早期诊断和复发诊断的敏感性可达50%~90%，故对诊断卵巢癌有较大临床价值，尤其对观察治疗效果和判断复发较为灵敏。

②CA125可用于盆腔肿瘤如卵巢包块的鉴别，特别适用于绝经后妇女。

③宫颈癌、乳腺癌、胰腺癌、胆道癌、肝癌、胃癌、结肠癌、肺癌等也有一定的阳性反应。

④3%~6%的良性卵巢瘤、子宫肌瘤患者血清 CA125 有时也会明显升高，但多数不超过 10 万 U/L。

⑤肝硬化失代偿期血清 CA125 明显升高。

⑥生理状态下，如早孕期(3 个月)CA125 也可升高。

(5)癌抗原 242(CA242)测定

正常参考值：ELISA，血清<20 kU/L。

结果判读：增高见于 68%~79%的胰腺癌、55%~85%的结肠癌、44%的胃癌，也见于 5%~33%的非恶性肿瘤。此外，卵巢癌、子宫癌和肺癌的阳性率较 CA50 高。

(6)癌抗原 153(CA153)测定

正常参考值：RIA、CLIA、ELISA：血清<2.5 万 U/L。

结果判读：

①乳腺癌时，30%~50%的患者可见 CA153 明显升高，但在早期乳腺癌时，它的阳性率仅为 20%~30%，因此它不能用于筛查与早期诊断，主要用于乳腺癌患者的治疗监测和预后判断。乳腺癌患者血清 CA153 浓度比原来水平升高，预示病情进展、肿瘤复发、转移，其浓度升高比临床症状出现或影像学检查的发现时间早。

②血清 CA153 浓度升高还可见于子宫肿瘤、转移性卵巢癌、肝癌、胰腺癌、结肠癌、肺癌、支气管肺癌。

③乳腺、肝脏、肺等的良性疾病时，CA153 血清水平也可见不同程度的增高。

3.酶类肿瘤标志物检测

(1)前列腺酸性磷酸酶(PAP)测定

正常参考值：RIA、CLIA 法，≤2.0 μg/L。

结果判读：

①前列腺癌时，血清 PAP 浓度明显升高，其升高程度与癌瘤发展基本呈平行关系。当病情好转时，PAP 浓度降低，而其水平升高常提示癌症有复发、转移及预后不良。

②前列腺肥大、前列腺炎等，也可见血清 PAP 水平升高。

(2)神经元特异性烯醇化酶(NSE)测定

正常参考值：RIA、ELISA 法，血清<15 μg/L。

结果判读：

①小细胞肺癌的 NSE 水平显著高于肺鳞癌、腺癌、大细胞癌的 NSE 水平，因此它对小细胞肺癌的诊断、鉴别诊断有较高价值，并可用于监测放疗、化疗的效果。

②NSE 是神经母细胞瘤的标志物，其灵敏度可达 90%以上。发病时，NSE 水平明显升高，有效治疗后降低，复发后又升高。

③正常红细胞中存在 NSE，标本溶血影响结果。

(3)α-L-岩藻糖苷酶(AFU)测定

正常参考值:ELISA 法和分光光度连续检测法为 234~414 μmol/L。

结果判读:

①81.2%的原发性肝癌患者血清 AFU 水平增高,与 AFP 联合检测可提高原发性肝癌诊断阳性率,达 93.1%。

②动态观察对判断肝癌疗效、预后、复发有重要意义。

③血清 AFU 在转移性肝癌、肺癌、乳腺癌、卵巢癌、子宫癌中也可增高;在肝硬化、慢性肝炎、消化道出血时也有轻度增高。

第十八节　血、尿 hCG 检测

正常参考值:尿液定性非孕期女性为阴性,妊娠或病理妊娠阳性。血:非孕期女性 <100 ng/L。

结果判读:

①早期妊娠诊断:妊娠后尿液 hCG 增高,一般妊娠后 35~40 天时,hCG 为 200 ng/L 以上;60~70 天出现高峰,hCG 可达 6.4~25.6 μg/L。

②辅助诊断异位妊娠:包括先兆流产,尿液 hCG 在 200 ng/L 以下,并逐渐减低,有流产或死胎的可能。当 hCG 降至 48 ng/L 以下则难免流产;不全流产,不全流产时,宫腔内尚有残留的胎盘组织,hCG 检查仍可呈阳性;hCG 阴性者不能完全排除异位妊娠。异位妊娠的 hCG 值较正常妊娠时低。如果 hCG 不是每 2 天成倍增长,超声影像检查无宫内妊娠征象,应高度怀疑异位妊娠。

③妊娠滋养细胞疾病的诊断与病情观察:葡萄胎、绒毛膜癌等疾病, hCG 比正常妊娠显著增高,结合 B 超检查可评价治疗效果。

④肿瘤标志物,如畸胎瘤、睾丸间质细胞癌、肺癌、胃癌、肝癌、卵巢癌、子宫颈癌等患者血液和尿液中 hCG 也明显增高,必须结合临床综合分析。

第三篇

临床病案分析

/第六章/ 内科病案分析

第一节 慢性阻塞性肺疾病

男性患者，71 岁，反复咳痰喘 20 年，呼吸困难 6 年，加重伴双下肢水肿 3 天。

患者 20 年前开始出现发作性咳嗽、咳痰、喘息，多于冬春季节发作，每年发作 3~4 个月，经抗生素及止咳化痰等治疗后症状可缓解。6 年前，出现渐进性加重的呼吸困难，起初仅在快步走或上坡时症状明显，现发展为步行时速度明显慢于同龄人。3 天前因感冒后咳痰喘及呼吸困难症状加重，休息时感心悸、气促，伴有双下肢水肿，自行口服阿莫西林胶囊治疗效果不佳，现来院就诊。

此次发病以来，精神、食欲、睡眠一般，大小便如常。

既往无高血压、冠心病、糖尿病病史；吸烟 50 年，平均每天 2 包，现已戒烟 5 年。

查体：T 37.1 ℃；P 100 次/min；R 24 次/min；BP 110/70 mmHg。

神志清楚，轮椅推入病房。皮肤黏膜无黄染，口唇发绀，双侧颈静脉充盈。桶状胸，双肺叩诊过清音，呼吸音粗糙，双下肺可闻及散在干湿性啰音。心率 100 次/min，律齐，心音遥远，无杂音。腹平软，肝脏肋下 3 cm 处可触及，表面光滑，有轻触痛，肝颈静脉回流征阳性。双下肢水肿，未引出病理征。

辅助检查：肺功能：FEV_1/FVC 为 60%，FEV_1 占预计值的 45%。血常规：WBC 5.6×10^9 个/L，N 84%。

要求：根据以上病历摘要，写出初步诊断、诊断依据（如有 2 个或以上诊断，应分别列出各自的诊断依据）、鉴别诊断、进一步检查与治疗原则。

1.初步诊断

（1）慢性阻塞性肺疾病急性加重期　Ⅰ级

（2）慢性肺源性心脏病　心力衰竭　心功能Ⅳ级（NYHA 分级）

2.诊断依据

（1）慢性阻塞性肺疾病（COPD）重度　急性加重期

①慢性咳痰喘病史，后出现渐进性加重的呼吸困难，典型慢性阻塞性肺疾病临床

症状,3 天前感冒后症状加重,考虑急性加重期。

②查体:口唇发绀,提示机体缺氧;桶状胸,双肺叩诊过清音,为肺气肿体征,两肺可闻及干湿性啰音,急性炎症表现。

③辅助检查:血常规:WBC 5.6×10^9 个/L,N 84%,白细胞计数在正常范围,但中性粒细胞占比明显高于正常,提示细菌感染;肺功能 FEV_1/FVC 为 60%,FEV_1 占预计值的 45%,提示慢性阻塞性肺疾病重度。

结合病史、体征、辅助检查,慢性阻塞性肺疾病急性加重期、重度诊断成立。

(2)慢性肺源性心脏病　心力衰竭　心功能Ⅳ级(NYHA 分级)

①有慢性阻塞性肺疾病的基础疾病,感冒后症状加重,休息时感心悸、气促,提示感染诱发心力衰竭、心功能Ⅳ级。

②查体:桶状胸,双肺叩诊过清音,心音遥远,提示肺气肿;心率 100 次/min,肝颈静脉回流征阳性,双下肢水肿,为心力衰竭体征。

结合病史、体征,慢性肺源性心脏病、心力衰竭、心功能Ⅳ级成立。

3.鉴别诊断

支气管哮喘　肺炎　肾源性水肿

4.进一步检查

①胸部 X 线检查、超声心动图。

②血浆 B 型尿钠肽、尿常规、血气分析、痰涂片及细菌培养+药敏、血电解质,肝肾功能。

③心电图。

5.治疗原则

①端坐位,持续低流量吸氧(氧流量 1~2 L/min),保持氧分压>60 mmHg;低钠饮食,健康管理。

②药物治疗:给予广谱抗生素(β 内酰胺类)抗感染治疗(根据药敏实验调整);利尿、扩管、强心,控制心衰;支气管扩张剂(β 受体激动剂)解除平滑肌痉挛;糖皮质激素控制炎症反应,保持水电解质平衡。

③必要时机械通气。

第二节　支气管哮喘

女性患者,26 岁,反复喘息 3 年,再发伴胸闷 5 h。

患者 3 年前吸入刺激性油漆气味后出现喘息,发作前有鼻痒、打喷嚏等先兆表现,随即出现喘息气促,脱离刺激环境约半小时后自行缓解。此后喘息反复发作,多与雾霾天气、接触刺激性气味有关，可自行或经治疗（自行口服抗过敏药物）后缓解。5 h 前在野外山洞中游玩时突发喘息、胸闷，活动后加重，无发热、咳嗽、心悸，未予治疗，现因症状持续不缓解就诊入院。

此次发病以来精神尚可，饮食、大小便正常。

既往体健，否认传染病史及其他特殊病史，无烟酒及其他不良嗜好，未婚未育，月经正常。

查体：T 36.8 ℃；P 105 次/min；R 24 次/min；BP 120/80 mmHg。

轻度喘息貌，皮肤湿润，浅表淋巴结未触及肿大，口唇无发绀。颈静脉无充盈，胸廓无畸形，双侧呼吸动度一致，双肺叩诊呈清音，呼气相延长，可闻及散在哮鸣音，未闻及湿啰音和胸膜摩擦音。心界不大，心率 105 次/min，律齐，各瓣膜听诊区未闻及杂音。腹平软，肝脾肋下未触及。无杵状指（趾），双下肢无水肿，未引出病理征。

实验室检查：血常规：Hb 131 g/L；WBC 6.2×10^9 个/L；Plt 315×10^9 个/L。动脉血气分析（吸空气），pH 值 7.43；PaO_2 65 mmHg；$PaCO_2$ 40 mmHg；HCO_3^- 27moL/L；SaO_2 93%。

辅助检查：支气管舒张试验，阳性。

要求：根据以上病历摘要，写出初步诊断、诊断依据（如有 2 个及以上诊断，应分别列出各自的诊断依据）、鉴别诊断、进一步检查与治疗原则。

1.初步诊断

支气管哮喘急性发作期　中度

2.诊断依据

①青年女性，慢性病程，有反复发作喘息病史，每次发作有明显诱发因素及先兆症状，症状可自行或经治疗后缓解，缓解期无症状，为典型支气管哮喘临床症状表现。本次急性发作，症状持续不缓解，考虑为支气管哮喘急性发作期。既往体健，否认特殊病史，可排除其他肺部疾病。

②查体：喘息貌，皮肤湿润，呼吸增快，呼气相延长可闻及哮鸣音，提示支气管哮喘急性发作。

③实验室检查：动脉血气分析血氧饱和度降低、氧分压降低，提示低氧血症；$PaCO_2$ 40 mmHg，正常，无 CO_2 潴留；HCO_3^-27 moL/L，碳酸氢正常，体内无酸碱失衡。$PaO_2$65 mmHg，$PaCO_2$40 mmHg，$SaO_2$93%，提示病情严重程度分级为中度。

④辅助检查：支气管舒张试验，阳性。

结合病史及体征、辅助检查，确诊为支气管哮喘急性发作期中度。

3.鉴别诊断

喘息型慢性支气管炎　左心衰竭　变态反应性肺浸润

4.进一步检查

①肺功能检查、胸片。

②血清特异性 IgE、外周血白细胞计数和分类、血糖、电解质。

③心电图、超声心动图、病情控制后皮肤过敏源试验。

5.治疗原则

①休息，吸氧，避免接触变应原，哮喘健康教育与管理。

②药物治疗：吸入 β_2 受体激动剂、糖皮质激素；口服茶碱控释剂，维持水电解质平衡。

③必要时糖皮质激素静脉使用、机械通气。

第三节　肺　炎

男性患者，30 岁。发热伴咳嗽、咳痰 2 天，呼吸困难 1 天。

患者 2 天前淋雨后出现发热，自测体温波动为 38.4～39.8 ℃，伴畏寒、咳嗽，咳少量铁锈色痰，无心悸、气促，无咯血、胸痛，自服“感冒药”（银黄解毒片）治疗无好转。1 天前出现活动后呼吸困难，伴有乏力、倦怠。未予治疗，现就诊我院。

发病以来，精神、饮食一般，睡眠、大小便正常。既往体健，无烟酒嗜好，无家族遗传病史。

查体：T 38.7 ℃；P 105 次/min；R 22 次/min；BP 100/70 mmHg。

神志清楚，步入病房。口唇轻度紫绀，皮肤黏膜无黄染，未见出血点和皮疹，浅表淋巴结未扪及肿大，右下肺叩诊浊音，可闻及支气管呼吸音，双肺未闻及干湿性啰音，心界不大，心率 105 次/min，律齐，各瓣膜听诊区未闻及杂音。腹平软，无压痛，肝脾肋下未触及。双下肢无水肿，未引出病理征。

实验室检查：血常规：Hb 145 g/L；WBC 16.5×10^9 个/L；杆状核 0.08；N 0.82；Plt 285×10^9 个/L。动脉血气分析，pH 值 7.42；$PaCO_2$ 35 mmHg；PaO_2 58 mmHg；HCO_3^- 22.5 mmol/L。

胸部 X 线片：右肺下野大片状致密影，未见空洞及胸腔积液征象。

要求：根据以上病历摘要，写出初步诊断、诊断依据（如有 2 个或以上诊断，应分别列出各自的诊断依据）、鉴别诊断、进一步检查与治疗原则。

1.初步诊断

（1）右下肺肺炎（肺炎球菌肺炎？）

（2）Ⅰ型呼吸衰竭

2.诊断依据

（1）右下肺肺炎（肺炎球菌肺炎？）

①患者青壮年，为肺炎好发年龄段；淋雨后急性起病，出现发热、咳嗽、咳铁锈色

痰，为典型肺炎球菌肺炎临床症状表现。

②查体：T 38.7 ℃，提示发热；右下肺叩诊浊音，可闻及管状呼吸音，为右下肺实变体征。

③辅助检查：白细胞总数升高，中性粒细胞比例升高，且出现核左移现象，考虑急性细菌感染。胸部 X 线示右下肺野大片状致密影，未见空洞及胸腔积液征象。符合右下肺肺炎胸片改变，同时排除肺脓肿及胸腔积液。

综合症状、体征、辅助检查，右下肺肺炎诊断成立。

（2）Ⅰ型呼吸衰竭　有呼吸困难症状、呼吸频率 22 次/min，明显快于正常。动脉血气分析，PaO_2<60 mmHg，$PaCO_2$ 正常，提示Ⅰ型呼吸衰竭。

3.鉴别诊断

肺脓肿　肺结核　其他类型肺炎

4.进一步检查

①痰培养+药敏试验、血培养+药敏试验。

②痰涂片抗酸染色、PPD 实验、血糖、血电解质。

③必要时胸部 CT 检查或支气管镜检查。

5.治疗原则

①卧床休息，吸氧（高流量），营养支持（补充足够蛋白质、热量、维生素），多饮温水。

②药物治疗：广谱抗生素抗感染治疗（后根据药敏试验调整），控制体温，止咳祛痰，维持水电解质酸碱平衡。

③必要时机械通气。

第四节　肺结核

男性患者，35 岁。咳嗽、低热 1 个月。

患者 1 个月来无明显诱因出现阵发性咳嗽，咳少量白黏痰，偶有痰中带血；发热，体温波动为 37.6~38.3 ℃，以下午 3 点~5 点为著，伴有乏力、盗汗，无寒战、胸痛、呼吸困难，自服阿莫西林治疗 1 周，无明显好转。现就诊我院。

起病以来，精神食欲一般，大小便正常，睡眠尚可，体重下降约 5 kg。无烟酒嗜好，无遗传病、传染病家族史。

查体：T 37.6 ℃；P 80 次/min；R 18 次/min；BP 118/70 mmHg。

皮肤未见出血点和皮疹，巩膜无黄染，浅表淋巴结未触及肿大。左上肺呼吸音粗糙，双肺未闻及干湿性啰音。心界不大，心率 80 次/min，律齐，各瓣膜听诊区未闻及杂音。腹平软，无压痛及反跳痛，肝脾肋下未触及，移动性浊音(-)。双下肢无水肿，未引出病理征。

辅助检查：血常规，Hb 130 g/L；WBC 7.5×10^9 个/L；N 0.65；L 0.34；Plt 220×10^9 个/L；血沉 69 mm/h。胸部 X 线片，左上肺斑片状阴影。

1.初步诊断

继发型肺结核左上涂(未查)，初治

2.诊断依据

①青年男性，有低热、乏力、盗汗等明显的结核中毒症状和咳嗽、咳痰等呼吸系统表现，抗生素治疗无效。

②查体：T 37.6 ℃，低热，与结核中毒症状相符；左上肺呼吸音粗糙，双肺未闻及干湿性啰音。上肺为结核好发部位，结合左上肺呼吸音粗糙体征，考虑病灶在左上肺。

③辅助检查：胸部 X 线片示左上肺斑片状阴影，上肺为肺结核好发部位，结合病史考虑肺结核；血沉增快，结核活动期可表现为增快。BIOOD-R：大致正常，可与细菌性肺炎鉴别。

3.鉴别诊断

肺脓肿　肺炎　肺癌　肺部真菌感染

4.进一步检查

①痰涂片抗酸染色、痰涂片找真菌、痰培养+药敏试验、PPD 试验。

②血电解质、肝肾功能、痰脱落细胞学检查、血清肿瘤标志物。

③必要时胸部 CT 检查或支气管镜检查。

5.治疗原则

①呼吸道隔离；转结核病院治疗，归口管理；执行传染病上报制度。

②休息，加强营养支持。

③抗结核治疗：利福平、异烟肼、链霉素、乙胺丁醇(早期、适量、联合、规律、全程)。

④必要时给予止咳、退热等对症治疗。

第五节　心力衰竭

男性患者，60 岁。因反复咳嗽、咳痰、呼吸困难 5 年，双下肢水肿 2 年，加重 1 天入院。

患者于 5 年前开始出现反复咳嗽、咳痰，多于受凉后发作，伴有渐进性加重的呼吸困难，在当地医院抗感染治疗后可好转，平时偶有咳嗽，咳少量白色黏液。近2年来出现腹胀、双下肢水肿，间断利尿治疗，症状时有反复。1天前因受凉后出现阵发性咳嗽，咳中等量黄色脓痰，稍活动即出现气促，伴有发热、纳差、双下肢水肿，未予治疗，就诊我院，收入院。

体检：T 37.6 ℃；P 92 次/min；R 19 次/min；BP 120/88 mmHg。

神志清楚，慢性病容。口唇轻度紫绀，双侧颈静脉充盈。桶状胸，叩诊呈过清音，双下肺可闻及湿啰音。心率 92 次/min，律齐，心音遥远，无杂音。腹软，肝脏肋下2.5 cm处可触及，有轻压痛，肝颈静脉回流征(+)，脾未触及，双肾区无叩痛，双下肢凹陷性水肿(+)，生理反射存在，病理反射未引出。

实验室检查：WBC 12×10^{9} 个/L；N 0.85；L 0.12。

要求：根据以上病历摘要，写出初步诊断、诊断依据(如有2个或以上诊断，应分别列出各自的诊断依据)鉴别诊断、进一步检查与治疗原则。

1.初步诊断

(1)慢性阻塞性肺疾病　急性加重期　Ⅰ级

(2)肺源性心脏病　右心衰竭　心功能Ⅲ级(NYHA)

2.诊断依据

(1)慢性阻塞性肺疾病　急性加重期　Ⅰ级

①老年患者，COPD 好发年龄段。

②慢性病程，反复咳嗽、咳痰，渐进性加重的呼吸困难，典型慢性阻塞性肺疾病表现；1天前症状加重，伴发热，黄色脓痰，有明显炎症加重表现，考虑急性加重期；患者症状进展伴有活动后气促，考虑为中度。

③查体：体温升高，双肺可闻及湿啰音，提示肺部为炎症活动期；桶状胸，叩诊呈过清音，典型肺气肿体征，符合 COPD 肺部体征表现。

④血常规：白细胞及中性粒细胞比例升高，提示细菌感染。

结合病史、体征及实验室检查，慢性阻塞性肺疾病急性发作期中度诊断成立。

(2)肺源性心脏病　右心衰竭　心功能Ⅲ级(NYHA)

①慢性阻塞性肺疾病基础，此次发病出现气促、纳差、双下肢水肿的典型右心衰症状，稍活动即出现气促，提示心功能Ⅲ级。

②查体：口唇轻度紫绀，双侧颈静脉充盈，右上腹压痛，肝脏增大，肝颈静脉回流征阳性，双下肢凹陷性水肿，典型右心衰竭体征，提示右心衰。

3.鉴别诊断

心包积液　左心衰　肝硬化失代偿期　肾源性水肿

4.进一步检查

①超声心动图、肺功能测定。

②血培养加药敏试验、BNP、动脉血气分析、血糖、血清电解质、肝肾功能。

③胸部 X 线检查、必要时胸部 CT。

5.治疗原则

①半卧位休息，避免劳累，控制钠盐和水分的摄入，低流量吸氧。

②药物治疗：控制感染，广谱抗生素抗感染，根据药敏实验调整；纠正心衰，呋塞米利尿，缓解心衰症状；防治心室重构，ACEI 类药物；维持水电解质平衡；必要时洋地黄强心，硝酸酯类扩管；对症，止咳、祛痰。

③必要时心脏再同步化治疗。

第六节　高血压

男性患者，62 岁。间断头晕、头痛 10 年，加重伴心悸 1 个月。

患者 10 年前因头晕就诊时测量血压 160/100 mmHg，诊断为：高血压病，间断服用罗布麻片治疗。10 年来间断头晕或头痛，测量血压最高时为 200/120 mmHg，近 3 年规律服用复方降压片，血压波动于 140～170/90～100 mmHg，可正常工作。1 个月前头晕头痛反复发作，并开始出现活动时心悸，休息 5～10 min 可渐好转，为进一步治疗入院。

既往无特殊病史，吸烟 40 年，20～30 支/日，无饮酒史，无药物过敏史。其父患原发性高血压，数年前死于心肌梗死。

查体：T 36.4 ℃；P 85 次/min；R 22 次/min；BP 170/96 mmHg。

神志清楚，超力体型（身高 168 cm，体重 80 kg），自动体位。甲状腺无肿大，双侧颈静脉无充盈。双肺呼吸音清晰，未闻及干湿性啰音。心尖搏动点位于第 6 肋间左锁骨中线外 1.0 cm 处，呈抬举性搏动，心率 85 次/min，律齐，$A_2>P_2$。腹平软，无压痛，肝脾肋下未触及，双下肢无水肿。未引出病理征。

实验室检查：K^+ 4.2 mmol/L；Na^+ 131mol/L；尿常规，蛋白（+）。

要求：根据以上病历摘要，写出初步诊断、诊断依据（如有 2 个或以上诊断，应分别列出各自的诊断依据）鉴别诊断、进一步检查与治疗原则。

1.初步诊断

（1）原发性高血压 3 级　很高危

（2）高血压性心脏病　心功能Ⅱ级（NYHY）

2.诊断依据

①原发性高血压 3 级　很高危

血压测量达到 3 级高血压分级标准（收缩压≥180 mmHg）而未发现其他引起高血

压的原因。老年男性，吸烟，有高血压家族史，辅助检查：肾损害，危险分层达到很高危。

②高血压性心脏病　心功能Ⅱ级（NYHY）

a.有高血压基础疾病，心脏向左下扩大，呈抬举性搏动，考虑并发高血压性心脏病；体力活动轻度受限，休息后缓解，符合心功能Ⅱ级（NYHY 分级）诊断。

b.查体：心尖搏动点位于第 6 肋间左锁骨中线外 1.0 cm 处，心尖搏动点向左下移位，呈抬举性搏动，考虑为高血压引起左心室肥大；$A_2>P_2$，为高血压病心脏病典型心脏听诊体征。

结合病史、体征及实验室检查，诊断成立。

3.鉴别诊断

冠心病　继发性高血压　风湿性心脏瓣膜病

4.进一步检查

①24 h 尿蛋白定量、超声心动图、血脂、BNP 或 NT-proBNP。

②眼底检查、颈动脉超声、腹部 B 超（肾脏）、血糖、肝肾功能。

③必要时头颅 CT 检查。

5.治疗原则

①休息，低钠低脂饮食，控制体重，戒烟。

②药物治疗：控制血压选用利尿剂+ACEI 或 ARB；改善心功能，可用 β 受体阻滞剂；根据血脂情况选用调脂药物。

③健康管理。

第七节　冠状动脉粥样硬化性心脏病

男性患者，61 岁，突发胸痛 30 min，伴大汗、恶心。

患者 30 min 前与人争论时突发胸骨后疼痛，伴大汗、恶心、烦躁不安，立即舌下含服硝酸甘油 0.4 mg 后无缓解，紧急送往医院。途中出现面色苍白、神志迟钝，无晕厥抽搐，重复使用硝酸甘油舌下含服 2 次，胸痛持续不缓解。急诊入院。

起病前精神尚可，饮食正常，睡眠稍差，大小便正常。有高血压病史 5 年，最高值为 170/95 mmHg，规律服用卡托普利，血压控制在 140～150/90～95 mmHg。否认高血压、心脏病家族史。吸烟 40 年，每天 20～40 支。

查体：T 37.3 ℃；P 91 次/min；R 18 次/min；BP 110/70 mmHg。

神志迟钝，面色苍白，口唇无发绀，双侧颈静脉无充盈。双肺呼吸音清晰，心界无扩大，心率 91 次/min，律齐，心音低钝，各瓣膜听诊区未闻及心脏杂音，无心包摩擦音。

腹平软，无压痛，肝脾肋下未触及。双下肢无水肿，未引出病理征。

心电图：$V_1 \sim V_5$ 导联 ST 段弓背向上抬高 0.5 mV，$V_1 \sim V_4$ 可见病理性 Q 波。

要求：根据以上病历资料，写出初步诊断、诊断依据、鉴别诊断、进一步检查与治疗原则。

1.初步诊断

（1）冠心病　急性广泛前壁心肌梗死　心功能Ⅰ级（Killip 分级）

（2）原发性高血压 2 级　很高危

2.诊断依据

（1）冠心病　急性广泛前壁心肌梗死　心功能Ⅰ级（Killip 分级）

①老年男性、有高血压病史及吸烟嗜好。

②急性病程，突发持续性胸痛，含服硝酸甘油不缓解，典型心肌梗死症状表现。

③查体：双侧颈静脉无充盈，双肺呼吸音清晰，心率 91 次/min，律齐，心音低钝。无心衰体征，心功能Ⅰ级（Killip 分级）。

④辅助检查：心电图 $V_1 \sim V_5$ 导联 ST 段弓背向上抬高 0.5 mV、$V_1 \sim V_4$ 可见病理性 Q 波，提示急性广泛前壁心肌梗死。

结合病史、体征及实验室检查，冠心病、急性广泛前壁心肌梗死、心功能Ⅰ级（Killip 分级）诊断成立。

（2）原发性高血压 2 级　很高危

既往有高血压病史，血压最高为 170/95 mmHg，老年男性、有吸烟史，合并急性心肌梗死，有多项危险因素，危险分层为很高危。

3.鉴别诊断

心绞痛　急性肺动脉栓塞　主动脉夹层

4.进一步检查

①心肌坏死标志物、冠状动脉造影、24 h EKG 动态监测。

②血常规，出、凝血时间，血脂、血糖。

③超声心动图、放射性核素检查。

5.治疗原则

①绝对卧床休息，吸氧、低盐低脂饮食、戒烟，监测生命体征、血氧饱和度。

②药物治疗：吗啡解除疼痛；硝酸酯类药物扩张冠脉；抗血小板聚集：阿司匹林；抗凝治疗：低分子肝素；降低心肌耗氧量：β 受体阻滞剂；减少充血性心衰和死亡率、改善心室重构：卡托普利；调脂治疗、必要时心肌再灌注治疗（溶栓、直接 PCI）。

③急性期后控制降压治疗以及冠心病二级预防。

第八节 胃食管反流病

男性患者,52 岁,胸骨后烧灼样感 1 周。

患者 1 周前开始出现胸骨后烧灼感,由剑突下沿胸骨由下向上延伸,多于餐后 1 h 出现,卧位、弯腰时可加重,伴反酸、嗳气,无吞咽困难和疼痛,无心悸气促胸闷。未予诊治,现就诊我院。

发病以来,精神一般,饮食睡眠及大小便正常,体重无下降。既往体健,无传染病、家族遗传病史,无烟酒嗜好。

查体:T 36.4 ℃;P 81 次/min;R 16 次/min;BP 125/80 mmHg。

神志清楚,步入病房。皮肤黏膜无黄染,浅表淋巴结未触及肿大。胸廓对称,胸壁无压痛,双肺叩诊呈清音,未闻及干湿性啰音。心界不大,心率 81 次/min,律齐,无杂音。腹平软,无压痛、反跳痛,肝脾肋下未触及。双下肢无水肿。

辅助检查:ECG,窦性心律,大致正常心电图。

要求:根据以上病历摘要,写出初步诊断、诊断依据(如有 2 个及以上诊断,应分别列出各自的诊断依据)、鉴别诊断、进一步检查与治疗原则。

1.初步诊断

胃食管反流病

2.诊断依据

①中年男性,本病好发年龄段。

②胸骨后烧灼感,由剑突下沿胸骨由下向上延伸,多于餐后 1 h 出现,卧位、弯腰时可加重,典型胃食管反流病症状特点,无心悸胸闷,可与心血管病引起的胸痛相鉴别。

③胸廓对称,胸壁无压痛,双肺叩诊呈清音,未闻及干湿性啰音。心界不大,心率 81 次/min,律齐,无杂音。腹平软,无压痛、反跳痛。体检未发现阳性体征。

④辅助检查:ECG,大致正常。可排除心脏疾患致胸痛。

综合症状、体征、辅助检查,胃食管反流病诊断成立。

3.鉴别诊断

冠状动脉粥样硬化性心脏病　贲门失弛缓症　食管癌

4.进一步检查

①胃镜+活组织病理检查。

②24 h 食管 pH 值监测、食管滴酸试验。

③食管动力学检查(食管测压)。

5.治疗原则

①避免进食高脂食物、巧克力、咖啡、浓茶;减少弯腰动作,进餐后 2 h 后卧床休息,卧位时床头抬高 15°。

②药物治疗:使用抑酸剂(H_2 受体拮抗剂或质子泵抑制剂)8 周,视病情加用促胃肠动力剂。

③结合内镜结果,若有适应证,行手术治疗。

第九节　胃　炎

男性患者,36 岁。上腹痛 1 周,加重伴黑便 1 天。

患者 1 周前因腰痛口服芬必得后出现上腹部阵发性隐痛,疼痛不向他处放射,与饮食无明显关系,无反酸、烧心、恶心、呕吐,无发热、腹泻,未予治疗。1 天来感腹痛症状加重,并排黑便 1 次,量约 50 g,伴乏力,无头晕、心悸。

起病以来,精神、食欲一般,睡眠、小便正常,大便如上述,体重无明显变化。

既往体健,无烟酒嗜好,否认遗传病家族史。

查体:T 36.2 ℃;P 86 次/min;R 18 次/min;BP 100/60 mmHg。

神志清楚,表情痛苦,口唇、睑结膜无苍白,浅表淋巴结未触及肿大。双肺呼吸音清晰,未闻及干湿性啰音。心率 86 次/min,律齐,各瓣膜听诊区未闻及杂音。腹平软,剑突下轻度压痛,无反跳痛,肝脾肋下未触及,肠鸣音活跃,12 次/min。生理反射存在,双下肢无水肿。

实验室检查:血常规:Hb 130 g/L、RBC 4.3×10^{12}个/L、WBC 7.2×10^{9} 个/L、N 0.75、Plt 325×10^{9} 个/L。粪隐血(+)。

要求:根据以上病历摘要,写出初步诊断、诊断依据(如有 2 个及以上诊断,应分别列出各自的诊断依据)、鉴别诊断、进一步检查与治疗原则。

1.初步诊断

急性糜烂出血性胃炎

2.诊断依据

①急性病程,既往体健,有口服非甾体抗炎药史,后出现阵发性腹痛、恶心、黑便,为急性糜烂出血性胃炎临床症状表现。

②查体:剑突下压痛,为胃黏膜受损引起;肠鸣音活跃,考虑血液刺激肠道所致,符合本病体征。

③粪便隐血实验阳性,提示粪便中有血液成分;Blood-R:红细胞计数正常,提示目

前患者出血量不大，未影响有效循环血量。

结合病史、体征及实验室检查，急性糜烂出血性胃炎诊断成立。

3.鉴别诊断

消化性溃疡　胃癌

4.进一步检查

①胃镜，必要时行胃黏膜组织病理检查。

②复查血常规、粪常规及粪便隐血试验。

5.治疗原则

①休息，清淡软食，停用芬必得。

②药物治疗：H_2 受体拮抗剂、质子泵抑制剂抑制胃酸分泌，硫糖铝保护胃黏膜，维持水电解质及酸碱平衡等对症支持治疗。

③必要时内镜下止血或手术治疗。

第十节　消化性溃疡

男性患者，48 岁。反复上腹部隐痛 12 年，再发加重伴呕吐 1 天。

患者 12 年前开始反复出现上腹部隐痛，疼痛不向他处放射，多于季节交替、夜间发生，伴反酸、嗳气、腹胀，在当地医院做胃镜提示十二指肠溃疡，间断自服雷尼替丁、铝碳酸镁治疗。1 天来症状再发加重，伴腹胀、反复呕吐隔夜食物，有酵酸气味。来院就诊。

此次起病以来，食欲、睡眠差，小便正常，未解大便，体重无明显变化。既往体健，无家族遗传病、传染病史。吸烟 30 年，每天 20~30 支，无饮酒史。

查体：T 36.5 ℃；P 92 次/min；R 18 次/min；BP 110/70 mmHg。

神志清楚，精神差，巩膜无黄染，浅表淋巴结未扪及肿大。双肺呼吸音清晰，未闻及干湿性啰音。心率 92 次/min，律齐，各瓣膜听诊区未闻及杂音。腹平软，未见肠型及蠕动波，上腹深压痛无反跳痛，肝脾肋下未触及，振水音(+)，移动性浊音(-)。生理反射存在，皮肤弹性正常，双下肢无水肿。

实验室检查，血常规：Hb 141 g/L、RBC 4.7×10^{12} 个/L、WBC 7.1×10^{9} 个/L、N 0.65/L、Plt 195×10^{9} 个/L。

要求：根据以上病历摘要，写出初步诊断，诊断依据(如有 2 个或以上诊断，应分别列出各自的诊断依据)、鉴别诊断、进一步检查与治疗原则。

1.初步诊断

十二指肠溃疡并幽门梗阻

2.诊断依据

①慢性病程，周期性上腹痛，多于季节交替出现，主要夜间发生，伴有消化道症状，为典型十二指肠溃疡症状特征。胃镜示十二指肠溃疡，明确十二指肠溃疡诊断。

②伴发腹胀、反复呕吐隔夜食物，有酵酸气味，为典型幽门梗阻临床症状。

③查体：上腹部深压痛，为十二指肠溃疡体征；振水音(+)，为幽门梗阻体征。

④辅助检查：血常规无异常，提示不考虑细菌感染。

结合症状、体征及辅助检查，诊断考虑十二指肠溃疡并幽门梗阻。

3.鉴别诊断

肠梗阻　慢性胃溃疡　胃癌

4.进一步检查

①急诊胃镜，必要时行胃黏膜组织病理检查。

②血电解质、粪常规、病情稳定后幽门螺杆菌相关检测，肿瘤标志物检测。

③立位腹部 X 线平片、腹部 B 超。

5.治疗原则

①休息，胃肠减压，禁食水。

②静脉应用抑酸剂(H_2 受体拮抗剂)，维持水电解质平衡，如有幽门螺杆菌，在幽门梗阻解除后采用根除 HP 治疗及抗溃疡治疗。

③必要时手术解除梗阻。

第十一节　消化道出血

男性患者，30 岁，反复上腹部疼痛 3 年，加重 1 天，呕血 1 次。

患者 3 年前开始出现餐后上腹部隐痛不适，2 h 后可渐自行缓解。在当地医院做胃镜检查示胃溃疡，给予抗溃疡及对症治疗后好转。1 天前中午因进食辣子鸡丁后上腹部疼痛症状再发，起初为上腹部阵发性剧烈绞痛，后疼痛渐减轻，呈阵发性隐痛，自觉可耐受，未予治疗。今日晨起后仍感上腹部隐痛不适，且呕咖啡渣样物 1 次，约 100 g，无头晕心悸，来我院就诊，以“上消化道出血”收住入院。

此次起病以来，精神食欲睡眠一般，大小便正常。无烟酒嗜好，无家族遗传病、传染病史。

查体：T 36.2 ℃；P 94 次/min；R 20 次/min；BP 110/70 mmHg。

发育正常，营养中等，步入病房，表情痛苦，神志清楚，查体合作。全身皮肤黏膜无黄染，温度、湿度正常，弹性可，口唇无苍白。双肺呼吸音清晰，未闻及干湿啰音。心率

94 次/min，律齐，各瓣膜听诊区未闻及杂音。腹软，上腹压痛无反跳痛，肝脾肋下未扪及，肠鸣音 10 次/min，音调正常。生理反射存在，病理征未引出。

辅助检查：急诊胃镜示胃溃疡。

要求：根据以上病历摘要，写出初步诊断、诊断依据（如有 2 个及以上诊断，应分别列出各自的诊断依据）、鉴别诊断、进一步检查与治疗原则。

1.初步诊断

（1）上消化道出血

（2）胃溃疡

2.诊断依据

（1）上消化道出血

①有胃溃疡基础病史，呕血为典型消化道出血症状。

②查体：腹软，上腹压痛，为胃黏膜受损引起；肠鸣音 10 次/min，音调正常，考虑血液刺激肠道所致。

结合症状、体征，上消化道出血诊断成立。

（2）胃溃疡

①男性青年患者，慢性病史，既往有典型胃溃疡症状表现，胃镜明确诊断为胃溃疡，经治疗后症状好转，未复查。本次在进食辛辣食物后上腹痛再发。

②查体：慢性病容，腹软，上腹压痛，提示上腹部有局部病灶。

③辅助检查：胃镜提示胃溃疡。

结合症状、体征、辅助检查，胃溃疡诊断成立。

3.鉴别诊断

胃肠穿孔　急性胰腺炎　胆石症　急性胆囊炎

4.进一步检查

①血常规、大便隐血试验、幽门螺杆菌检测。

②尿常规、粪常规、肝肾功能、血电解质。

③必要时胃镜下取活组织检查。

5.治疗方案

①卧床休息，禁食水；观察呕血、黑便情况，监测血压、心率、尿量。

②药物治疗：抑酸治疗（H_2 受体拮抗剂、PPI），胃黏膜保护剂（米索前列醇），止血药物。出血停止后给予抗溃疡治疗，如有幽门螺旋杆菌感染，则行根除幽门螺旋杆菌治疗。

③必要时可胃镜下止血或手术治疗。

第十二节　肝硬化

男性患者，45 岁。乏力、腹胀 5 年，加重伴发热 2 天。

患者 5 年前开始出现乏力、腹胀，多于进食后加重，伴纳差，偶有刷牙时牙龈出血，无腹痛、呕吐、黑便，可正常工作。3 年前在医院体检时提示：HBsAg(+)，B 超肝硬化，间断服用护肝片治疗，症状时有反复。2 天前自觉腹胀、乏力加重，伴发热、腹部隐痛，自测体温波动为 38~38.5 ℃。来院就诊。

此次发病以来，精神、食欲减退，睡眠差，尿色深黄，大便正常，体重无明显变化。既往无烟酒嗜好，否认结核史及家族遗传病史。

查体：T 38 ℃；P 98 次/min；R 18 次/min；BP 100/70 mmHg。

肝病面容，表情痛苦，步入病房。巩膜黄染，颈部及上臂可见少量散在蜘蛛痣，双手掌可见肝掌，全身浅表淋巴结未触及肿大。双肺呼吸音清晰，未闻及啰音。心率 98 次/min，律齐，各瓣膜听诊区未闻及杂音。腹部膨隆，腹肌稍紧张，全腹压痛，有反跳痛，肝肋下未触及，脾肋下 2 cm 处可触及，移动性浊音(+)。双下肢无水肿，未引出病理征。

实验室检查：血常规，Hb 112 g/L；RBC 3.5×10^{9} 个/L；WBC 9.8×10^{12}个/L；N 0.85；Plt 100×10^{9} 个/L；肝功能，总胆红素 48.5 μmol/L，结合胆红素 13.2 μmol/L，白蛋白 29 g/L，球蛋白 38 g/L，ALT 55 U/L，AST 42 U/L，PT 16.4 s(对照 13 s)。

要求：根据以上病历摘要，写出初步诊断、诊断依据(如有 2 个及以上诊断，应分别列出各自的诊断依据)、鉴别诊断、进一步检查与治疗原则。

1.初步诊断

(1)慢性乙型病毒性肝炎　肝炎后肝硬化失代偿期

(2)自发性腹膜炎

2.诊断依据

(1)慢性乙型病毒性肝炎　肝炎后肝硬化失代偿期

①慢性病程，有消化不良症状，HBsAg(+)，慢性乙型病毒性肝炎诊断成立。

②病程中有出血倾向，考虑为肝功能下降后凝血因子合成减少及脾功能亢进后血小板减少所致；尿色深和巩膜黄染，为肝功能下降后对胆红素代谢功能下降所致，以上为肝功能减退临床症状。

③查体：蜘蛛痣，为肝功能下降后对雌激素代谢减少所致，移动性浊音(+)为腹水形成体征，腹水形成和脾大提示门脉高压症形成；为典型肝硬化失代偿期临床表现。

④辅助检查：外周血血红蛋白及血小板减少，为肝硬化后脾功能亢进所致；白/球

蛋白倒置,PT 延长,为肝功能减退后合成白蛋白减少以及凝血因子合成减少表现。

结合患者乙肝病史、肝功能减退症状、门脉高压体征以及化验室检查,诊断成立。

(2)自发性腹膜炎

①有乙肝后肝硬化失代偿期基础疾病,此次起病有发热、腹痛症状。

②查体:T 38 ℃,达到低热诊断标准,腹肌稍紧张,全腹压痛,有反跳痛,提示腹膜刺激征阳性、炎症波及腹膜。

③辅助检查:WBC 9.8×10^{12}个/L,相对于本患者脾功能亢进状态应考虑为增高,中性粒细胞比例明显升高,支持细菌感染。

结合患者症状、体征及化验检查,诊断成立。

3.鉴别诊断

原发性肝癌　结核性腹膜炎　其他原因导致的腹水

4.进一步检查

①诊断性腹腔穿刺、腹水常规生化、细菌培养+药敏试验及细胞学检查。

②肝脏 B 超或 CT、血电解质、大小便常规、肾功能、AFP、乙肝病毒感染血清标志物检查。

③胃镜检查,必要时肝穿刺活组织检查。

5.治疗原则

①休息,高热量优质少量蛋白多种维生素饮食,控制水和钠的摄入。

②应用广谱抗菌药物(2~3 种抗生素联合用药),根据药敏试验调整用药,护肝、利尿及补充白蛋白,维持水电解质平衡,结合患者病情必要时放腹水。

③健康管理,必要时感染控制后脾切除术改善门脉高压。

第十三节　急性肾小球肾炎

男性患者,14 岁,水肿 1 周,肉眼血尿 1 天。

患者 1 周前晨起时发现双眼睑水肿,2 天后出现双下肢凹陷性水肿,伴疲乏无力、腰部隐痛,尿中泡沫增多,尿色、尿量正常。1 天来出现肉眼血尿,颜色呈洗肉水样,无尿量减少、夜尿增多,无发热、皮疹、关节痛,未予治疗,现就诊我院。

发病以来食欲、睡眠一般,大便正常,小便如上述,体重无明显变化。

既往 2 周前曾患“急性扁桃体炎”,经当地医院抗感染治疗 7 天后痊愈。否认肝炎、结核病病史,无高血压、糖尿病、肾脏病史及家族史。

查体:T 36.6 ℃;P 70 次/min;R 16 次/min;BP 140/95 mmHg。

双眼睑水肿,双侧扁桃体无红肿,皮肤未见出血点和皮疹,浅表淋巴结未触及肿大。双肺呼吸音清晰,未闻及干湿性啰音,心界正常,心率 70 次/min,律齐,各瓣膜听诊区未闻及杂音。腹平软，无压痛，肝脾肋下未触及，移动性浊音(-)，双下肢中度凹陷性水肿。

实验室检查，尿常规：蛋白(+)、RBC 25~30 个/HP。

要求：根据以上病历摘要，写出初步诊断、诊断依据(如有 2 个或以上诊断，应分别列出各自的诊断依据)、鉴别诊断、进一步检查与治疗原则。

1.初步诊断

急性肾小球肾炎

2.诊断依据

①急性起病，既往无类似病史，可排除慢性疾病急性发作。既往 2 周前患“急性扁桃体炎”，结合本次起病症状，考虑链球菌感染史。

②水肿、肉眼血尿，伴疲乏无力、腰部隐痛，为典型急性肾小球肾炎临床症状。尿中泡沫增多，可考虑为尿蛋白增多所致。

③查体：血压升高，双眼睑水肿，双下肢凹陷性水肿，符合肾小球肾炎体征。辅助检查：尿常规示镜下血尿及蛋白尿，提示肾小球滤过膜受损。

结合 2 周前“急性扁桃体炎”史、临床症状、体征及尿常规结果，诊断成立。

3.鉴别诊断

其他病原体感染后的急性肾炎(水痘-带状疱疹、EB 病毒、流感病毒)　急进性肾小球肾炎　全身性疾病肾脏受累　慢性肾炎急性发作

4.进一步检查

①肾脏 B 超检查、抗链球菌溶血素“O”滴度检查、血清 C3 总补体检查。

②血常规、循环免疫复合物、血清冷球蛋白、尿相差显微镜检查、24 h 尿蛋白定量、血电解质。

③动态监测肾功能，必要时肾穿刺活检。

5.治疗原则

①卧床休息至肉眼血尿消失、水肿消失及血压恢复正常，限水、限盐、优质蛋白饮食，避免使用肾毒性药物。

②药物治疗：青霉素肃清链球菌，利尿消肿降压选用噻嗪类。

③如出现急性肾功衰或急性左心衰并发症，可采用透析治疗。

第十四节　慢性肾小球肾炎

男性患者，45 岁，反复肉眼血尿、水肿 6 年，间断头晕 1 周。

患者 6 年前无明显诱因出现肉眼血尿，呈洗肉水样，伴晨起时双眼睑水肿，在当地

医院查尿常规示红细胞满视野/HP，蛋白（++），相差显微镜示多形性红细胞>80%，诊断为急性肾小球肾炎。住院对症治疗后，尿色恢复正常。此后症状反复出现，休息后可缓解，无少尿、无尿，无尿频、尿急、尿痛，无发热、皮疹、关节痛。1周前出现间断头晕，于劳累时诱发，休息后减轻，伴有乏力、双眼睑和双下肢水肿，现来院就诊。

起病以来，精神、食欲、睡眠一般，大小便如常，体重无明显变化。既往体健，无高血压疾病家族史。

查体：T 36.2 ℃；P 72 次/min；R 18 次/min；BP 160/90 mmHg。

双眼睑水肿，皮肤未见出血点和皮疹，浅表淋巴结未触及肿大。双肺未闻及干湿性啰音。心界不大，心率72次/min，律齐，各瓣膜听诊区未闻及杂音。腹平软，无压痛，肝脾肋下未触及，移动性浊音（-）。双下肢轻度凹陷性水肿，未引出病理征。

实验室检查，血常规：Hb 116 g/L，WBC 4.5×10^9 个/L，N 0.65，Plt 350×10^9 个/L。血生化：Cr 89 μmol/L，BUN 6.8 mmo/L。尿常规：RBC 10~15 个/HP，Pro（++）。尿相差显微镜检查：多形性红细胞>80%。

要求：根据以上病历摘要，写出初步诊断、诊断依据（如有2个或以上诊断，应分别列出各自诊断据）、鉴别诊断、进一步检查与治疗原则。

1.初步诊断

（1）慢性肾小球肾炎

（2）肾实质性高血压

2.诊断依据

（1）慢性肾小球肾炎

①既往有急性肾小球肾炎病史，后症状反复呈慢性病程，血尿、蛋白尿、高血压、水肿为症状特征，典型慢性肾小球肾炎临床表现。

②查体：血压升高，双眼睑水肿，双下肢轻度凹陷性水肿，符合慢性肾小球肾炎体征。

③辅助检查：尿常规：尿相差显微镜检查：多形性红细胞>80%，提示肾小球源性血尿，血尿、蛋白尿为滤过膜受损所致；血常规：血红蛋白低于正常值，与长期血尿所致失血相关；肾功能：肌酐、尿素氮值正常，示肾功能正常。

结合症状、体征、辅助检查慢性肾小球肾炎诊断成立。

（2）肾实质性高血压　青年男性，血压测量达到诊断高血压标准，有慢性肾损害病史6年，无高血压疾病家族史。

3.鉴别诊断

继发性肾小球肾炎（狼疮性肾炎、过敏性紫癜性肾炎、乙肝病毒相关性肾炎等）　无症状性血尿和（或）蛋白尿　原发性高血压肾损害　慢性肾盂肾炎

4.进一步检查

①肾脏B超检查。

②内生肌酐清除率、24 h 尿蛋白定量、尿微量蛋白测定、抗核抗体检查、补体测定。

③必要时肾穿刺活检。

5.治疗原则

①休息，避免劳累，限盐（钠<3 g/d），优质蛋白饮食[0.8~1.0 g/(kg·d)]，避免使用肾毒性药物。

②药物治疗：首选 ACEI 或 ARB 类药物控制血压及减少蛋白尿。

③根据肾穿刺结果，必要时予免疫抑制治疗。

第十五节 尿路感染

女性患者，35 岁。尿频、尿急、尿痛 3 天，发热伴腰痛 2 h。

患者 3 天前劳累后出现排尿时烧灼样疼痛，伴尿急、尿频，每日十余次，无肉眼血尿，未予治疗。2 h 前患者突然出现畏寒、发热，体温最高 39.8 ℃，伴右侧腰部持续性胀痛，全身疲乏无力。来院就诊。

发病以来食欲、睡眠一般，大便正常，小便如上述，体重无明显变化。

既往无特殊病史，否认传染病接触史。无烟酒嗜好。月经史、婚育史、家族史无特殊。

查体：T 39.2 ℃；P 106 次/min；R 22 次/min；BP 120/80 mmHg。

急性热病容，浅表淋巴结未触及肿大。双肺呼吸音清，未闻及干湿性啰音。心界正常，心率 106 次/min，律齐，各瓣膜听诊区未闻及杂音。腹平软，肝脾肋下未触及，右肾区叩击痛阳性。双下肢无水肿。

实验室检查：血常规，Hb 128 g/L，WBC 11.8×10^9 个/L，N 0.85，Plt 245×10^9 个/L。尿常规，蛋白(+)，亚硝酸盐(+)，WBC 40~50 个/HP。

要求：根据以上病历摘要，写出初步诊断、诊断依据（如有 2 个及以上诊断，应分别列出各自的诊断依据）、鉴别诊断、进一步检查与治疗原则。

1.初步诊断

尿路感染：

急性肾盂肾炎（右侧） 急性膀胱炎

2.诊断依据

①青年女性，本病好发人群。

②急性起病，发热、腰痛、膀胱刺激征、排尿时烧灼样疼痛，典型急性肾盂肾炎伴发膀胱炎临床症状表现。

③查体：高热，急性热病容，右肾区叩击痛（+），为炎症反应表现，符合本病体征。

④血常规提示白细胞升高，中性粒细胞比例升高，提示细菌感染；尿常规提示尿蛋白（+），与发热和尿路炎症相关；亚硝酸盐（+），WBC 40～50 个/HP（正常值 0～5 个/HP），提示尿路细菌感染。

结合临床症状、体征及尿常规结果，诊断成立。

3.鉴别诊断

尿道综合征　泌尿系结核　慢性肾盂肾炎急性发作

4.进一步检查

①泌尿系统 B 超、清洁中段尿细菌培养+药物敏感试验、血细菌培养+药物敏感试验。

②尿沉渣涂片、肾功能、尿 β_2 微球蛋白。

③急性炎症控制后，可于必要时进行泌尿系造影。

5.治疗原则

①卧床休息，多饮水，勤排尿（每日尿量 3 000 mL 以上），高热量高维生素易消化饮食。

②药物治疗：抗感染治疗，首选对 G^- 杆菌有效的抗生素，根据药敏调整；控制体温：物理降温；维持水电解质平衡。

③抗生素使用 10～14 天，疗程结束后 5～7 天查尿细菌。

第十六节　缺铁性贫血

女性患者，50 岁。间断头昏、乏力半年，加重伴活动后心悸 1 周。

患者半年前开始出现间断头昏、乏力，多于活动后出现，休息后可减轻，伴有少气懒言，面色苍白，未予诊治。近 1 周来头晕、乏力加重，且出现上楼时心悸，上 2 层楼即需要休息。现来院就诊。

起病以来，精神食欲一般，饮食和睡眠正常，大小便正常，体重无明显下降。既往有十二指肠溃疡病史 15 年，时有上腹痛，间断口服西咪替丁治疗。无烟酒嗜好。1 年前绝经，无阴道出血。无传染病、家族遗传病史。

查体：T 36.5 ℃；P 107 次/min；R 20 次/min；BP 130/80 mmHg。

贫血貌，皮肤未见出血点和皮疹，口唇、睑结膜苍白，巩膜无黄染，浅表淋巴结未触及肿大。双肺呼吸音清晰无啰音，心界不大，心率 107 次/min，律齐，无杂音。腹软，上腹部轻压痛，肝脾肋下未触及。双下肢无水肿。

辅助检查：血清铁蛋白 7 μg/L，血清铁 6.4 μmol/L，总铁结合力 85 μmol/L。血常规:Hb 76 g/L,RBC 3.0×10^{12}个/L,MCV 64 fl,MCH 23 pg,MCHC 287 g/L,WBC 7.8×10^9 个/L,N 0.65,L 0.25,Plt 325×10^9 个/L;网织红细胞 0.026;尿常规:正常;大便常规:黄色成形,粪隐血(+)。

要求:根据以上病历摘要,写出初步诊断、诊断依据(如有 2 个及以上诊断,应分别列出各自的诊断依据)、鉴别诊断、进一步检查与治疗原则。

1.初步诊断

(1)缺铁性贫血　中度

(2)十二指肠溃疡

2.诊断依据

(1)缺铁性贫血　中度

①头昏、乏力、少气懒言,面色苍白为典型贫血表现,患者已绝经,无阴道出血,可排除子宫功能性出血致失血。

②查体:贫血貌,睑结膜、口唇苍白,心率增快,符合贫血体征。

③辅助检查:血红蛋白提示中度贫血;MCV、MCH、MCHC 降低提示缺铁性贫血;血清铁蛋白明显降低,总铁结合力升高,符合缺铁性贫血指标。

结合症状、体征、辅助检查,缺铁性贫血诊断成立。

(2)十二指肠溃疡

①有十二指肠溃疡病史,时有上腹痛,提示溃疡未痊愈。

②查体:上腹部压痛,示溃疡活动。

③辅助检查:粪隐血(+),考虑为溃疡致上消化道出血。

结合症状、体征、辅助检查,十二指肠溃疡诊断成立。患者缺铁性贫血诊断,考虑原因为溃疡活动致长期失血所致。

3.鉴别诊断

铁粒幼细胞贫血　慢性病贫血　消化道肿瘤

4.进一步检查

①红细胞形态学检查、胃镜检查。

②骨髓细胞学+铁染色、血清癌胚抗原(CEA)、HP 检测。

③复查粪常规+大便隐血试验、腹部 B 超。

5.治疗原则

①禁饮浓茶、咖啡,食用富含铁食物(如进食肉类)。

②药物治疗:口服铁剂,不能耐受者注射铁剂;抗溃疡治疗:质子泵抑制剂;结合 HP 检测结果,考虑是否抗 HP 治疗。

③症状明显时输注浓缩红细胞。

第十七节　再生障碍性贫血

男性患者,53 岁。头晕、乏力 5 个月,加重伴心悸、皮肤黏膜出血 10 天。

患者 5 个月前无明显原因出现头晕、乏力,活动后加重,伴有面色苍白,未到医院检查,症状时轻时重。10 天来症状明显加重,伴心悸、刷牙时牙龈出血,四肢皮肤有散在出血点。现来院就诊。

发病以来,食欲、睡眠及大小便正常,无酱油色尿,体重无明显变化。既往有高血压病史 5 年,常规体检时发现血压最高达 150/100 mmHg,一直服用硝苯地平控释片治疗,血压控制良好。无偏食、胃病、糖尿病和肝肾疾病病史,无放射线和毒物接触史,无药物过敏史。无烟酒嗜好。母亲有高血压。

查体:T 36.5 ℃;P 106 次/min;R 20 次/min;BP 130/85 mmHg。

贫血貌,四肢皮肤可见散在少量出血点,浅表淋巴结未触及肿大。睑结膜苍白,巩膜无黄染,口唇苍白,舌乳头正常,甲状腺不大。胸骨无压痛,双肺无异常,心界不大,心率 106 次/min,律齐。腹平软,肝脾肋下未触及,双下肢无水肿。

实验室检查:血常规:Hb 57 g/L,RBC 1.9×10^{12} 个/L,MCV 86 fl,MCHC 328 g/L,WBC 3.0×10^{9} 个/L,N 0.30,L 0.65,M 0.05,Plt 30×10^{9} 个/L;粪常规:正常,隐血(-);尿常规(-),尿 Rous 试验阴性;血清铁蛋白 220 μg/L,血清铁 50 μmol/L,总铁结合力 50 μmol/L。

要求:根据以上病历摘要,写出初步诊断、诊断依据(如有 2 个或以上诊断,应分别列出各自的诊断依据)、鉴别诊断、进一步检查与治疗原则。

1.初步诊断

(1)非重型再生障碍性贫血

(2)原发性高血压 2 级　中危

2.诊断依据

(1)非重型再生障碍性贫血

①患者发病缓慢、症状相对较轻、病程较长,有贫血、出血等典型血液系统疾病表现。

②查体:贫血貌,四肢皮肤可见散在少量出血点,为贫血出血体征;胸骨无压痛,肝脾不大,白血病可能性减少。

③辅助检查:血常规:全血细胞减少,淋巴细胞比例相对增高,网织红细胞绝对值减少,典型再生障碍性贫血血象;尿 Rous 试验阴性,提示无溶血现象;血清铁、铁蛋白增高,总铁结合力正常,排除缺铁性贫血;血清铁、铁蛋白增高可见于再生障碍性贫血。

结合病史、体征及实验室检查，再生障碍性贫血诊断成立。

(2)原发性高血压2级　中危　　血压达到2级，而未发现其他引起高血压的原因，有高血压家族史。

3.鉴别诊断

白血病　骨髓增生异常综合征　自身抗体介导的全血减少　巨幼细胞贫血

4.进一步检查

①骨髓细胞学检查和骨髓活检。

②红细胞形态检查、血清叶酸、维生素 B_{12}水平、T淋巴细胞亚群测定、肝功能。

③骨髓细胞培养。

5.治疗原则

①无菌病房隔离，预防感染，营养饮食，杜绝对骨髓有损伤作用和抑制血小板功能药物。

②输注浓缩红细胞，常规止血，促造血治疗（雄激素、造血生长因子），免疫抑制剂抑制T淋巴细胞，护肝治疗。

③必要时造血干细胞移植。

第十八节　急性白血病

女性患者，36岁，高热，全身酸痛伴咳嗽1周，加重伴乏力、出血倾向3天。

患者1周前无明显诱因开始发热，体温波动为38.3~39.4 ℃，伴有全身酸痛、阵发性咳嗽、无痰，在当地化验血象：白细胞增多，诊断为感冒，给予抗感染、抗病毒等（具体不详）治疗，效果不佳。3天来上述症状加重伴乏力，同时月经来潮时量较以往明显增多，刷牙时牙龈出血，且有2次无诱因鼻出血，无咯血、血尿。现来院就诊。

发病以来，精神、食欲、睡眠差，大小便正常，体重无明显变化。既往体健，无特殊病史，无药物过敏史。平时月经正常。

查体：T 38.6 ℃；P 109次/min；R 20次/min；BP 120/80 mmHg。

轻度贫血貌，巩膜无黄染，口唇稍苍白，舌乳头正常，前胸和四肢皮肤有散在出血点，浅表淋巴结未触及肿大，甲状腺不大。胸骨中段压痛(+)，双肺叩诊清音，呼吸音稍粗糙，右下肺可闻及少许湿啰音。心界不大，心率109次/min，律齐，心音有力。腹平软，无压痛，肝脾肋下未触及。双下肢无水肿。

实验室检查：血常规：Hb 95 g/L，RBC 2.7×10^{12}个/L，WBC 100×10^{9}个/L，血涂片分类见原始细胞占0.25，Plt 23×10^{9}个/L，网织红细胞占0.002。尿常规(-)，粪隐血(+)。

要求：根据以上病历摘要，写出初步诊断、诊断依据（如有 2 个及以上诊断，应分别列出各自的诊断依据）、鉴别诊断、进一步检查与治疗原则。

1.初步诊断

（1）急性白血病

（2）右下肺炎

2.诊断依据

（1）急性白血病

①青年女性，急性白血病好发年龄段。

②急性起病，有出血、贫血、感染典型血液系统疾病临床症状表现。

③查体：贫血貌，皮肤有出血点，为贫血、出血体征；胸骨下段压痛（+），考虑白血病细胞浸润骨骼导致骨骼压痛，符合白血病体征。

④辅助检查：血液学检查：红细胞、血小板减少，白细胞明显增多，血涂片分类原始细胞占比为 0.25，网织红细胞明显减低，血象检查提示红系、巨核系明显减少，白系异常增多，且分类中原始细胞占比过大，提示急性白血病；粪隐血（+），考虑并发消化道出血。

结合症状、体征、辅助检查，急性白血病诊断成立。

（2）右下肺炎　发热、咳嗽为肺炎临床表现。查体：中度热，右下肺可闻及湿啰音，右下肺感染征象。结合症状、体征，右下肺炎诊断成立。

3.鉴别诊断

特发性血小板减少性紫癜　类白血病反应　急性粒细胞缺乏症恢复期

4.进一步检查

①急查骨髓细胞学检查和细胞化学染色检查。

②染色体和分子生物学检查，骨髓细胞免疫学检查，肝肾功能、血清尿酸、血细菌培养及药敏试验。

③必要时进行骨髓活检。

5.治疗原则

①无菌病房隔离，加强营养，饭后漱口，便后坐浴。

②排除 M_3 型白血病后，紧急使用血细胞分离机单采去除过高白细胞；广谱抗生素抗感染（联合用药，如 β 内酰胺类加氨基糖苷类），根据药敏调整；输注浓缩红细胞及血小板；根据白血病类型制定个体化化疗方案（ALL：VP 方案；AML：DA 方案）。

③完全缓解期内行造血干细胞移植。

第十九节　甲状腺功能亢进症

女性患者，36 岁。无力、多汗 1 个月，心悸 2 天。

患者近 1 个月来无明显诱因出现无力、多汗，伴易饥、多食，大便次数增多到 2~3 次/日，成形，无午后低热、面色潮红、咳嗽，无口干、多饮、多尿，无发热，未予诊治。2 天前开始出现心悸，活动后可诱发，休息后可渐缓解，无心前区疼痛、呼吸困难，现来院就诊。

发病以来，精神、睡眠一般，食欲佳，大便如上述，小便正常，体重下降约 2 kg。既往体健，无特殊病史，无家族遗传病史。月经周期正常，经量减少；已婚，育有一子。

查体：T 36.9 ℃；P 116 次/min；R 18 次/min；BP 120/70 mmHg。

皮肤温暖湿润，浅表淋巴结未触及肿大，无眼球突出及眼裂增宽。甲状腺Ⅱ度弥漫对称性肿大，质软，无压痛，未触及结节，双上极可闻及血管杂音。双肺未闻及干湿性啰音。心界不大，心率 116 次/min，律齐，各瓣膜听诊区未闻及杂音。腹平软，无压痛，肝脾肋下未触及。双下肢无水肿，双手平举有细微震颤。

实验室检查：血常规：Hb 129 g/L，RBC 4.1×10^{12} 个/L，WBC 4.1×10^{9} 个/L，Plt 202×10^{9} 个/L。甲状腺功能：TT_3 5.6 nmol/L，TT_4 182.5 nmol/L，FT_3 9.5 pmol/L，FT_4 38.5 pmol/L，TSH 0.3 μIU/mL。肝功能正常。

要求：根据以上病历摘要，写出初步诊断、诊断依据（如有 2 个及以上诊断，应分别列出各自的诊断依据）、鉴别诊断、进一步检查与治疗原则。

1.初步诊断

弥漫性毒性甲状腺肿

2.诊断依据

①青年女性患者，为本病高发人群。

②无力、多汗、心悸、大便次数增多、月经经量减少、皮肤温暖潮湿，为典型甲状腺毒症表现。

③查体：甲状腺Ⅱ度弥漫对称性肿大，可闻及血管杂音，为弥漫性毒性甲状腺肿诊断指征；心率增快，双手平举有细微震颤，符合甲亢体征。

④辅助检查：甲状腺功能：FT_3、FT_4、TT_3、TT_4 均升高，TSH 降低，为诊断甲状腺功能亢进的主要实验室指标；血常规检查正常。

结合症状、体征、辅助检查，弥漫性毒性甲状腺肿诊断成立。

3.鉴别诊断

结节性毒性甲状腺肿　单纯性甲状腺肿　结核病

4.进一步检查

①甲状腺B超检查,查甲状腺自身抗体TRAb、TSAb。

②心电图,甲状腺^{131}I率测定,血脂、肾功能检查。

③甲状腺放射性核素扫描。

5.治疗原则

①休息,高热量、高蛋白、高维生素低碘饮食,避免情绪激动。

②抗甲状腺药物治疗,选用甲巯咪唑或丙硫氧嘧啶;控制心率,β_2受体阻滞剂。

③必要时^{131}I治疗或者手术治疗。

第二十节　糖尿病

男性患者,58岁。体重下降3个月,烦渴多饮、多尿1周。

患者3个月前开始无明显诱因体重逐渐下降,3个月来共减轻约5 kg,伴有乏力、易饥饿、易疲乏,无怕热、多汗、心悸、气促,未就诊。1周来出现烦渴、多饮,日饮水量3~4 L;小便次数增多,每日10~15次,每次尿量约300 mL,无尿频、尿急、尿痛及排尿不尽感。2天前在当地诊所查随机血糖12.1 mmol/L,考虑糖尿病,未予治疗,现来院就诊。

发病以来,精神一般,食欲增强,睡眠好,大便正常,小便如上述。既往体健,否认传染病接触史。从事办公室工作,少运动。无烟酒嗜好。母亲有糖尿病,无其他遗传病家族史。

查体:T 36.5 ℃;P 86次/min;R 16次/min;BP 130/80 mmHg。

神志清楚,超力体型,步入病房。皮肤黏膜无黄染,温湿度、弹性、感觉正常,浅表淋巴结未触及肿大,甲状腺不大。双肺呼吸音清晰,未闻及干湿性啰音。心界不大,心率86次/min,律齐,各瓣膜听诊区未闻及杂音。腹平软,无压痛,肝脾肋下未触及。双下肢无水肿,未引出病理征。

实验室检查:血常规:Hb 130 g/L,WBC 5.5×10^9个/L,分类正常,Plt 240×10^9个/L;尿常规:尿糖(++),酮体(-),蛋白(-);空腹血糖10.0 mmol/L。

要求:根据以上病历摘要,写出初步诊断、诊断依据(如有2个或以上诊断,应分别列出各自的诊断依据)、鉴别诊断、进一步检查与治疗原则。

1.初步诊断

2型糖尿病

2.诊断依据

①有体重下降、烦渴多饮、多尿典型糖尿病症状,查血糖2次均达到糖尿病诊断标

准，可确诊为糖尿病。结合发病于老年、家族糖尿病史、肥胖、少体力活动等易感因素，以及起病缓慢、既往无自身免疫性疾病因素，分型考虑为2型。

②查体：超力体型，肥胖为2型糖尿病高发人群；皮肤温湿度、弹性、感觉正常，提示目前无脱水，感觉神经功能正常；心界不大，心率86次/min，律齐，提示无心律失常，心功能正常。

③辅助检查：尿常规：尿糖(++)，酮体(-)，蛋白(-)，尿糖阳性提示尿糖超过患者肾糖阈值，有糖尿病可能；酮体(-)提示目前没有大量酮体产生。空腹血糖10.0 mmol/L，超过正常空腹血糖值，为诊断糖尿病依据。

结合患者环境危险因素、症状、体征、辅助检查，2型糖尿病诊断成立。

3.鉴别诊断

1型糖尿病　肾性糖尿　尿崩症

4.进一步检查

①血浆胰岛素和C肽测定、胰岛细胞自身抗体检查、复查三餐前后血糖。

②糖化血红蛋白测定、肝肾功能、血脂、血电解质。

③尿微量白蛋白监测、眼底检查、心脏彩超检查。

5.治疗原则

①糖尿病健康教育，糖尿病饮食，合理运动，控制体重，血糖监测。

②药物治疗：选用双胍类控制血糖，如控制不佳可联合使用其他降糖药物(α葡萄糖苷酶抑制剂，结合三餐前后血糖选用磺脲类、格列奈类)。注意维持水电解质及酸碱平衡。如患者接受，在必要时可使用胰岛素。

③糖尿病二级预防，必要时可行减重手术。

第二十一节　系统性红斑狼疮

女性患者，40岁。面颊部红斑2个月，手指关节肿痛1周。

患者2个月前暴晒后出现面颊部红斑，无瘙痒、疼痛，可自行消退，但反复出现，伴有疲倦、乏力，无发热、躯干部皮疹、口眼干燥，未就诊。1周前出现双手手指关节疼痛肿胀，呈对称性，无关节明显活动受限，伴有口腔溃疡，现就诊我院。

发病以来，精神和食欲一般，大小便正常，体重无明显下降。既往体健，无高血压、冠心病、糖尿病病史。否认传染病接触史。无手术、外伤史。无遗传病家族史。

查体：T 36.5 ℃；P 78次/min；R 16次/min；BP 110/65 mmHg。

神志清楚，步入病房。面颊部可见12 cm×8 cm大小蝶形红斑，表面无渗液结痂，躯干部及四肢无皮疹，浅表淋巴结未触及肿大。口腔内可见多个散在圆形溃疡，直径最大 6 mm。双肺呼吸音清晰,未闻及干湿性啰音。心界不大,心率 78 次/min,律齐,各瓣膜听诊区未闻及杂音。腹平软,无压痛,肝脾肋下未触及,双肾区无叩击痛,移动性浊音(-)。双手第二、三近端指间关节肿胀,压痛,无畸形及发红。双下肢无水肿。四肢肌力正常,病理反射未引出。

实验室检查:血常规,Hb 100 g/L,WBC 3.2×10^9 个/L,N 0.69,Plt 85×10^9 个/L;ANA 阳性,抗 dsDNA 抗体阳性。

1.初步诊断

(1)系统性红斑狼疮(SLE 国际协作组)

(2)免疫性全血细胞减少

2.诊断依据

(1)系统性红斑狼疮

①育龄期女性,本病好发年龄段。

②面颊部红斑、对称性多关节肿痛、口腔溃疡,提示多系统炎症反应表现,典型系统性红斑狼疮临床症状。

③查体:面部蝶形红斑、舌尖及边缘可见多个圆形溃疡,双手第二、三近端指间关节压痛,轻度肿胀,可满足 3 项临床标准(SLE 国际协作组)。

④辅助检查:血常规:Hb 100 g/L,WBC 3.2×10^9 个/L,N 0.69,Plt 85×10^9 个/L,全血细胞减少,可满足 2 项临床标准(SLE 国际协作组);抗核抗体和抗双链 DNA 抗体阳性,可满足 2 项免疫学标准(SLE 国际协作组)。

结合患者症状、体征、辅助检查,已满足系统性红斑狼疮诊断标准(SLE 国际协作组),可诊断为系统性红斑狼疮。

(2)免疫性全血减少　有系统性红斑狼基础疾病,全血细胞减少,无其他血液系统疾病表现,考虑免疫性全血减少。

3.鉴别诊断

药物性狼疮　类风湿关节炎　日光性皮炎

4.进一步检查

①抗 ENA 抗体谱、抗磷脂抗体、RF、查红细胞形态、复查血常规。

②补体(总补体、C3、C4)ESR、双手关节 X 线片、尿常规、肾功能、血脂。

③必要时狼疮带试验。

5.治疗原则

①卧床休息,避免使用可能诱发狼疮的药物和食物以及强阳光照射。

②药物治疗:给予非甾体抗炎药(消炎痛)、糖皮质激素(泼尼松 0.5 mg/kg)。

③必要时选用免疫抑制剂、血浆置换、人造血干细胞移植。

第二十二节　类风湿关节炎

女性患者，42 岁。反复双手指关节肿痛 1 年，加重 1 周。

患者 1 年前无明显诱因出现双手指间关节肿痛，伴有晨僵，晨僵超过 1 h，伴有疲乏无力、全身不适，无口干、眼干、脱发、光过敏，无皮肤红斑、皮疹。在当地医院止痛对症治疗后，疼痛渐缓解，后症状反复发作。1 年来病变逐渐累及双手掌指关节，间断口服布洛芬对症治疗。1 周前，关节肿痛较前明显加重，双手手指活动明显受限，口服布洛芬后症状无明显缓解，现就诊我院。

发病以来，精神一般，食欲、睡眠及大小便均正常。既往体健，无手术外伤史。否认传染病接触史，无遗传病家族史。已婚，已育一子。

查体：T 36.5 ℃；P 82 次/min；R 16 次/min；BP 135/80 mmHg。

神志清楚，表情痛苦，步入病房。全身未发现皮疹红斑、皮下结节，皮肤黏膜无黄染，浅表淋巴结未触及肿大，甲状腺不大。双肺呼吸音清晰，未闻及干湿性啰音。心界不大，心率 82 次/min，律齐，各瓣膜听诊区未闻及杂音。腹平软，无压痛，肝脾肋下未触及。双手掌指及指间关节肿胀、压痛，活动受限，余关节无肿胀，功能正常。双下肢无水肿，未引出病理征。

实验室检查：血常规：Hb 130 g/L，WBC 4.0×10^9 个/L，Plt 300×10^9 个/L。RF（+）；ESR 50 mm/h。

要求：根据以上病历摘要，写出初步诊断、诊断依据（如有 2 个或以上诊断，应分别列出各自的诊断依据）、鉴别诊断、进一步检查与治疗原则。

1.初步诊断

类风湿关节炎（ACR/EULAR）

2.诊断依据

①中年女性，为类风湿关节炎好发性别和年龄段。

②慢性病程，关节症状出现前疲乏无力、全身不适，符合类风湿关节炎起病过程。对称性多关节肿痛、晨僵，晨僵超过 1 h，症状反复发作，后逐渐累及双手掌指关节，且手指活动明显受限，为类风湿关节炎典型关节症状。

③查体：双手掌指及指间关节肿胀、压痛，活动受限，提示 RA 评分 5 分（ACR/EULAR）。

辅助检查：血常规正常，RF（+），RA 评分 2 分（ACR/EULAR），ESR 50 mm/h，RA 评分 1 分（ACR/EULAR）。

结合症状、体征、辅助检查，RA 评分 8 分（ACR/EULAR）类风湿关节炎诊断成立。

3.鉴别诊断

骨关节炎　强直性脊柱炎　系统性红斑狼疮

4.进一步检查

①手指及腕关节 X 线片或 CT、抗角蛋白抗体谱。

②C 反应蛋白、免疫复合物、补体、骶髂关节 X 线片、尿常规、肝肾功能、复查血常规。

③血清 ANA、抗双链 DNA、HLA-B27。

5.治疗原则

①休息、关节制动、高蛋白高维生素饮食。

②药物治疗:非甾体类抗炎药(美洛昔康);抗风湿药(MTX、柳氮磺吡啶);糖皮质激素;生物 DMARDs。

③必要时予免疫抑制治疗(口服药物或者血浆置换、免疫吸附)。

第二十三节　脑出血

男性患者,64 岁。突发头痛、右侧肢体麻木、无力 1 h。

患者 1 h 前进早餐时突感头痛、右侧肢体麻木、活动不灵,家人见其口角向左侧歪斜、与其交谈发现言语含糊不清,无意识丧失及大小便失禁。遂急送入院就诊。

起病以来,精神一般,未进食睡眠,大小便正常。

既往有高血压病史 10 年,间断服用降压药物,血压波动为 130/90~180/100 mmHg。否认其他病史,无烟酒嗜好,无家族遗传病、传染病史,无药物过敏、手术及外伤史。

查体:T 36.3 ℃;P 86 次/min;R 18 次/min;BP 180/110 mmHg。

神志清楚,平车送入病房。查体合作,双眼球运动正常,未见眼球震颤,两侧瞳孔直径均为3 mm,对光反射灵敏。额纹对称,右侧鼻唇沟变浅,伸舌偏右。颈软,双肺呼吸音清晰,未闻及干湿性啰音。心界不大,心率 86 次/min,律齐,未闻及杂音。腹部平软,肝脾肋下未触及。右上肢肌力 3 级,右下肢 4 级。左侧肢体肌力 5 级。右侧 Babinski 征阳性。右偏身痛觉减退。

急症头颅 CT 检查:脑左侧基底节区出血。

要求:根据以上病历摘要,写出初步诊断、诊断依据(如有 2 个或以上诊断,应分别列出各自的诊断依据)、鉴别诊断、进一步检查与治疗原则。

1.初步诊断

(1)脑出血(左侧基底节)

(2)原发性高血压 3 级　很高危

2.诊断依据

(1)脑出血

①老年男性,既往有高血压病 10 年,进餐活动时急性发病,迅速出现头痛、肢体无力、言语不清等急性脑血管疾病症状。

②查体:右侧中枢性面舌瘫和偏瘫,右侧 Babinski 征阳性,右侧偏身痛觉减退,提示颅内病变部位在左侧。

③辅助检查:头颅 CT 示左侧基底节出血,明确脑出血性质及部位。

结合既往基础疾病、症状、体征、头颅 CT,脑出血(左侧基底节)诊断成立。

(2)原发性高血压 3 级　很高危　既往有高血压病 10 年,血压测量达到 3 级高血压分级标准(收缩压≥180 mmHg)而未发现其他引起高血压的原因。老年男性,头颅 CT 检查:脑左侧基底节区出血,危险分层达到很高危。

3.鉴别诊断

脑梗死　蛛网膜下腔出血　颅内占位病变

4.进一步检查

①凝血酶原时间、INR、APTT、D-二聚体。

②血、尿常规,肝肾功能。

③必要时头颅 MRI,脑血管检查 DSA。

5.治疗原则

①安静卧床休息,避免情绪激动,减少搬动,防止继续出血,密切监测生命体征,保持呼吸道通畅,保持大便通畅。

②药物治疗:20%甘露醇联合呋塞米降低颅内压,维持水电解质及酸碱平衡,亚低温治疗,积极防治并发症(应激性溃疡、中枢性高热、感染等)。

③必要时手术清除血肿、降低颅内压治疗,病情稳定后尽早进行康复治疗。

第二十四节　脑梗死

男性患者,64 岁。左侧肢体无力、麻木 1 天。

患者于 1 天前坐位看书时突然出现左侧肢体无力,可行走持物,伴有头晕、肢体麻木感,无言语不清、意识障碍,无视物模糊、口角歪斜,在家中休息后症状无好转,现来我院就诊。

起病以来,精神、食欲、睡眠一般,大小便正常。既往体健,否认高血压、冠心病病史;否认传染病史及家族遗传病病史。吸烟 30 余年,每天约 1 包;否认饮酒史。

查体:T 36.5 ℃;P 87 次/min;R 18 次/min;BP 130/75 mmHg。

神志清楚,步入病房。皮肤黏膜无黄染,浅表淋巴结未扪及肿大。颈软,双肺呼吸音清晰,未闻及干湿性啰音。心率 87 次/min,律齐,各瓣膜听诊区未闻及杂音。腹软,无压痛,肝脾肋下未触及,肠鸣音正常。

专科检查:双侧额纹对称,左侧鼻唇沟变浅,伸舌左偏。左上肢肌力 3 级,左下肢肌力 3 级,右侧肢体肌力 5 级;左侧偏身感觉减退,左侧 Babinski 征(+),右侧正常。

辅助检查:头颅 CT:右侧基底节区多发低密度灶。

要求:根据以上病历摘要,写出初步诊断、诊断依据(如有 2 个或以上诊断,应分别列出各自的诊断依据)、鉴别诊断、进一步检查与治疗原则。

1.初步诊断

右侧大脑半球梗死

2.诊断依据

①老年患者,脑梗死好发年龄段;安静状态发病、突发左侧肢体无力、麻木,为典型脑梗死症状。

②查体:左侧中枢性面瘫,左侧肢体肌力减退且伴偏身感觉障碍、病理征阳性,考虑中枢性偏瘫。

③辅助检查:头颅 CT 提示右侧大脑半球多发低密度区,可明确病变部位在右侧大脑半球。

结合症状、体征、头颅 CT,考虑右侧大脑半球梗死。

3.鉴别诊断

短暂性脑缺血发作　脑栓塞　颅内占位病变

4.进一步检查

①头颅 DSA、凝血酶原时间、INR、APTT、D-二聚体。

②氧饱和度、血尿常规、血电解质、血糖、血脂、血流动力学。

③心电图、肝肾功能,必要时 MRI。

5.治疗原则

①卧床休息,床头抬高 20°~45°,吸氧,心电、血压监护。

②药物治疗:对症支持治疗,防治脑水肿,选用 20% 甘露醇、呋塞米;维持水电解质及酸碱平衡,积极防治上消化道出血等并发症;改善脑血流循环,静脉溶栓治疗可选用 rt-PA、尿激酶;抗血小板治疗,选用阿司匹林或氯吡格雷;抗凝治疗,选用法华林、低分子肝素;脑保护治疗,选用钙离子拮抗剂(尼莫地平)。

③必要时手术去骨瓣减压治疗。

④病情稳定后早期康复治疗、早期卒中二级预防、戒烟。

第二十五节　甲型病毒性肝炎

男性患者，30 岁。乏力、厌油腻食物 2 周，皮肤、巩膜黄染 2 天。

患者于 2 周前无明显诱因出现乏力、厌油腻食物，伴食欲减退、恶心、发热，体温最高 38.3 ℃，服用退热药 3 天后体温恢复正常。时感右上腹部不适，无寒战、皮肤瘙痒，无咳嗽、咳痰。2 天前出现皮肤和巩膜发黄，尿色加深、呈豆油色、有大量泡沫。现来我院就诊。

发病以来，精神、食欲、睡眠一般，大便正常，体重无明显变化，体力下降。既往体健，无药物过敏史。10 天前曾在大排档进食烧烤。无输血史，无疫区居住、旅行史，无传染病、遗传病家族史。

查体：T 36.7 ℃；P 82 次/min；R 18 次/min；BP 120/80 mmHg。

全身皮肤和巩膜黄染，未见皮疹和出血点，无肝掌和蜘蛛痣，全身浅表淋巴结未触及肿大。心肺检查未见异常。腹平软，肝肋下 3 cm，质软，压痛（+），脾肋下未触及，肝区叩击痛（+），移动性浊音（+）。双下肢无水肿，未引出病理征。

实验室检查：肝功能，ALT 425 U/L，AST 160 U/L；STB 129 μmol/L，CB 92 μmol/L，Alb 45 g/L。血常规，Hb 126 g/L，WBC 5.2×10^9 个/L，N 0.65，L 0.30，Plt 200×10^9 个/L。尿胆红素（+），尿胆原（+）。抗 HAV-IgM（+）。

要求：根据以上病历摘要，写出初步诊断、诊断依据（如有 2 个或以上诊断，应分别列出各自的诊断依据）、鉴别诊断、进一步检查与治疗原则。

1.初步诊断

急性甲型黄疸型肝炎

2.诊断依据

①有不洁饮食史，有乏力、厌油腻食物、食欲减退、恶心、右上腹部不适等消化道症状；有发热急性炎症反应表现；有皮肤巩膜黄染和尿色加深黄疸表现。为急性肝炎典型症状。

②查体：皮肤黄染，肝脏增大，有压痛、叩击痛，提示肝脏炎症反应；移动性浊音阳性提示腹水形成。

③辅助检查：肝功能：ALT、AST、STB、CB 明显升高，提示肝细胞受损，尿胆红素（+）、尿胆原（+），尿双胆阳性提示为肝细胞性黄疸；STB、CB 明显升高，超过显性黄疸数值；抗 HAV-IgM（+）提示甲型肝炎病毒感染。

结合症状、体征、辅助检查，急性甲型黄疸型肝炎诊断成立。

3.鉴别诊断

其他类型病毒性肝炎(乙肝、丙肝、戊肝)　肝外梗阻性黄疸　溶血性黄疸

4.进一步检查

①腹部 B 超,肝脏 CT,MRI 检查,乙、丙、戊肝炎病毒免疫标志物。

②凝血功能检查,血氨、血糖、血浆胆固醇、血 AFP、肾功能、电解质检测。

③必要时 Fibrotouch 检查。

5.治疗原则

①消化道隔离(起病后 3 周满,临床症状消失)。转传染病院归口管理,报传染卡。

②卧床休息,高热量、高维生素饮食,适当摄入蛋白质,避免应用肝损害药物,给予心理健康教育。

③药物治疗:改善和恢复肝功能选用维生素类、葡醛内酯、还原性谷胱甘肽等,降酶药物选用五味子类(联苯双酯等)、甘草提取物、垂盆草等;退黄药物选用腺苷蛋氨酸、熊去氧胆酸等。

④必要时人工肝支持治疗。

第二十六节　细菌性痢疾

男性患者,32 岁。腹痛、腹泻 2 天,黏液脓血便 1 天。

患者 2 天前在小吃摊进食炒粉 2 h 后,突发下腹部疼痛,腹泻黄色稀水样便,每次量少,每日排便 10 余次,伴有里急后重、全身不适,无烦躁、抽搐,未予治疗。今日出现发热,最高体温 39.5 ℃,腹泻转为黏液脓血便,急来我院就诊。

起病以来,精神、食欲、睡眠一般,大便如上述,小便正常。既往体健,否认传染病、遗传病史,无慢性腹泻病史。

查体:T 39.3 ℃;P 100 次/min;R 21 次/min;BP 120/76 mmHg。

步入病房,神志清楚,精神稍差,面色潮红,全身皮肤温暖干燥,弹性可,浅表淋巴结未触及肿大,皮肤巩膜无黄染,未见肝掌及蜘蛛痣。双肺呼吸音清,未闻及干性啰音。心界不大,心率100 次/min,律齐,各瓣膜听诊区未闻及杂音。腹平软,左下腹有轻度压痛,无反跳痛,肝脾肋下未触及,移动性浊音(-)肠鸣音 11 次/min,音调正常。双下肢无水肿,未引出病理征。

辅助检查:血常规:Hb 151 g/L,RBC 4.7×10^9 个/L,WBC 12.4×10^9 个/L,N 0.90,Plt 205×10^9 个/L。粪常规:WBC 25 个/HP,RBC 5 个/HP,隐血(+)。心电图,窦性心律,正常心电图。

要求：根据以上病历摘要，写出初步诊断、诊断依据（如有 2 个及以上诊断，应分别列出各自的诊断依据）、鉴别诊断、进一步检查与治疗原则。

1.初步诊断

急性细菌性痢疾（普通型）

2.诊断依据

①急性病程，夏季发病，有不洁饮食史，腹痛、腹泻、里急后重、发热、黏液脓血便为典型细菌性痢疾症状表现，排便 10 次，无明显毒血症状，分型考虑为普通型。

②查体：高热、面色潮红，全身皮肤温暖干燥，为急性热病容；左下腹有压痛，细性痢疾肠道病变多在乙状结肠和直肠；肠鸣音亢进，为炎性分泌物刺激肠壁所致，符合细菌性痢疾体征。

③血常规示白细胞和中性粒细胞比例升高，提示细菌感染；粪便常规示有大量白细胞和红细胞，隐血试验阳性，考虑为细菌侵袭肠黏膜后导致肠道炎性渗出和肠壁损伤所致。

结合病史、体征及辅助检查，急性细菌性痢疾（普通型）诊断成立。

3.鉴别诊断

急性胃肠炎　急性阿米巴痢疾　溃疡性结肠炎　细菌性食物中毒

4.进一步检查

①粪便细菌培养+药敏试验、特异性核酸检测。

②血电解质、肝肾功能检测。

③必要时免疫学检查检测痢疾杆菌抗原。

5.治疗原则

①卧床休息，避免疲劳，消化道隔离，易消化流质饮食。

②药物治疗：抗感染（喹诺酮类药物，药敏试验完成后根据实验结果调整），退热，必要时解痉止痛。

③维持水电解质及酸碱平衡。

/第七章/　外科(含急诊)病案分析

第一节　浅表软组织急性化脓性感染

男性患者,25岁。因“左小腿胫前水肿性红斑,灼痛3天”入院。患者3天前不明原因出现畏寒发热,头痛,全身不适。自行服用感冒药物,未见明显好转,随后左侧小腿中段胫前区域皮肤发红、肿胀,与正常皮肤界限清楚,伴有灼烧样疼痛。今晨发现病变范围有扩大,疼痛加剧,入院就诊。患者既往有足癣病史,未行规范化治疗,否认高血压糖尿病,肝炎结核病史。发病以来精神稍差,饮食尚可,二便正常。

体格检查:T 38.5 ℃,P 98次/min,R 18次/min,BP 125/80 mmHg。神志清楚,查心、肺、腹未见异常。

专科检查:左小腿伸侧片状皮肤红斑,范围约6 cm×8 cm,稍隆起,色鲜红,中心处红色变淡,皮损边缘界限清楚,可见散在小水疱,左侧腹股沟淋巴结肿大,触痛。

辅助检查:血常规示,RBC 5.2×10^{12}个/L,WBC 12.5×10^{9}个/L,N 90%。

要求:根据以上病历摘要,写出初步诊断、诊断依据(如有2个或以上诊断,应分别列出各自的诊断依据)、鉴别诊断、进一步检查与治疗原则。

1.初步诊断

左下肢丹毒

2.诊断依据

①青年男性,急性起病,足癣可致皮肤破损,符合丹毒起病特点。

②患者左小腿皮肤红斑、疼痛,伴畏寒发热、头痛、全身不适,符合丹毒的局部及全身症状。

③体格检查示左小腿胫前界限清楚的水肿型红斑,可见水疱,为丹毒的特征性皮损,左腹股沟淋巴结肿大,触痛,考虑感染累及汇流区域淋巴结。

④辅助检查:白细胞总数及中性粒细胞比例增高,符合细菌感染特征。

3.鉴别诊断

急性蜂窝织炎　过敏性皮炎　接触性皮炎

4.进一步检查

①复查血常规。

②肝肾功能。

③胸部 X 线。

④血糖。

5.治疗原则

①一般治疗:卧床休息,抬高患肢。

②局部处理:局部用 50%硫酸镁溶液湿敷。

③药物治疗:应用抗生素治疗(首选青霉素),用药致局部症状消退后 3~5 天,防止复发。青霉素过敏者,选用红霉素。

④治疗足癣,床边隔离,防止交叉感染。

⑤对症支持治疗:退热,维持水电解质与酸碱平衡,给予营养支持。

第二节　急性乳腺炎

女性患者,26 岁。因"左侧乳房肿痛 1 周余"入院。患者 4 周前初产分娩后母乳喂养,1 周前出现左侧乳房红肿疼痛,无发热,自行给予按摩、热敷等对症处理,病情稍有好转。今日左侧乳房较前增大,红肿更加明显,疼痛加重,发热,伴寒战,来院就诊。患者发病来饮食稍差,睡眠欠佳,大小便正常,体重无明显改变。既往体健,否认肝炎、结核传染病史;否认高血压、冠心病、糖尿病病史。

体格检查:T 38.2 ℃,P 85 次/min,R 20 次/min,BP 110/60 mmHg。发育正常,营养中等,神志清醒,精神欠佳,左侧乳房红肿,压痛,波动感,左侧腋窝淋巴结可触及 2 个肿大淋巴结,压痛明显。双侧呼吸运动对称,听诊双肺呼吸音清,未闻及明显干、湿性啰音,心前区无隆起,心界无扩大,心率 85 次/min,心音有力,节律整齐,心脏听诊区未闻及异常杂音。腹部隆起,无腹壁静脉曲张,未见肠型及蠕动波。未触及明显包块,肝脾肋下未及,肠鸣音正常。肛门及外生殖器无异常。

辅助检查:血常规示,RBC 4.73×10^{12} 个/L,WBC 11.3×10^{9} 个/L,N 86%;乳房彩超示,左侧乳腺炎性改变,内有一 3 cm×4 cm 液性暗区。

要求:根据以上病历摘要,写出初步诊断、诊断依据(如有 2 个以上诊断,应分别写出各自的诊断依据)、鉴别诊断、进一步检查与治疗原则。

1.初步诊断

急性乳腺炎(脓肿形成)

2.诊断依据

①初产后哺乳期妇女,产后 3~4 周为乳腺炎高发期。

②患者出现左侧乳房肿痛,伴发热、寒战,为急性乳腺炎表现,同侧腋窝淋巴结肿痛为感染累及所致。

③左侧乳房压痛明显,波动感为乳腺炎脓肿形成后体征。

④辅助检查:血常规白细胞升高,中性粒细胞升高为主,提示细菌严重感染。乳房彩超见一液性暗区,为乳腺内脓肿形成。

3.鉴别诊断

左侧炎性乳腺癌　丹毒　胸部皮肤软组织其他感染

4.进一步检查

①脓肿穿刺细菌培养+药敏试验。

②完善凝血功能、尿常规、大便常规、肝肾功能等检查。

③必要时行胸部 CT。

5.治疗原则

①立即停止哺乳,全身使用抗生素。

②脓肿已经形成,选择正确切口(放射状),立即行乳房脓肿切开引流术。

③对症支持治疗:维持水电解质与酸碱平衡,营养支持等。

④术后每日更换辅料,若形成乳漏,使用药物终止乳汁分泌。

⑤健康宣教:正确母乳喂养,防止乳汁淤积,保持清洁卫生。

第三节　乳腺癌

女性患者,48 岁。因“发现右侧乳房无痛性肿块 3 个月”入院。患者 3 个月前沐浴时无意间发现右侧乳房一指头大小无痛性肿块,未予以重视。近半个月发现该肿块逐步增大,同时发现同侧腋窝处也有一肿块,并伴有乏力、食欲减退、消瘦,今来院就诊。

体格检查:T 37.2 ℃,P 78 次/min,R 18 次/min,BP 130/85 mmHg。患者偏瘦,营养中等,神志清楚,查体合作,双肺呼吸音清,心律整齐,无杂音。腹部平坦,无胃肠型及蠕动波,肝脾未触及,无压痛、反跳痛及肌紧张,叩诊鼓音,肠音不亢进。脊柱及四肢运动正常。专科检查:右乳腺外上象限可触及一个肿物,质地较硬,边界不清,活动度欠佳,肿物表面皮肤呈橘皮样,肿物约5 cm×4 cm。同侧腋窝可触及一 3 cm×2 cm 肿物,质地硬,不光滑,活动度欠佳。余未见异常。

辅助检查：血常规示，WBC 5.2×10^9 个/L，RBC 5.2×10^{12} 个/L，Hb 102 g/L；胸部 X 线片未见异常；肝胆 B 超未见异常。

要求：根据以上病历摘要，写出初步诊断、诊断依据（如有 2 个或以上诊断，应分别列出各自的诊断依据）、鉴别诊断、进一步检查与治疗原则。

1.初步诊断

右侧乳腺癌（$T_2N_1M_0$、Ⅱ期）

2.诊断依据

①中年妇女，为乳腺癌好发年龄阶段。

②患者出现乏力、食欲减退、消瘦等肿瘤消耗性症状。

③右侧外上象限为乳癌好发区域。粘连质硬进行性增大的无痛性肿块为乳腺癌典型表现，"橘皮征"为乳腺癌特殊体征；同侧腋窝肿块为乳腺癌淋巴结转移所致。

④辅助检查：血常规示 Hb 102 g/L，轻度贫血，肿瘤消耗导致。

3.鉴别诊断

右侧乳腺纤维瘤　右侧乳腺囊性增生　右侧乳管内乳头状瘤

4.进一步检查

①右侧乳房钼靶摄片。

②穿刺活检病理学检查以确诊。

③胸部 CT。

5.治疗原则

①完善术前检查，进行手术评估，早期手术根治：行乳腺癌改良根治术等。

②术后辅以放化疗。

③其他治疗：内分泌治疗、生物治疗。

④对症支持治疗：维持水电解质与酸碱平衡，营养支持等。

第四节　颅脑损伤

男性患者，27 岁。因"头部外伤后头痛，呕吐，意识障碍半小时"入院。因骑车时被汽车撞倒，右颞部受伤半小时，急诊入院，患者摔倒后曾有约 3 min 的昏迷，清醒后，自觉头痛，恶心。要求患者在急诊科留院观察。在随后 2 h，患者头痛逐渐加重，伴呕吐、烦躁不安，进而出现意识障碍，急送入脑外科进一步治疗。既往体健，否认肝炎、结核病史，无药物过敏史及手术史，无烟酒嗜好。

体格检查：T 36.8 ℃，P 96 次/min，R 26 次/min，BP 135/80 mmHg。双肺呼吸音清

晰,心界不大,律齐,未闻及杂音。腹部平软,全腹无压痛、反跳痛,肝脾肋下未触及,肠鸣音正常。神经系统检查:浅昏迷,右侧颞顶可触及6 cm×4 cm 大小头皮血肿,未触及颅骨骨折。双侧瞳孔不等大,左侧瞳孔3mm,对光反应存在,右侧瞳孔5mm,对光反射消失。左侧上下肢肌力Ⅰ级,疼痛刺激有回缩,右侧肢体肌力正常。左侧Babinski征(+),颈项有抵抗。

辅助检查:头颅CT示右侧颅骨内板下凸透镜形高密度占位病变,病灶附近颅骨有骨折线,未见脑膜中断。

要求:根据以上病历摘要,写出初步诊断、诊断依据(如有2个及以上诊断,应分别列出各自的诊断依据)、鉴别诊断、进一步检查与治疗原则。

1.初步诊断

(1)右侧颞叶急性硬膜外血肿

(2)小脑幕切迹疝

(3)右侧颞部颅骨骨折

(4)右侧颞部头皮血肿

2.诊断依据

(1)右侧颞叶急性硬膜外血肿

①青年男性、右侧颞部外伤史。

②伤后头痛,出现昏迷—清醒—再次昏迷,符合中间清醒期的特点,为硬膜外血肿形成的特有意识障碍表现,头痛、恶心呕吐为出血所致颅内压增高的表现。

③左侧肢体肌力下降,疼痛刺激紧有回缩,符合硬膜外血肿导致的肢体运动及感觉障碍,左侧Babinski征(+),为病理性锥体束征。

④头颅CT示右侧颅骨内板下凸透镜形高密度占位病变,为硬膜外血肿CT影像特征。

(2)小脑幕切迹疝

①头部外伤史。

②伤后出现头痛、恶心呕吐,为颅内压增高的表现。

③右侧瞳孔扩大,对光反射消失,为患者动眼神经核刺激所致;左侧肢体肌力下降,病理性锥体束征阳性,符合小脑幕切迹疝引起的运动障碍特征。

④头颅CT示右侧颅骨内板占位,导致脑组织受压移位。

(3)颅骨骨折　头部外伤史　头颅CT见颅骨骨折线

(4)右侧颞部头皮血肿　头部外伤史　头皮血肿形成

3.鉴别诊断

右侧硬膜下血肿　脑内血肿　脑震荡　脑挫裂伤

4.进一步检查

①复查头颅CT。

②颅内压测定。

③完善血常规、凝血功能、肝肾功能、血糖、电解质等术前检查。

④必要时头颅 MRI 检查。

5.治疗原则

①一般治疗：禁饮食，生命体征持续监测，保持呼吸道通畅（必要时气管插管或切开）。

②药物治疗：降颅内压，行脱水治疗，选用甘露醇、呋塞米；止血，选用止血敏、凝血酶；预防性使用抗感染，选用通过血脑屏障的药物；促醒及使用神经营养剂纳洛酮、神经节苷脂等。

③对症支持治疗：维持水电解质与酸碱平衡，营养支持等。

④积极完善术前检查，急诊行开颅血肿清创术+去骨瓣减压术。

⑤术后积极开展康复治疗，恢复神经系统功能。

第五节　甲状腺功能亢进症

女性患者，27 岁。因“颈部肿块伴多食消瘦 1 年，加重 2 个月”入院。患者 1 年前出现情绪急躁易激动，失眠多梦，双手颤动，多食易饥，体重减轻，心悸气短，喜冷怕热，同时出现眼球外突，到医院就诊，诊断为甲亢，给予他巴唑等药物治疗。服药后病情缓解，上述症状减轻，服药 1 个月自行停药。2 个月前，上述症状明显加重，同时颈部明显增粗，伴有稀便及大便次数增多，月经不调，故再次来院就诊，门诊以甲亢收入外科治疗。

体格检查：T 36.8 ℃，P 130 次/min，R 18 次/min，BP 140/75 mmHg。神志清楚，查体合作。双眼球突出，巩膜无黄染。无颈静脉怒张及颈动脉异常搏动，甲状腺弥漫性肿大，可触及震颤，随吞咽上下活动，无结节，无触痛，可听到血管嗡鸣音。胸廓无畸形，双侧呼吸运动对称，双肺叩诊清音，听诊双肺无干湿啰音。心界叩诊不大，心率 130 次/min，心律齐，心前区可听到 3/6 级收缩期杂音。其余检查未见异常。

辅助检查：甲状腺功能提示 T3、T4 升高，TSH 下降。甲状腺摄^{131}I 率升高，心电图示窦性心动过速，130 次/min，电轴不偏。

要求：根据以上病历摘要，写出初步诊断、诊断依据（如有 2 个及以上诊断，应分别列出各自的诊断依据）、鉴别诊断、进一步检查与治疗原则。

1.初步诊断

甲状腺功能亢进　弥漫性毒性甲状腺肿（Graves 病）

2.诊断依据

①青年女性,为甲亢好发人群,且有甲亢病史 1 年余。

②患者情绪易激动、失眠多梦、双手颤动、多食善饥等症状为甲状腺毒症所导致的代谢亢进及兴奋性增高表现。

③甲状腺无痛性弥漫性肿伴眼球突出为甲亢特有体征。

④辅助检查:甲状腺功能示 T3、T4 升高,TSH 下降。甲状腺摄^{131}I 率升高,符合甲亢实验室指标变化,心电图示心率增快,基础代谢率为 84%(>20%),符合重度甲亢特征。

3.鉴别诊断

多结节性甲状腺肿伴甲亢　甲状腺自主性高功能腺瘤　单纯性甲状腺肿　甲状腺癌

4.进一步检查

①甲状腺彩超。

②监测甲状腺激素水平。

③颈部 X 线。

④完善三大常规、肝素功能、凝血功能、术前检查等。

⑤必要时行颈部 MRI 检查。

5.治疗原则

①甲亢药物治疗无效,停药后复发,诊断为重度甲亢,符合手术指征,行甲亢手术治疗。

②术前进行病情评估,合理进行药物准备,控制甲亢症状,等待手术时机。

③对症支持治疗:维持水电解质与酸碱平衡,营养支持,镇静安眠等。

④术后积极防治甲亢术后并发症。

⑤心理辅导。

第六节　肺　癌

男性患者,56 岁。因“阵发性咳嗽咳痰 3 个月,痰中带血半个月”入院。患者无明显诱因出现阵发性刺激性咳嗽,伴咳白黏痰 3 个月,半月前出现痰中带血,曾在当地社区医院按支气管炎治疗一周,症状无明显缓解,今来院就诊。发病以来无发热,无盗汗,食欲下降,夜间咳嗽影响睡眠,体重减轻 3 kg。既往无肺结核病史,吸烟 35 年,30 支/日。

体格检查：T 37.2 ℃，P 83 次/min，R 18 次/min，BP 130/75 mmHg。神志清楚，营养中等，锁骨上窝、双腋窝无肿大淋巴结，气管居中，胸廓对称，双侧呼吸运动均等，叩诊双肺呈清音，右下肺可闻及干性啰音，无胸膜摩擦音，心率 83 次/min，心律整齐，腹软，肝脾不大，四肢感觉运动正常，无杵状指(趾)。

辅助检查：胸部正位片示右肺下野外带可见 4 cm×3 cm 密度一致阴影，边界不光滑，侧位片示肿物阴影于右下叶，右肋膈角锐利，纵隔影不宽。肺 CT 片示下叶外基底段肿物，密度一致，边缘有毛刺，与胸膜壁层有间隙，肺门、纵隔淋巴结不大。

要求：根据以上病历摘要，写出初步诊断、诊断依据(如有 2 个及以上诊断，应分别列出各自的诊断依据)、鉴别诊断、进一步检查与治疗原则。

1.初步诊断

右侧支气管肺癌(周围型)

2.诊断依据

①中年男性，长期大量吸烟史，肺癌高发因素。

②患者无明显诱因出现阵发性刺激性干咳，伴有咳痰，痰中带血为肺癌早期常见表现。

③早期肺癌一般无明显体征，右下肺干性啰音多为肿瘤所引起的支气管阻塞表现。

④辅助检查：胸部 X 线片提示肺叶周围占位性病变。肺 CT 片所见有毛刺的肿物，多考虑恶性肿瘤改变。

3.鉴别诊断

右侧肺结核　右侧肺部炎症　右侧肺部良性肿瘤

4.进一步检查

①经胸壁穿刺肺组织活检。

②支气管镜检查。

③痰脱落细胞学。

④肺部 MRI。

5.治疗原则

①完善术前检查，进行手术评估，早期手术根治行肺叶切除术等。

②术后辅以放、化疗。

③其他治疗：肺癌靶向药物治疗、中医中药治疗等。

④对症支持治疗：维持水电解质与酸碱平衡，营养支持等。

第七节　胸部损伤

男性患者,27 岁。因“车祸致左上胸部疼痛,伴呼吸困难 15 min”急诊入院。患者 15 min 前驾车时发生严重车祸,当即感左上胸部剧烈疼痛,同时感胸闷气促,呼吸困难。立即拨打 120 后,急诊入院。伤后无昏迷,无恶心呕吐,无腹痛。既往体健,否认肝炎结核病史,无高血压、糖尿病病史。

体格检查:T 37.8 ℃,P 148 次/min,R 40 次/min,BP 80/50 mmHg。神志清楚,查体合作,痛苦状,呼吸急促,吸氧下呼吸窘迫反而加重,伴口唇青紫,颈静脉怒张不明显。气管移向右侧。左胸廓饱满,呼吸运动较右胸弱。左胸壁有骨擦音(第 4、5、6 肋),局部压痛明显,皮下气肿,上自颈部、胸部直至上腹部均可触及皮下气肿,左胸叩鼓音,呼吸音消失,未闻及啰音,右肺呼吸者较粗,未闻及啰音。左心界叩诊不清,心律齐,心音较弱,未闻及杂音。腹部平软,无压痛肌紧张,肠鸣音正常,肝脾未及,下肢无浮肿,四肢活动正常,未引出病理反射。既往体健,无特殊异常病史。

辅助检查:暂缺。

要求:根据以上病历摘要,写出初步诊断、诊断依据(如有 2 个以上诊断,应分别写出各自的诊断依据)、鉴别诊断、进一步检查与治疗原则。

1.初步诊断

①左侧张力性气胸

②左侧第 4、5、6 肋骨骨折

③心脏损伤

2.诊断依据

(1)左侧张力性气胸

①青年男性,左上胸部车祸外伤史。

②伤后胸痛、呼吸困难为胸部损伤后常见症状。

③伤后立即出现呼吸急促、气管右偏、左侧胸廓扩张、叩诊鼓音、呼吸音消失,提示右侧肺部受压萎陷,符合损伤性气胸表现。颈部、胸部、上腹部广泛的皮下,说明胸膜腔内有高压气体,符合张力性气胸特征。

④辅助检查:暂缺。

(2)左侧第 4、5、6 肋骨骨折

①患者左侧上胸部外伤,为第 4—6 肋骨体表投影区。

②伤后胸部疼痛,为肋骨骨折主要症状。

③左侧胸部压痛,左侧第 4、5、6 肋骨出现骨擦音,符合骨折专有体征,提示肋骨

骨折。

④辅助检查:暂缺。

(3)心脏损伤

①患者左上胸部外伤,与心脏体表投影区域重合。

②患者出现口唇青紫,颈静脉怒张不明显,心音较弱,心界不清,低血压,部分符合 Beck 三联征表现,不排除心脏钝性损伤可能。

3.鉴别诊断

闭合性气胸　开放性气胸　损伤性血胸　肺挫裂伤

4.进一步检查

①胸部 X 线或肺部 CT。

②诊断性胸腔穿刺术。

③血常规、凝血功能、血气分析、术前检查等。

④心脏彩超。

⑤必要时行胸部 MRI 或者纤维支气管镜检查。

5.治疗原则

①急诊处理:立即于左侧胸骨第二肋间与锁骨中线交点处用粗针头穿刺排气,解除胸膜腔高压状态。

②患者症状缓解后,改行左侧胸腔闭式引流术。

③术后监测生命体征,吸氧、胸腔闭式引流管理与计量。

④左侧肋骨骨折行肋骨带固定,并给予镇痛、祛痰、预防肺部感染治疗。

⑤必要时行剖胸探查术,修补损伤的支气管和肺组织。

第八节　胃十二指肠溃疡并出血

男性患者,65 岁。因“间断上腹痛 8 年,突发呕血、黑便 6 h”入院。患者 8 年前开始无明显诱因间断上腹胀痛,餐后半小时最为明显,持续 2 h 左右,可自行缓解。自以为胃炎,自行服用斯达舒治疗,效果不佳。近 2 周来症状明显加重,纳差。6 h 前突觉上腹胀疼痛剧烈,伴恶心、头晕,先后 2 次解柏油样便,共约 800 g,并呕吐咖啡样胃内容物 1 次,约 200 mL,此后心悸、头晕、出冷汗,发病来无眼黄、尿黄和发热,平素二便正常,睡眠好,自觉近期体重略下降。既往 30 年前查体时发现肝功能异常,经保肝治疗后恢复正常,无手术、外伤和药物过敏史,无烟酒嗜好。

体格检查:T 36.7 ℃,P 108 次/min,R 22 次/min,BP 90/55 mmHg。神志清楚,面色稍苍白,四肢湿冷,皮下无出血点和蜘蛛痣,全身浅表淋巴结不大,巩膜无黄染,心肺无异常。腹平软，未见腹壁静脉曲张，上腹正中轻压痛，无肌紧张和反跳痛，全腹未触及包块，肝脾未及，移动性浊音(-)，肠鸣音10次/min，双下肢不肿。

辅助检查：血常规示，Hb 82 g/L、WBC 5.5×10^9 个/L、N 69%、L 28%、M 3%，PLT 300×10^9 个/L，大便隐血(++)。

要求：根据以上病历摘要，写出初步诊断、诊断依据(如有2个以上诊断，应分别写出各自的诊断依据)、鉴别诊断、进一步检查与治疗原则。

1.初步诊断

(1)胃溃疡并急性大出血

(2)失血性休克

2.诊断依据

(1)胃溃疡并急性大出血

①中老年男性，胃溃疡好发年龄，节律性饱餐后腹痛为其病史特点。

②患者出现典型的餐后上腹痛，符合胃溃疡饱餐疼痛的节律性特点；现突发上腹部剧痛，呕吐咖啡色样胃内容物伴黑便，提示胃肠道出血；同时出现心悸、头晕、出冷汗等失血表现，符合胃溃疡急性大出血的临床症状。

③体检上腹部仅有轻压痛，无反跳痛、肌紧张等表现，排除胃溃疡穿孔情况；肠鸣音亢进，符合血液对肠道刺激表现；无黄疸、无腹壁静脉曲张、无蜘蛛痣，暂排除肝胆疾病可能。

④血常规：Hb 82 g/L，符合失血表现，大便隐血(++)，提示胃肠道出血。

(2)失血性休克

①患者为典型的胃溃疡并发急性大出血。

②心悸、头晕、出冷汗、面色苍白、四肢湿冷为有效循环血量不足、失血性休克的临床表现。

③BP 90/55 mmHg，属于休克血压，血红蛋白Hb 82 g/L，符合失血指标。

3.鉴别诊断

胃溃疡并急性穿孔　急性胰腺炎　急性阑尾炎　急性胆囊炎

4.进一步检查

①纤维胃镜检查。

②选择性动脉造影。

③复查血常规。

④完善术前检查：凝血功能、血型等。

5.治疗原则

①一般治疗：禁饮食、监测生命体征、吸氧等。

②对症治疗：留置胃管注入冰盐水+去甲肾上腺素止血；止血剂可选用巴曲酶；制

酸用 H_2 受体拮抗剂(西咪替丁)和质子泵抑制剂(奥美拉唑),应用生长抑素(善宁)。

③支持治疗:抗休克治疗,迅速补充血容量,必要时输血。

④胃镜下明确出血部位后,行电凝、激光、止血夹等局部止血措施。

⑤必要时手术治疗,行胃大部切除术。

第九节　胃十二指肠溃疡并穿孔

男性患者,30 岁。因“突发上腹部剧痛 3 h”急诊入院。患者晚餐后 1 h 出现上腹部不适及隐痛,尚可忍受,自服胃药,症状无缓解。2 h 后突然出现上腹部剧痛,呈持续性刀割样,向右肩及背部放射,伴恶心呕吐,上腹部疼痛转移至右下腹,很快扩散至全腹。1 h 前自觉腹痛略有减轻,随后出现发热,无寒战,疼痛再次加重。既往有上腹部隐痛及反酸、嗳气史,自诉有 2 次黑便史,未行特殊检查及治疗。

体格检查:T 38.5 ℃,P 112 次/min,R 23 次/min,BP 100/60 mmHg。急性痛苦面容,面色苍白,被动体位。皮肤巩膜无黄染。胸廓无畸形,双侧呼吸运动对称,双肺叩诊清音,听诊无异常。心界叩诊不大,心率 112 次/min,心律齐,各瓣膜区未听到杂音。腹略胀,腹式呼吸减弱,全腹压痛、反跳痛、肌紧张均阳性,压痛以上腹部为著,腹部呈“木板样”硬,肝脾未触及,肝浊音界未叩出、肝区无叩痛,移动性浊音(±),听诊肠鸣音消失。

辅助检查:血常规示,WBC 15×10^9 个/L,N 85%。血清淀粉酶 128 温氏单位。腹部 X 线检查见腹部肠管积气,膈下可见游离气体。

要求:根据以上病历摘要,写出初步诊断、诊断依据(如有 2 个以上诊断,应分别写出各自的诊断依据)、鉴别诊断、进一步检查与治疗原则。

1.初步诊断

(1)胃十二指肠溃疡并穿孔

(2)急性弥漫性腹膜炎

2.诊断依据

(1)胃十二指肠溃疡并穿孔

①青年男性患者,既往有反酸、嗳气、黑便,不排除胃十二指肠溃疡病史。

②患者饱餐后出现上腹部持续性刀割样疼痛,恶心呕吐,并向右肩背部放射,为消化道穿孔特征性表现。

③患者迅速出现全腹压痛、反跳痛、板状腹,为消化道穿孔后消化液所致的腹膜刺激征表现。

④辅助检查:腹部 X 线见膈下游离气体,为消化道穿孔影像学特征。血淀粉酶不

高,暂排除胰腺炎可能。

(2)急性弥漫性腹膜炎

①患者胃肠道穿孔,腹腔严重污染。

②患者有发热、腹痛的腹膜炎表现。

③全腹压痛、反跳痛、板状腹,为典型的腹膜刺激征。

④血常规示白细胞升高,中性粒细胞升高为主,为感染表现。

3.鉴别诊断

胃十二指肠溃疡并出血 急性坏死性胰腺炎 急性化脓性阑尾炎

4.进一步检查

①诊断性腹腔穿刺。

②腹部 CT。

③腹部 B 超。

5.治疗原则

①一般处理:半卧位,禁饮禁食,持续胃肠减压,严密监测生命体征变化、吸氧。

②对症支持治疗:开通静脉通道,补液抗休克,维持水电解质与酸碱平衡等。

③药物治疗:足量联合使用抗生素,抑制胃酸分泌(H_2 受体拮抗剂或质子泵抑制剂)。

④手术治疗:清除腹腔污染,行单纯穿孔缝合术或彻底胃大部切除术,术后充分引流。

⑤术后继续给予抗休克、维持水电解质与酸碱平衡、营养支持等治疗。

第十节 胃 癌

男性患者,56 岁。因“上腹部隐痛体重减轻 2 个月,黑便 4 天”入院。患者从 2 个月前开始出现上腹部隐痛不适,进食后明显,伴饱胀感,食欲逐渐下降,无明显恶心、呕吐及呕血,在当地医院按胃炎进行治疗,服用护胃类药物后,腹痛稍好转。近半个月自觉乏力,体重 2 个月来下降约4 kg。4 天前发现大便色黑,来我院就诊。门诊检查大便潜血(+),查血 Hb 96 g/L,为进一步诊治收入院。患者为夜班工人,饮食作息不规律,吸烟 20 年,30 支/日,其兄死于消化道肿瘤。

体格检查:T 37 ℃,P 90 次/min,R 19 次/min,BP 110/60 mmHg。慢性病面容,全身浅表淋巴结未及肿大,皮肤无黄染,结膜甲床苍白,心肺未见异常,腹平坦,未见胃肠型及蠕动波,腹软,肝脾未及,腹部未及包块,剑突下区域有深压痛,无肌紧张,移动性浊音(-),肠鸣音正常,直肠指检未及异常。

辅助检查:上消化道造影示胃窦小弯侧有 2 cm 大小龛影,位于胃轮廓内,周围黏膜僵硬粗糙,腹部 B 超检查未见肝异常,胃肠部分显影不满意。

要求:根据以上病历摘要,写出初步诊断、诊断依据(如有 2 个或以上诊断,应分别列出各自的诊断依据)、鉴别诊断、进一步检查与治疗原则。

1.初步诊断

胃癌

2.诊断依据

①患者老年男性,饮食不规律,长期吸烟,有消化道肿瘤家族史,为胃癌高发因素。

②患者表现为上腹部隐痛、食欲下降、乏力、消瘦、黑便,符合胃癌的临床表现。

③查体剑突下深压痛,为胃癌体征。

④辅助检查:血常规提示贫血,为肿瘤消耗表现;大便潜血试验阳性,为肿瘤所致消化道出血;上消化道造影胃窦部充盈缺损,考虑胃部占位性病变。

3.鉴别诊断

胃溃疡　胃炎　结肠癌

4.进一步检查

①纤维胃镜检查,同时行活体组织病理学检查。

②上腹部 CT。

③肿瘤标志物 CEA、CA19-9 等检查。

5.治疗原则

①积极完善术前检查,限期行胃癌根治术。

②术前术后辅以放化疗、免疫治疗、靶向治疗等。

③对症支持治疗:维持水电解质与酸碱平衡,营养支持等。

第十一节　胆管结石与胆管炎

男性患者,40 岁。因“突发上腹部剧痛,伴寒战发热 2 天”入院。患者 2 天前突然出现上腹部疼痛,呈持续性剧痛,阵发性加剧,向右肩及右后背部放射,疼痛发作后约 1 h 出现寒战、高热,体温高达 40 ℃左右,伴有恶心、呕吐,呕吐 3 次,为胃内容,不含胆汁,无咖啡样液体,1 天后出现巩膜及皮肤黄染,患者发病后未排便,有排气,尿赤黄。既往健康,体检时发现胆囊多发小结石,曾服用鹅去氧胆酸溶石治疗,后未行复查。

体格检查:T 39.5 ℃,P 120 次/min,R 24 次/min,BP 90/60 mmHg。扶入病室,急性痛苦表情,表情淡漠,巩膜黄染,眼睑无水肿,皮肤黄染。双肺叩诊无异常,听诊未听到干湿啰音。心界不大,心律齐,心率 120 次/min,各瓣膜区无杂音。腹平坦,腹式呼吸减弱,右上腹压痛,反跳痛,肌紧张阳性,右上腹可触及肿大的胆囊,触痛阳性,肝区叩痛阳性,肝上界在右锁骨中线第 4 肋间,移动性浊音阴性,肠鸣音减弱。

辅助检查:血常规示,WBC 18×10^9 个/L,N 85%,L 15%。腹部 X 线平片,右侧膈肌明显增高,无膈下游离气体。肝胆 B 超见肝脏增大,肝内外胆管明显扩张,胆总管直径 2.0 cm,胆总管末端可见 2 个强回声光团,直径分别是 2.5 cm、2.0 cm,后方伴声影。

要求:根据以上病历摘要,写出初步诊断、诊断依据(如有 2 个以上诊断,应分别写出各自的诊断依据)、鉴别诊断、进一步检查与治疗原则。

1.初步诊断

(1)急性梗阻性化脓性胆管炎

(2)急性腹膜炎(局限性)

(3)胆总管结石

2.诊断依据

(1)急性梗阻性化脓性胆管炎。

①既往有胆囊结石病史,超声证实存在胆管结石,为急性梗阻性化脓性胆管炎的发病基础。

②患者出现上腹部疼痛、寒战发热(体温 39.5 ℃)、黄疸(皮肤黄染、巩膜黄染),为 Charcot 三联症。在此基础上,出现休克(血压 90/60 mmHg)、神经系统抑制(表情淡漠),符合急性梗阻性化脓性胆管炎 Reynolds 五联症。

③辅助检查:血常规示以白细胞升高、中性粒细胞升高为主,提示细菌性感染;肝胆 B 超证实胆总管结石、胆道梗阻扩张、胆汁淤积。

(2)急性腹膜炎

①急性梗阻性化脓性胆道炎病史。

②患者出现右上腹压痛、反跳痛、肌紧张的腹膜刺激征表现。

(3)胆总管结石

①患者出现胆管梗阻、胆汁排空受阻、胆汁淤积性肝肿大症状。

②肝胆 B 超提示:胆总管末端多发结石。

3.鉴别诊断

急性胆管炎　急性胆囊炎　细菌性肝囊肿　急性阑尾炎

4.进一步检查

①PTC。

②ERCP。

③MRCP。

④完善术前检查：血型、凝血功能、肝肾功能等。

5.治疗原则

①一般治疗：吸氧、退热、生命体征监测、禁饮食、胃肠减压等。

②对症：抗休克，恢复有效血容量；联合应用足量抗生素，立即控制感染。

③支持治疗：维持水电解质与酸碱平衡，给予营养支持，维持重要器官功能。

④积极完善术前检查，急诊行胆管引流术（胆总管切开探查、T 管引流）。

第十二节　胆囊结石与胆囊炎

女性患者，50 岁。因“右上腹部间断隐痛 1 年，加重 3 h”入院。近 1 年来间断出现上腹胀满、不适，时有恶心，但无呕吐。半年后，劳累或进油腻食物后，上述症状时有加重，为右上腹胀痛，并向右肩背部放散，无发热寒战，可有恶心呕吐，呕吐物为胃内容物混有胆汁，无咖啡样液体，每次发作后自行服用抗炎及消炎利胆药可缓解。3 h 前晚饭后再次出现，呈阵发性绞痛，伴恶心呕吐，自觉发热，畏寒无寒战，无黄疸，二便无异常，遂来院急诊。

体格检查：T 37.6 ℃，P 78 次/min，R 22 次/min，BP 120/70 mmHg。神志清楚，巩膜无黄染，胸廓无畸形，双侧呼吸运动对称，双肺叩诊清音，听诊呼吸音无异常。心前区无隆起，心界不大，心律齐，心率 78 次/min，各瓣膜区未听到病理性杂音。腹平坦，腹式呼吸存在，右上腹轻度压痛，无反跳痛，无肌紧张，肝脾胆囊未触及，墨菲征阳性，肝区无叩痛，肝上界在右锁骨中线第 4 肋间，移动性浊音阴性，肠鸣音无异常。

辅助检查：血常规，WBC 8.0×10^9 个/L。肝胆 B 超示肝正常大小，肝内外胆管无扩张，胆总管直径 0.7 cm，胆囊增大，壁略厚，胆囊内可见 2.0 cm×1.5 cm 大小的强回声光团，后伴声影。

要求：根据以上病历摘要，写出初步诊断、诊断依据（如有 2 个以上诊断，应分别写出各自的诊断依据）、鉴别诊断、进一步检查与治疗原则。

1.初步诊断

急性结石性胆囊炎

2.诊断依据

①中老年妇女，胆石症好发人群，既往多次出现结石所致的上腹部胀痛不适症状。

②患者餐后再次出现上腹部不适，呈阵发性绞痛，考虑为胆石嵌顿所致的胆绞痛；伴有低热畏寒，符合胆囊炎的表现。

③右上腹胆囊区压痛，墨菲征阳性，为急性胆囊炎的特征性体征。

④辅助检查：血常规示白细胞升高，提示感染；肝胆 B 超示肝外胆管无扩张，胆总

管不粗,排除肝外胆管结石;胆囊增大,壁厚,有强回声光团,符合胆囊结石、胆囊炎的影像学特征。

3.鉴别诊断

肝外胆管结石　急性胰腺炎　急性阑尾炎

4.进一步检查

①腹部 CT。

②监测血常规。

③完善凝血功能、尿常规、大便常规、肝肾功能、血型等术前检查。

5.治疗原则

①一般治疗:半卧位、禁饮食、胃肠减压、严密监测生命体征变化、吸氧。

②对症治疗:联合足量应用抗生素,解痉止痛。

③支持治疗:维持水电解质与酸碱平衡等。

④积极完善术前检查,立即行胆囊切除术;病情危重、局部解剖不清,可先行胆囊造口、胆囊穿刺引流术。

⑤术后继续给予抗感染,维持水电解质与酸碱平衡,给予营养支持治疗。

第十三节　腹部闭合性损伤:脾损伤

男性患者,40 岁。因“左下胸部撞伤 10 天,突发腹痛 1 h”入院。患者入院前 10 天,骑自行车上班,不慎跌倒,左下胸部被车把撞伤,伤后自觉左上腹疼痛,尚能忍受,经休息后缓解。今晨提重物时腹痛突然加剧,并感头晕、乏力、口渴,烦躁不安,急诊入院。

体格检查:T 36 ℃,P 110 次/min,R 24 次/min,BP 80/55 mmHg。急性痛苦面容,表情淡漠,贫血貌,颈软,心肺正常。左季肋部见 4 cm×6 cm 大小瘀斑,局部压痛明显,腹式呼吸减弱,全腹压痛,以左上腹为甚,轻度肌紧张及反跳痛,肝脾未触及,肝上界在右锁中线第 5 肋间,移动性浊音(+),腹部听诊肠鸣音减弱。

辅助检查:血常规示,RBC 3×10^{12}个/L,Hb 80 g/L,WBC 5×10^{9} 个/L。

要求:根据以上病历摘要,写出初步诊断、诊断依据(如有 2 个以上诊断,应分别写出各自的诊断依据)、鉴别诊断、进一步检查与治疗原则。

1.初步诊断

(1)迟发性脾破裂

(2)失血性休克

(3)左下胸壁软组织损伤

2.诊断依据

(1)迟发性脾破裂

①青年男性,左下胸部车祸外伤,为脾脏体表投影区。

②患者外伤后出现受伤区域疼痛,10 天后提重物时引起腹内压增高,使不完全性脾破裂转变为完全性脾破裂,随即出现剧烈腹痛及失血表现。

③患者伤后全腹压痛、反跳痛、肌紧张,为出血导致的腹膜刺激征;移动性浊音阳性表明腹腔大量出血(大于 1 000 mL),肠鸣音减弱为胃肠道刺激症状。

④辅助检查:血常规示失血性贫血改变。

(2)失血性休克

①患者左下胸部外伤,致迟发性脾破裂。

②头晕、口渴、乏力,符合有效循环血量不足的休克表现。

③贫血貌、血压 80/55 mmHg 为休克血压。

④血常规提示血红蛋白及红细胞下降,符合失血性休克表现。

(3)左下胸部软组织损伤

①左下胸部钝性外力撞击病史。

②伤后左下胸部疼痛,左季肋部见 4 cm×6 cm 瘀斑,为软组织损伤表现。

3.鉴别诊断

肝破裂　肋骨骨折　损伤性血气胸　胃肠损伤　胰腺损伤

4.进一步检查

①诊断性腹腔穿刺术。

②腹部 B 超。

③腹部 CT。

④胸部 X 线。

⑤监测血常规,完善凝血功能、尿常规、大便常规、肝肾功能等术前检查。

5.治疗原则

①一般治疗:严密监测生命体征变化、吸氧、禁饮食、休克体位(中凹位)。

②积极抗休克治疗:开通静脉通道,液体复苏,输血,合理使用血管活性药物。

③积极抗休克同时,完善术前检查,急诊手术行剖腹探查+脾切除术。

④术后继续纠正血容量、维持水电解质与酸碱平衡、给予营养支持。

第十四节　腹部闭合性损伤：肝破裂

男性患者，28 岁。因“车祸后上腹部剧烈疼痛 20 min”急诊入院。患者驾驶货车时，发生严重车祸，伤后立即感上腹部剧烈疼痛，呈持续刀割样，向右肩及后背部放散。并且迅速扩至全腹，随后出现头晕、眼花、心悸、面色苍白，立即被 120 急送到医院。伤后患者未排尿排便，既往无高血压、糖尿病病史，否认肝炎、传染病病史。

体格检查：T 36.5 ℃，P 110 次/min，R 24 次/min，BP 95/55 mmHg。急性痛苦面容，表情淡漠，面色苍白，四肢湿冷。胸廓无畸形，胸式呼吸减弱，右季肋部及剑突下软组织肿胀，胸廓挤压征(-)，双肺叩诊清音，听诊呼吸音无减弱，无干湿啰音。心界不大，心率 110 次/min，心律齐，各瓣膜区无杂音。腹略胀，腹式呼吸减弱；全腹有压痛、反跳痛、肌紧张，肝脾肋下未触及；肝区叩痛阳性，肝上界在右锁骨中线第 5 肋间，移动性浊音阳性，肠鸣音消失。

辅助检查：诊断性腹腔穿刺，抽出不凝血并混有胆汁。血常规示，WBC 8.0×10^{9} 个/L，RBC 4×10^{12} 个/L，Hb 100 g/L。腹部 X 线示腹部肠管轻度积气，膈下未见游离气体。

要求：根据以上病历摘要，写出初步诊断、诊断依据(如有 2 个以上诊断，应分别写出各自的诊断依据)、鉴别诊断、进一步检查与治疗原则。

1.初步诊断

(1)肝破裂

(2)失血性休克

(3)右侧胸腹部软组织损伤

2.诊断依据

(1)肝破裂

①青年男性，右上腹(肝脏投影区)外伤。

②患者伤后立即出现右上腹部疼痛，并且进展迅速。随后出现有效循环不足、血压下降等症状表现。外伤、休克、腹痛为腹腔实质性脏器破裂典型表现，符合肝脏破裂特点。

③患者伤后全腹压痛、反跳痛、肌紧张，为肝破裂出血导致的腹膜刺激征表现，移动性浊音阳性表面腹腔大量出血(大于 1 000 mL)，肠鸣音减弱，为胃肠道刺激症状。

④辅助检查：腹腔穿刺出含有胆汁的不凝血，为特征性表现，血常规符合失血表现。

(2)失血性休克

①患者外伤致肝破裂。

②头晕、眼花、面色苍白，符合有效循环血量不足的休克表现。

③血压 95/55 mmHg，为休克血压。

④血常规提示血红蛋白及红细胞下降，符合失血性休克表现。

(3)右侧胸腹部软组织损伤

①右上腹部撞击病史。

②右季肋部及剑突下软组织肿胀。

3.鉴别诊断

脾破裂　肋骨骨折　损伤性血气胸　胰腺损伤

4.进一步检查

①腹部 B 超。

②腹部 CT。

③胸部 X 线。

④监测血常规，完善凝血功能、尿常规、大便常规、肝肾功能等术前检查。

5.治疗原则

①严密监测生命体征变化、吸氧、禁饮食、采取休克体位(中凹位)。

②积极抗休克治疗：开通静脉通道，液体复苏，输血，合理使用血管活性药物。

③抗休克治疗同时，急诊手术行剖腹探查+肝缝合修补术，消灭胆瘘，术后充分引流。

④术后继续纠正血容量，给予抗感染、维持水电解质与酸碱平衡、营养支持等治疗。

第十五节　急性重症胰腺炎

男性患者，50 岁。因“突发上腹疼痛，伴腹胀、恶心、呕吐半天”入院。患者昨夜与同学聚餐，饮酒饱食，今晨感上腹部疼痛，初起时觉剑突下偏右呈发作性胀痛，下午腹痛迅速波及全腹部转成持续性，刀割样剧烈疼痛，并向后背放射，伴恶心、呕吐，吐出胃内容物。发病以来未曾排便及排气，不敢翻身也不敢深呼吸，腹部拒按。三年前体检时发现胆囊结石，从无症状，未予治疗。既往无类似腹痛，无溃疡病史。

查体：T 38.9 ℃，P 110 次/min，R 32 次/min，BP 100/60 mmHg。急性病容，右侧卧位，全身皮肤及巩膜可疑黄染，头颈心肺(-)，全腹膨隆，伴明显肌紧张及广泛压痛、反跳痛。肝脾触诊不满意，肝浊音界在右第 6 肋间，移动性浊音(±)，肠鸣音弱。

辅助检查：血常规示，Hb 140 g/L，WBC 16.9×10^9 个/L，N 92%，血淀粉酶 680 U/L，血钙 1.75 mmol/L，血糖 13.2 mmol/L。卧位腹平片示肠管充气扩张，肠间隙增宽。

B 超示肝回声均匀,未发现异常病灶,胆囊 7 cm×3 cm×2 cm 大小,壁厚 0.4 cm,内有多发强光团,回声后有声影,胆总管直径0.9 cm,胰腺形态失常,胰头、胰体明显肿大,胰周多量液性暗区,胰管增粗。

要求:根据以上病历摘要,写出初步诊断、诊断依据(如有 2 个或以上诊断,应分别列出各自的诊断依据)、鉴别诊断、进一步检查与治疗原则。

1.初步诊断

(1)急性重症胰腺炎(出血坏死性)

(2)急性弥漫性腹膜炎

(3)胆囊炎、胆石症

2.诊断依据

(1)急性重症胰腺炎(出血坏死性)

①中年男性,胆囊结石病史,饮酒饱餐,为胰腺炎致病因素。

②初起腹痛胀痛,后迅速发展为上腹部持续性刀割样剧痛,向腰背部放射,伴恶心呕吐,为胰腺炎典型症状。

③急性病容,强迫体位,腹部拒按,全腹部压痛、反跳痛、肌紧张,为腹膜刺激表现;移动性浊音可疑阳性、肠鸣音减弱,为胰腺炎所致急性腹膜炎表现。

④辅助检查:血淀粉酶升高,提示胰腺炎;血钙降低、血糖升高符合重症胰腺炎特征。B 超提示胆总管扩张,考虑胆源性胰腺炎;胰腺肿大,符合胰腺炎影像学改变。

(2)急性弥漫性腹膜炎

①患者初诊为急诊重症胰腺炎,全腹拒按,考虑炎症侵犯壁层腹膜所致。

②出现典型反跳痛、压痛、腹壁肌紧张,腹膜刺激征的表现。移动性浊音(±)、肠鸣音弱,为腹膜炎体征。

③血常规示,中性粒细胞明显升高,提示腹腔严重感染;B 超提示肠管麻痹、胰周渗出,符合腹膜炎影像学表现。

(3)胆囊炎、胆石症

既往胆囊结石病史,B 超提示胆囊壁增厚,为慢性胆囊炎改变;胆囊内强光团,为胆囊结石。

3.鉴别诊断

消化道穿孔 急性胆囊炎 急性肠梗阻

4.进一步检查

①尿淀粉酶。

②腹腔穿刺、腹水常规及淀粉酶测定。

③腹部 CT。

5.治疗原则

①一般治疗:禁饮食、持续胃肠减压、监测生命体征、吸氧。

②药物治疗：抑制胰酶分泌（抗胆碱能药物、胰酶抑制剂、H_2 受体拮抗剂）；早期使用抗感染药物（头孢菌素类、喹诺酮类）；解痉止痛（山莨菪碱、阿托品）。

③对症支持治疗：补液、防止休克，维持水电解质与酸碱平衡，完全性肠外营养支持。

④积极完善术前检查，解除胆总管梗阻，引流胰液，消除坏死组织+腹腔充满灌洗引流。

⑤术后持续引流和灌洗，防止相应并发症。

第十六节　急性肠梗阻

男性患者，28 岁。因“腹痛腹胀 2 天，加重 3 h”急诊入院。患者于 48 h 前无明显诱因出现全腹胀痛，以右下腹更明显，3 h 前进展为阵发性绞痛，伴有肠鸣音亢进，多次呕吐，开始为胃内容物，以后呕吐物有粪臭味。发病以来未进食，未排便排气，尿少，3 年前曾做过阑尾切除术。

体格检查：T 38 ℃，P 90 次/min，R 22 次/min，BP 100/60 mmHg。急性病容，神志清楚，全身皮肤无明显黄染、干燥、弹性差。心肺正常，腹膨隆，未见胃蠕动波，可见肠型，全腹轻压痛、反跳痛、肌紧张，右下腹为甚。未触及肿块，肝脾不大，肠鸣音高亢，有气过水音。直肠指诊未及异常。

辅助检查：血常规示，Hb 160 g/L，WBC 10.6×10^9 个/L，N 0.92%；尿常规（-）；腹部透视可见多个气液平面。

要求：根据以上病历摘要，写出初步诊断、诊断依据（如有 2 个或以上诊断，应分别列出各自的诊断依据）、鉴别诊断、进一步检查与治疗原则。

1.初步诊断

（1）急性肠梗阻（机械性、粘连性、低位）

（2）急性弥漫性腹膜炎

2.诊断依据

（1）急性肠梗阻（机械性、粘连性、低位）

①患者青年男性，阑尾炎手术可导致腹膜粘连，为肠梗阻常见发病原因。

②患者出现腹痛、腹胀、呕吐，肛门停止排便排气，为肠梗阻四大典型症状。

③腹部膨隆、可见肠型、肠鸣音亢进、气过水声为典型肠道梗阻体征。

④辅助检查：腹部透视见气液平面，为肠梗阻影像学特征。

（2）急性弥漫性腹膜炎

全腹轻压痛、反跳痛、肌紧张，为腹膜刺激征；白细胞升高、中性粒细胞升高为主，符合腹膜炎实验室指标改变。

3.鉴别诊断

急性胃肠炎 泌尿系结石 消化道穿孔 急性胆囊炎

4.进一步检查

①腹部 CT。

②B 超。

③电解质、血气分析等。

5.治疗原则

①一般治疗:禁饮食,持续胃肠减压,监测生命体征,吸氧。

②对症支持治疗:维持水电解质与酸碱平衡,完全性胃肠外营养支持。

③使用有效抗生素,控制腹腔感染;酌情使用解痉镇痛药物。

④积极完善术前检查,必要时行手术治疗,解除肠道梗阻。

第十七节 结、直肠癌

女性患者,52 岁。因“大便次数增加、带血 4 个月”入院。患者 4 个月前无明显诱因,出现排便次数增多,4~6 次/日,不成形,间断带暗红色血迹。有中、下腹痛,无明显腹胀及恶心呕吐。无发热,进食可。近来明显乏力,体重下降约 3 kg。为进一步诊治收入院。既往体健,家族中无类似疾病患者。

体格检查:T 37.3 ℃,P 79 次/min,R 18 次/min,BP 125/75 mmHg。一般状况稍差,皮肤无黄染,结膜苍白,浅表淋巴结未及肿大。心肺无明显异常。腹部平坦,未见胃肠型及蠕动波,腹软,无压痛,无肌紧张,肝脾肋下未触及。右下腹可及约 4 cm×6 cm质韧包块,可推动,边界不清,移动性浊音(-),肠鸣音正常,直肠指诊未及异常。

辅助检查:大便常规,潜血(+);血常规示,WBC 4.6×10^{9} 个/L,Hb 86 g/L;血 CEA 46 ng/mL。

要求:根据以上病历摘要,写出初步诊断、诊断依据(如有 2 个或以上诊断,应分别列出各自的诊断依据)、鉴别诊断、进一步检查与治疗原则。

1.初步诊断

结肠癌(右侧)

2.诊断依据

①中老年女性,肿瘤好发人群。

②患者排便习惯改变、便次增加、腹痛,符合结肠癌的典型症状;伴有乏力、消瘦等

肿瘤消耗性症状。

③右下腹固定包块、便中带血,符合结肠癌体征。

④辅助检查:大便潜血(+)、肿瘤性贫血、癌胚抗原升高,提示胃肠道肿瘤。

3.鉴别诊断

炎症性肠病　回盲部肠结核　直肠癌

4.进一步检查

①结肠镜检查,并取活检。

②钡剂灌肠造影。

③腹部 B 超。

④腹部 CT。

5.治疗原则

①积极完善术前检查,限期行结肠癌根治术。

②术前术后可辅以化疗、免疫治疗、靶向治疗等。

③对症支持治疗:维持水电解质与酸碱平衡,给予营养支持等。

第十八节　急性阑尾炎

男性患者,28 岁。因“突发腹痛,伴发热、呕吐 20 h”入院。患者入院前 24 h,在路边摊吃饭,4 h 后,出现腹部不适,呈阵发性并伴有恶心,自服止痛片对症治疗,未见好转。并出现呕吐胃内容物,发热及腹泻数次,稀便,无脓血,自测体温最高 38.8 ℃,现急诊入院。急查大便常规阴性,急诊拟诊为“急性胃肠炎”,予颠茄、黄连素等治疗。晚间,腹痛加重,伴发热 39.2 ℃,腹痛由胃部移至右下腹部,仍有腹泻。夜里再来就诊,急收入院。既往体健,无肝肾病史,无结核及疫水接触史,无药物过敏史。

体格查体:T 39.2 ℃,P 120 次/min,R 18 次/min,BP 100/70 mmHg。发育营养正常,全身皮肤巩膜无黄染,无出血点及皮疹,浅表淋巴结不大,眼睑无浮肿,结膜无苍白,颈软,甲状腺不大,心界大小正常,心率 120 次/min,律齐,未闻及杂音,双肺清,未闻干湿啰音,腹平,肝脾未及,无包块,全腹压痛,以右下腹麦氏点周围为著,有反跳痛、轻度肌紧张,肠鸣音 10~15 次/min。

辅助检查:血常规示,Hb 162 g/L,WBC 24.6×10^9 个/L、N 86%;尿常规(-),大便常规示,稀水样便、潜血(-);肝肾功能正常。

要求:根据以上病历摘要,写出初步诊断、诊断依据(如有 2 个或以上诊断,应分别列出各自的诊断依据)、鉴别诊断、进一步检查与治疗原则。

1.初步诊断

急性化脓性阑尾炎

2.诊断依据

①患者青年男性,为阑尾炎好发人群,并有不洁饮食,可能为诱因。

②患者主要症状为腹痛,并为典型转移性右下腹疼痛,伴有恶性呕吐、腹泻等胃肠道症状,伴有发热全身症状,符合急诊阑尾炎表现。

③患者麦氏点压痛明显,有反跳痛、肌紧张,符合腹膜刺激征表现,并出现肠鸣音亢进、胃肠道刺激症状,符合急性化脓性阑尾炎表现。

④辅助检查:血常规示以白细胞明显升高、中性粒细胞升高为主,符合细菌感染指标。

3.鉴别诊断

急性胃肠炎　急性胰腺炎　尿路结石并感染　急性胆囊炎

4.进一步检查

①B 超:回盲区、阑尾形态。

②必要时行腹部 CT 检查。

③复查血常规、大便常规,并立即完善其他术前检查。

5.治疗原则

①一般治疗:禁饮食,监测生命体征,吸氧。

②药物治疗:有效抗感染联合用药可酌情使用阵痛剂。

③对症支持治疗:补液、防止休克,维持水电解质与酸碱平衡,给予营养支持。

④积极完善术前检查,立即行传统开腹探查+阑尾切除术,或腹腔镜下阑尾切除术。

⑤术后腹腔充分引流,防止术后并发症。

第十九节　肛管直肠良性疾病:内痔

男性患者,34 岁。货车司机。因“间断便血 2 个月,肛门异物感 1 周”入院。患者于 2 个月前开始,每当便秘或大便干燥期间,排便时大便带鲜血,有时便后滴鲜血,血量少,排便通畅后症状好转。近 1 周来上诉症状又出现,大便带血、量多,肛门口有质软暗紫色肿块脱出,便后肿块自行回纳,伴有排便不尽感,肛门周围时有瘙痒。

体格检查:T 36.6 ℃,P 70 次/min,R 18 次/min,BP 125/80 mmHg。神志清楚,发育、营养良好,心、肺、腹未见异常。

专科检查:肛门直肠检查见肛周皮肤正常,未见肛裂或前哨痔,仅于截石位 7 点处可见静脉团块样物突出。直肠指检,直肠黏膜光滑、未见肿物、未触压痛。

辅助检查:肛门镜检查,齿状线上方可见静脉团块样物,截石位 7 点处团块表面黏膜有破损、出血。

要求:根据以上病历摘要,写出初步诊断、诊断依据(如有 2 个或以上诊断,应分别列出各自的诊断依据)、鉴别诊断、进一步检查与治疗原则。

1.初步诊断

出血性内痔(Ⅱ度)

2.诊断依据

①中青年男性患者,货车司机,久坐、便秘为痔疮常见诱因。

②患者便时出现间歇性、无痛性鲜血便,为痔疮的典型症状。

③患者近期出现便时伴质地软的肿块脱出,为痔核脱出,可以还纳,为内痔Ⅱ度的特征。

④辅助检查:肛门镜检查齿状线上的静脉团块性肿物,确诊为内痔。

3.鉴别诊断

外痔　直肠癌　肛门直肠良性肿瘤

4.进一步检查

①乙状结肠镜检查及纤维结肠镜检查。

②血常规。

③胃肠道肿瘤标志物。

5.治疗原则

①保守治疗为主:增加纤维性食物,保持大便通畅,软化大便,防止便秘,高锰酸钾温水坐浴等。

②对症支持治疗:止血、预防感染等。

③非手术治疗:内痔栓塞治疗、胶圈套扎法。

④手术治疗:痔单纯切除术、PPH 手术。

第二十节　肛管直肠良性疾病:肛瘘

男性患者,25 岁。因"肛周瘘口流脓 2 个月"入院。患者 8 个月前出现肛周疼痛不适,伴发热、寒战赴医院就诊。体格检查见肛门右侧(胸膝位)局部明显肿胀,皮肤发红,触痛明显,皮下波动感,肛门、直肠指检,右侧可触及压痛性包块,诊断为肛周脓肿,门诊行肛周脓肿切开引流,引流出臭味脓液约 70 mL,术后经过 20 天换药治疗后伤口愈合。2 个月前,上述症状再次出现,发热及肛周疼痛较前次轻,并在原刀口上出现瘘口,排除多量脓液。此后从瘘口处不断有少量脓性分泌物排出,伴有肛周皮肤瘙痒、不适。

体格检查:T 36.8 ℃,P 78 次/min,R 18 次/min,BP 125/75 mmHg。一般状态良好,心肺检查未见异常,腹平坦,无压痛,未触及肿物,移动性浊音阴性,肠鸣音正常。

专科体检:肛门检查(胸膝位)见肛门右侧外上及外下有 2 个瘘管口,呈乳头状突起并有肉芽组织隆起,挤压时有少量脓液,有轻度触痛。直肠指诊:右侧壁可触到索条状瘘管,在距肛门5 cm处可触及一内口,并有轻压痛。

辅助检查:暂无。

要求:根据以上病历摘要,写出初步诊断、诊断依据(如有 2 个以上诊断,应分别写出各自的诊断依据)、鉴别诊断、进一步检查与治疗原则。

1.初步诊断

肛瘘(高位复杂性)

2.诊断依据

①青年男性,肛瘘好发人群,并有肛周脓肿病史。

②患者既往肛周脓肿,并行手术治疗,现肛周再次出现疼痛肿胀症状,考虑肛周脓肿复发;现皮肤破溃形成瘘管,持续排脓,肛周瘙痒不适,符合肛瘘临床表现。

③肛门检查(胸膝位)可见瘘管,挤压瘘口排脓。直肠指诊触及瘘管及齿状线上内口,为肛瘘特有体征。

3.鉴别诊断

肛门周围化脓性汗腺炎　骶尾部骨结核折　肛管直肠癌

4.进一步检查

①肛门镜检查。

②探针检查。

③染色检查。

④骶尾部 CT。

5.治疗原则

①一般治疗:清淡易消化饮食,保持大便通畅,保持肛周卫生。

②积极完善术前检查:采用肛瘘挂线疗法。

③术后每日温水坐浴,更换辅料,保持局部清洁。

④防止感染。

第二十一节　腹外疝：腹股沟斜疝

男性患者，55 岁，搬运工。因"右下腹可复性包块 3 年，反复坠痛 3 天"入院。患者于 3 年前，劳动或久站后出现右下腹轻度坠胀感，并感症状逐步加重。此后右下腹逐渐出现一包块，开始为鸡蛋黄大小，逐渐增大。在站立行走、劳动及咳嗽时有出现，平卧休息或用手可还纳。患者因感该包块无特殊影响，未予以足够重视，未曾就诊。3 天前，在一次劳动中，右下腹包块再次出现，并逐渐增大，进入右侧阴囊内；如拳头大小，下坠感及疼痛明显，平卧时还纳不全。发病以来伴有消化不良、便秘等症状，现肛门少量排便排气，小便正常。

体格检查：T 36.8 ℃，P 78 次/min，R 18 次/min，BP 135/80 mmHg。一般状态良好。胸廓无畸形，双侧呼吸运动对称，双肺叩诊清音，未闻及干湿啰音，心脏检查无异常。腹部无压痛，移动性浊音阴性，肠鸣音亢进，未闻及气过水声。站立可见右腹股沟区一肿物，能进入阴囊，平卧或用手可部分还纳，用手指通过阴囊皮肤伸入腹股沟管浅环，可触及浅环扩大并可通过二指尖，嘱患者咳嗽时指尖有冲击感。部分还纳肿物后，用手指紧压腹股沟管深环，让患者咳嗽，肿物并未增大，肿物质地软，叩诊呈鼓音，可听到肠鸣音。

辅助检查：腹部 X 线示肠管轻度积气，未见液气平面。

要求：根据以上病历摘要，写出初步诊断、诊断依据（如有 2 个或以上诊断，应分别列出各自的诊断依据）、鉴别诊断、进一步检查与治疗原则。

1.初步诊断

右侧腹股沟难复性斜疝

2.诊断依据

①患者为中老年男性，腹壁强度降低；体力劳动时腹内压增高为腹外疝发生病因。

②患者早期出现腹股沟区突入阴囊可还纳的包块，伴有轻度坠胀感，为易复性疝的典型表现；现在出现包块还纳不全，伴有明显坠痛，考虑易复性疝进展为难复性疝；肛门少量排便排气，为难复性疝所致的不完全性肠梗阻表现。

③浅环扩大，压住深环，咳嗽时有冲击感，为腹股沟斜疝的特殊表现。

④辅助检查：腹部 X 线符合疝气所致肠梗阻表现。

3.鉴别诊断

右侧腹股沟直疝　右侧睾丸鞘膜积液　右侧睾丸肿瘤

4.进一步检查

①腹股沟区及阴囊 B 超。

②腹部 CT。

③完善术前相关检查。

5.治疗原则

①一般治疗:禁饮食,监测生命体征。

②局部热敷,可先试行手法复位。

③手法复位失败,或考虑肠管坏死,积极完善术前检查后,立即行疝修补术。

④对症支持治疗:维持水电解质与酸碱平衡,给予营养支持,预防感染等。

第二十二节 四肢长骨骨折

女性患儿,6 岁。因“外伤致右肘关节疼痛肿胀,活动障碍 1 h”急诊入院。患者 2 h前玩耍时不慎跌倒,右侧手掌着地后,患儿哭闹不止,自诉右肘部疼痛,不敢活动右上肢。急诊入院。

查体:T 36.8 ℃,P 72 次/min,R 18 次/min,BP 130/80 mmHg。痛苦表情,神志清楚,查体尚能合作。右肘向后突出处于半屈曲位,肘部肿胀,有皮下瘀斑,局部压痛明显,肘前方可及骨折近端,肘后三角关系正常。右桡动脉搏动稍弱。右手感觉运动正常。

辅助检查:暂无。

要求:根据以上病历摘要,写出初步诊断、诊断依据(如有 2 个或以上诊断,应分别列出各自的诊断依据)、鉴别诊断、进一步检查与治疗原则。

1.初步诊断

右肱骨髁上伸直型骨折

2.诊断依据

①患者为儿童,手掌着地所致右上肢外伤史。

②患者外伤后出现肘部肿痛。

③患儿肘后三角关系正常,排除肘关节脱位。外伤后肘部半屈位为伸直型肱骨骨折移位特征,肘部皮下瘀斑、压痛,扣及骨折断端,可明确肱骨髁上骨折。

④辅助检查:暂缺。

3.鉴别诊断

右侧肘关节后脱位 右肱骨髁上屈曲型骨折 右尺桡骨上段骨折

4.进一步检查

①右肘正侧位 X 线片。

②必要时行右侧肘关节 CT 检查。

③完善术前检查。

5.治疗原则

①手法复位,屈肘位石膏托固定 4~5 周。

②手法复位失败,肘关节提携角偏移过大,可采取切开复位内固定手术治疗。

③骨折愈合后,早期功能锻炼。

第二十三节　大关节脱位

男性患者,45 岁。因“右髋外伤后疼痛,活动障碍 2 h”入院。患者 4 h 前乘公共汽车,左下肢搭于右下肢上,突然急刹车,右膝顶撞于前座椅背上,即感右髋部剧痛,不能活动,急诊入院。患者身体平素健康。无特殊疾病,无特殊嗜好。

体格检查:T 36.8 ℃,P 85 次/min,R 16 次/min,BP 130/70 mmHg。全身状况良好,心、肺、腹未见异常。仰卧位,右下肢短缩,右髋呈屈曲内收内旋畸形。各项活动均受限。右股骨大转子上移。右膝踝及足部关节主动被动活动均可,右下肢感觉正常。

辅助检查:暂无。

要求:根据以上病历摘要,写出初步诊断、诊断依据(如有 2 个或以上诊断,应分别列出各自的诊断依据)、鉴别诊断、进一步检查与治疗原则。

1.初步诊断

右侧髋关节后脱位

2.诊断依据

①中年男性,右髋关节屈曲内收位,遭受从前向后暴力外伤史。

②患者右髋部疼痛,为关节脱位常见症状。

③右上肢缩短畸形,大粗隆上移,右髋呈屈曲内收内旋畸形,为典型髋关节后脱位的体征。

④右侧大转子上移征(+)。

3.鉴别诊断

右侧股骨颈骨折　右侧股骨转子间骨折　骨盆骨折

4.进一步检查

①右髋正侧位 X 线。

②右侧髋关节 CT。

③骨盆正侧位 X 线。

5.治疗原则

①复位:早期采用提拉法复位。

②固定:复位后皮牵引或穿矫形鞋子固定伸直外展位 2~3 周。

③功能锻炼:4 周后扶双拐负重行走,3 个月后完全负重。

第二十四节　一氧化碳中毒

男性患者,60 岁。因“突发昏迷半小时”急诊入院。晨起时,被儿子发现昏迷不醒,未见呕吐,房间有一煤火炉。患者一人单住,昨夜入睡前一切正常,仅常规服用降压药物,未用其他药物,未见异常药瓶。既往有高血压病史 5 年,无肝、肾和糖尿病史,无药物过敏史。

体格检查:T 36.8 ℃,P 98 次/min,R 24 次/min,BP 160/90 mmHg。昏迷,呼之不应,皮肤黏膜无出血点,浅表淋巴未触及,巩膜无黄染,瞳孔等大等圆,直径 3 mm,对光反射灵敏,口唇樱桃红色,颈软,无抵抗,甲状腺(-),心界不大,心率 98 次/min,律齐,无杂音,双肺叩诊呈清音,无啰音,腹部平软,肝脾肋下未触及,克氏征(-),布氏征(-),双侧巴氏征(+),四肢肌力对称。

辅助检查:血常规示,Hb 130 g/L,WBC 6.8×10^9 个/L,N 68%,L 28%,M 4%,尿常规(-),肝肾功能示,ALT 38 IU/L,TP 68 g/L,Alb 38 g/L,TBIL 18 μmol/L,DBIL 4 μmol/L,Scr 98 μmol/L,BUN 6 mmol/L,电解质示,K^+ 4.0 mmol/L,Na^+ 140 mmol/L,Cl^- 98 mmol/L。

要求:根据以上病历摘要,写出初步诊断、诊断依据(如有 2 个或以上诊断,应分别列出各自的诊断依据)、鉴别诊断、进一步检查与治疗原则。

1.初步诊断

(1)急性一氧化碳中毒

(2)高血压病 2 级、中危组

2.诊断依据

(1)急性一氧化碳中毒

①老年男性,突发意识障碍。

②患者昏迷,巩膜无黄染,排除肝性昏迷。瞳孔等大等圆,对光反射灵敏,排除脑血管以外情况。在密闭空间使用火炉,为一氧化碳中毒常见原因。

③患者口唇呈现樱桃红色,为一氧化碳中毒特征性表现。

④辅助检查:血常规、尿常规、肝肾功能、电解质未见明显异常。

(2)高血压病2级、中危组

患者为60岁老年男性,既往有高血压病史,药物控制血压,血压为160/90 mmHg,符合高血压诊断。

3.鉴别诊断

脑血管意外　药物中毒　其他中毒

4.进一步检查

①血液HbCO测定。

②脑电图。

③头颅CT。

5.治疗原则

①一般治疗:保持呼吸道通畅,高浓度吸氧,监测生命体征。

②特效疗法:高压氧治疗。

③对症支持治疗:防治脑水肿、脱水(甘露醇);控制抽搐(地西泮);促进脑细胞代谢(能量合剂),维持水电解质与酸碱平衡;营养支持治疗。

④防治急性一氧化碳中毒迟发性脑病。

第二十五节　有机磷农药中毒

女性患者,22岁。因“突发昏迷20 min”入院。患者1 h前因与家人发生矛盾,卧室内自服不明药水1小瓶,把药瓶打碎扔掉,半小时前被家人发现,患者出现腹痛、恶心,并呕吐一次,吐出物有大蒜味,送院过程中逐渐神志不清,并出现大小便失禁,大汗淋漓。既往体健,无肝、肾、糖尿病史,无药物过敏史,月经史、个人史及家族史无特殊。

体格检查:T 36.5 ℃,P 98次/min,R 30次/min,BP 150/80 mmHg。平卧位,神志不清,呼之不应,压眶有反应,皮肤湿冷,全身肌肉颤动,巩膜不黄,瞳孔针尖样大小,对光反射弱,流涎、流泪。双肺叩诊清,两肺较多哮鸣音和散在湿啰音,心界不大,心率98次/min,律齐,无杂音,腹平软,肝脾未触及,双下肢不肿。

辅助检查:血常规示,Hb 125 g/L,WBC 7.4×10^9 个/L,N 68%,L 30%,M 2%,Plt 156×10^9 个/L。

要求:根据以上病历摘要,写出初步诊断、诊断依据(如有2个或以上诊断,应分别列出各自的诊断依据)、鉴别诊断、进一步检查与治疗原则。

1.初步诊断

急性有机磷农药中毒

2.诊断依据

①青年女性,遭遇生活性负性事件,自行服用不明药液。

②患者出现腹痛、恶心呕吐、大小便失禁、大汗淋漓、流涎流泪、瞳孔缩小,为典型毒蕈碱样的症状;患者出现肌肉颤动、血压上升、心率增快,为有机磷农药中毒烟碱样症状;患者出现渐进性意识障碍,为中枢神经系统症状。

③针尖样大小的瞳孔、大蒜臭味,为有机磷农药中毒的典型特点。

④无其他引起昏迷的疾病史。

3.鉴别诊断

镇静催眠类药物中毒　急性灭鼠剂中毒　脑血管疾病

4.进一步检查

①全血胆碱酯酶活力测定。

②尿中有机磷农药分解产物的测定。

③血气分析。

④肝肾功能、血糖、电解质等。

5.治疗原则

①一般治疗:吸氧,必要时气管插管机械通气,生命体征监测。

②迅速清除体内毒物:催吐(昏迷患者禁用)、洗胃、导泻、全胃肠灌洗。

③特效解毒剂的使用:胆碱酯酶复活剂,应用解磷定等;抗胆碱药,应用阿托品等。

④促进已经吸收毒物的排泄:利尿、血液净化治疗。

⑤对症支持治疗:防治脑水肿;脱水治疗;维持水电解质与酸解平衡;防治感染等。

⑥密切观察病情:警惕并防止出现反跳现象和中间型综合征。

/第八章/ 儿科病案分析

第一节 肺 炎

男性患儿，2 岁，发热、咳嗽 3 天，加重伴气促及口唇紫绀半天。

患儿于 3 天前受凉后出现流涕、鼻塞、喷嚏，伴有低热，体温波动为 38～39 ℃，同时伴有轻微咳嗽，无气促及喘息，服药后症状无好转。入院前半天咳嗽加重，咳痰，伴有明显气促、喘息及口唇紫绀，烦躁不安。剧烈咳嗽时伴呕吐，精神食欲明显下降，大便每日 5 次，黄色稀便，量不多，无黏液无脓血。小便正常。

入院查体：T 38.5 ℃，P 168 次/min，R 63 次/min。发育正常，精神差，烦躁不安，气促，口唇及唇周发绀明显，可见鼻扇及吸气性三凹征，咽充血，胸廓饱满，叩诊呈过清音，双肺闻及固定的粗湿啰音，心率 168 次/min，心音有力，节律整齐，各瓣膜未闻及杂音。腹部平坦，肝脾未扪及。病理反射(－)。

辅助检查：胸片示双肺纹理增粗，气肿征明显。血常规，WBC 14.0×10^9 个/L，N 69%，L 31%，Plt 350×10^9 个/L。血气分析，pH 7.35，PaO_2 50 mmHg，$PaCO_2$ 75 mmHg，SaO_2 80%。

要求：根据以上病历摘要，写出初步诊断、诊断依据（如有 2 个或以上诊断，应分别列出各自的诊断依据）、鉴别诊断、进一步检查与治疗原则。

1.初步诊断

(1)支气管肺炎（重症、细菌性可能性大）

(2)Ⅱ型呼吸衰竭

2.诊断依据

(1)支气管肺炎（重症、细菌性可能性大）

①幼儿，急性起病；有受凉诱因，出现发热、咳嗽、咳痰、气促，为典型的呼吸道感染症状；精神差，烦躁不安，轻度腹泻和呕吐（全身症状）。

②查体：咽充血，胸廓饱满，叩诊呈过清音，双肺闻及固定的粗湿啰音，为典型的支气管肺炎的体征。

③辅助检查：胸片示双肺纹理增粗，气肿征明显，提示肺气肿；血常规示白细胞及中性粒细胞比例增高，提示细菌感染可能性大；结合病史、症状、体征及辅助检查，支气管肺炎诊断成立。

（2）Ⅱ型呼吸衰竭

①患儿气促、发绀，鼻扇及吸气性三凹征阳性，R 63 次/min，有缺氧症状，呼吸频率增快。

②血气分析：pH 7.35，PaO_2 50 mmHg，$PaCO_2$ 75 mmHg，SaO_2 80%。低氧血症合并二氧化碳潴留满足Ⅱ型呼吸衰竭的诊断。

综上所述，患儿支气管肺炎合并呼吸衰竭可诊断为重症肺炎。

3.鉴别诊断

急性支气管炎　肺结核　支气管异物　支气管哮喘

4.进一步检查

①痰细菌培养+药敏试验。

②CRP、降钙素、血清电解质及肝肾功能、心肌酶谱检查。

③心电图。

④必要时 PPD 试验或痰查抗酸杆菌。

5.治疗原则

①一般治疗：注意休息，合理饮食，保持室内空气流通。

②抗生素治疗：首选青霉素类或头孢菌素类抗生素。

③对症治疗：祛痰、雾化、吸氧、退热，纠正酸碱失衡，必要时机械通气。

④必要时应用糖皮质激素，防止并发症。

第二节　腹泻病

男性患儿，7 个月。发热 3 天，腹泻 2 天。于 2019 年 11 月 3 日入院。

患儿 3 天前无明显诱因出现发热，体温波动于 38～39 ℃，后开始排黄色稀便，量较多，每日 5 余次，无腥臭味，无黏液及脓血，无呕吐。于昨日腹泻加重，为黄色稀水样便，每日 10 余次，精神差，食欲差，已 12 h 未解小便。既往体健，混合喂养，按时添加辅食，生长发育同正常儿，否认药物过敏史，按计划接种疫苗。

查体：T 38.5 ℃，P 155 次/min，R 42 次/min，BP 80/50 mmHg，体重 7 kg。急性病容，嗜睡，精神差。皮肤干燥、弹性差，四肢冷，眼窝极凹陷，前囟 1.2 cm×1.2 cm，深凹陷，口唇干燥，无发绀，咽部略充血，双肺呼吸音清，心音低钝，律齐，未闻及杂音，肝肋下 1.0 cm，质软，脾肋下未触及，移动性浊音阴性。颈无抵抗，病理征阴性。

辅助检查：血常规示，Hb 145 g/L，RBC 5.2×10^{12}个/L，WBC 3.9×10^{9} 个/L，N 20%，L 80%，Plt 300×10^{9} 个/L。粪常规示，未见 WBC、RBC。

要求：根据以上病历摘要，写出初步诊断、诊断依据（如有 2 个或以上诊断，应分别列出各自的诊断依据）、鉴别诊断、进一步检查与治疗原则。

1.初步诊断

（1）腹泻病（重型、轮状病毒肠炎可能性大）

（2）重度脱水

2.诊断依据

（1）腹泻病（重型、轮状病毒肠炎可能性大）

①婴儿，急性起病；秋季起病，为轮状病毒性肠炎好发季节。

②发热、大便次数增多、大便性状改变、呈蛋花水样便，无腥臭味，无黏液、脓血，为典型的轮状病毒性肠炎症状；查体见患儿精神差，嗜睡，皮肤干燥、弹性差，四肢冷，眼窝、前囟凹陷，提示腹泻伴有全身中毒症状及脱水可诊断为重型腹泻。

③辅助检查：粪常规未见红、白细胞，提示病毒性、产毒性细菌或非感性腹泻可能性大；实验室检查示血白细胞总数偏低，分类淋巴细胞比例增高，提示病毒性肠炎可能性大。结合病史、症状、体征及辅助检查，重型腹泻病诊断成立，轮状病毒性肠炎可能性大。

（2）重度脱水

患儿发热、腹泻 2 天；查体见精神差，嗜睡，皮肤干燥、弹性差，四肢冷，眼窝、前囟深凹陷，尿极少，心音低钝、脉搏增快，为重度脱水的体征。综上所述，可诊断为重型腹泻病合并重度脱水。

3.鉴别诊断

细菌性腹泻　生理性腹泻　肠吸收功能障碍性腹泻

4.进一步检查

①动脉血气分析、血清电解质检查。

②病毒抗原检测。

③大便细菌培养。

④必要时心电图检查。

5.治疗原则

①饮食疗法：坚持继续喂养，调整饮食性质（暂停乳类喂养，改为豆类代乳品或发酵奶或去乳糖配方奶粉喂养。腹泻停止后，逐渐恢复营养丰富的饮食）。

②液体疗法：静脉补液。第一天补液：①定量：补液总量 150～180 mL/kg［扩容：20 mL/kg；累计损失量：约总量（扣除扩容液量）的 1/2；继续损失量和生理需要量：约总量（扣除扩容液量）的 1/2］。②定性：根据脱水性质选用不同张力溶液。③定速：快

速扩容于 30~60 分钟内快速输入，累计损失量每小时 8~10 mL/kg，继续损失量和生理需要量每小时 5 mL/kg。④纠正酸中毒、低血钾、低钙和低镁。第二天及以后补液：主要补充继续损失量和生理需要量。

③药物治疗：肠道微生态疗法，如双歧杆菌、嗜酸乳杆菌等；用肠黏膜保护剂，如蒙脱石粉；微量元素等。

第三节　维生素 D 缺乏性佝偻病

男性患儿，4 个月。烦躁、哭闹 1 个月。

1 个月前，患儿无明显诱因出现烦躁不安，爱哭闹，以睡前明显，睡眠时间少，轻刺激即惊醒，常出现易惊、汗多，无发热、咳嗽、呕吐、腹泻。为进一步检查前来就诊。患病以来精神饮食如常，大小便正常。

个人史：为第一胎，36 周顺产，出生体重 2700 g，出生在冬季，生后母乳喂养 2 个月改为混合喂养，未加其他辅食及鱼肝油，按时预防接种。2 个月余会抬头，母孕周体健，未服用维生素制剂，否认患儿抽搐史。

体检：T 37 ℃，P 110 次/min，R 35 次/min，BP 85/55 mmHg，体重 6 kg。睡眠状态，触之即惊醒，可见下颚及手抖动，全身皮肤温暖，无出血点、黄染，皮下脂肪厚 0.7 cm。头部枕骨有压乒乓球样感受。头围 40 cm，前囟 2.5 cm×2.5 cm。头发稀少、色黄，枕秃明显、未出汗。呼吸平稳，双肺呼吸音清，心率 110 次/min，律齐，未闻及杂音。腹软，肝肋下 1 cm，质软，脾未触及。

要求：根据以上病历摘要，写出初步诊断、诊断依据（如有 2 个或以上诊断，应分别列出各自的诊断依据）、鉴别诊断、进一步检查与治疗原则。

1.初步诊断

维生素 D 缺乏性佝偻病（活动期）

2.诊断依据

①发病年龄及季节特征：冬季出生，3 个月发病。

②喂养方式：混合喂养，未添加维生素制剂。

③神经兴奋性增高：易惊、烦躁、哭闹、多汗。

④体格检查：骨骼改变，即颅骨软化、枕秃。

3.鉴别诊断

维生素 D 缺乏性手足搐搦症　维生素 D 依赖性佝偻病　肾性佝偻病　黏多糖病　软骨营养不良　脑积水　甲低

4.进一步检查

①血生化：血清钙、磷、碱性磷酸酶、25-(OH)D_3 检测。

②骨骼 X 线片检查。

③必要时甲状旁腺激素、肝肾功能测定。

5.治疗原则

①一般治疗：加强营养，及时添加辅食，增加户外运动和日照时间。

②补给维生素 D(口服，2 000~5 000 IU/d，1 个月后改为预防量 400 IU/d)，必要时钙剂治疗(主张膳食补充钙剂)。

第四节　常见出疹性疾病

男性患儿，2 岁。发热 3 天，皮疹 1 天。

患儿 3 天前无明显诱因发热，体温 39 ℃，伴流涕、咳嗽、流泪。家长给予感冒冲剂和退热药口服后，体温仍不降。今起颜面、躯干出疹，仍有高热，咳嗽加重，气促，呕吐 2 次。患儿食欲差，精神不振。平素体弱，未按时预防接种，否认传染病接触史。

查体：T 39 ℃，P 150 次/min，R 52 次/min。神志清楚，精神差，呼吸急促，无三凹征，口唇红润，全身皮肤自头面部至躯干、四肢均可见散在分布的红色斑丘疹，压之褪色，部分融合成小片状，疹间可见正常皮肤。咽部充血，双侧颊黏膜可见散在少量白色斑点，不易拭去。双肺呼吸音粗，可闻及细湿啰音。心率 150 次/min，律齐，未闻及杂音。腹平软，肝肋下 1 cm，脾未触及。四肢肌张力正常。

要求：根据以上病历摘要，写出初步诊断、诊断依据(如有 2 个或以上诊断，应分别列出各自的诊断依据)、鉴别诊断、进一步检查与治疗原则。

1.初步诊断

(1)麻疹(出疹期)

(2)肺炎

2.诊断依据

(1)麻疹(出疹期)

①2 岁男孩，平素体弱，未按时预防接种(高危因素)。

②无诱因发热 3 天，伴流涕、咳嗽、流泪(发热、呼吸道卡他症状是麻疹的前驱期症状)。

③双侧颊黏膜少量白色斑点(麻疹黏膜斑，为麻疹前驱期的特异性体征)；全身皮肤散在红色斑丘疹，压之褪色，且出疹期间仍有高热、呼吸道卡他症状加重，为典型的

麻疹出疹期的体征。结合高危因素、症状、体征，诊断成立。

(2)肺炎

患儿发热3天，皮疹1天，拟诊为麻疹；患儿有咳嗽、气促症状，呼吸频率增快，双肺呼吸音粗，可闻及细湿啰音，提示麻疹合并肺炎。

3.鉴别诊断

水痘　风疹　幼儿急疹　药物疹　猩红热

4.进一步检查

①血清麻疹特异性抗体。

②胸部X线。

③病毒抗原检测或病毒分离。

④血常规。

5.治疗原则

①一般治疗：休息、营养、多饮水。

②对症治疗：退热、止咳、化痰。

③并发症治疗：合并肺炎时使用抗生素、吸氧等。

④抗病毒治疗。

⑤隔离观察至出疹后10天。

/第九章/　妇产科病案分析

第一节　异位妊娠

患者李某，女，25岁。因停经50天，刮宫术后2天，腹痛2 h就诊。

患者平时月经规则，末次月经为2016年11月1日，2016年12月18日因停经48天、尿HCG阳性，拟诊为“早孕”，在当地医院行人工流产术，手术记录不详。2016年12月20日上午10时突然出现下腹坠痛、肛门坠胀，伴面色苍白、出汗、头晕，并晕厥2次，来院急诊就诊。急诊B超提示盆腔中等量积液，左附件区低回声包块，后穹隆穿刺抽出2 mL不凝固血液，急诊收入妇科病房。

既往史：患者有慢性盆腔炎3年，曾行对症治疗。否认传染病史和药物过敏史。月经史：13岁初潮，月经周期5/28天，量中等，无痛经，未避孕，2011年、2013年分别行人工流产1次。个人史、家族史无特殊。

体格检查：T 37.3 ℃，P 104次/min，R 24次/min，BP 80/50 mmHg。

发育正常，营养中等，贫血貌，痛苦面容，神志清楚，检查合作；皮肤黏膜苍白，湿冷，无黄染；全身体表淋巴结未触及肿大；头颅五官无异常，巩膜无黄染；颈软，气管居中，颈静脉无怒张，甲状腺无肿大；胸廓无畸形，心肺未发现异常；腹部略膨隆，下腹部有压痛、反跳痛及肌紧张，以左侧为剧，移动性浊音阳性，未触及包块，肠鸣音正常；脊柱四肢正常，神经系统检查正常。

妇科检查：外阴已婚未产式；阴道畅，少量暗红色血液；宫颈光滑，举痛阳性；子宫后位，饱满，压痛，质地软，有漂浮感；左附件区似可触及直径6 cm×3 cm的包块，双附件区压痛，以左侧为著。

辅助检查：血常规示，Hb 65 g/L，WBC 9×10^9个/L，Plt 230×10^9个/L。尿HCG，阳性。

要求：根据以上病历摘要，写出初步诊断、诊断依据（如有2个或以上诊断，应分别列出各自的诊断依据）、鉴别诊断、进一步检查与治疗原则。

1.初步诊断

(1)异位妊娠(左侧输卵管妊娠破裂)

(2)失血性休克

2.诊断依据

(1)异位妊娠(左侧输卵管妊娠破裂)

患者生育年龄,已婚妇女;有慢性盆腔炎病史、2 次人流史;发病前 3 天有人工流产手术史,记录不详,不能明确是否见到绒毛,提示妊娠但不能确定为宫内妊娠;术后 3 天突然出现下腹坠痛、肛门坠胀,伴面色苍白、出汗、头晕,并晕厥 2 次,提示可能腹腔内有脏器出血引起休克,结合有妊娠史,考虑宫外孕病灶破裂发生内出血可能性极大;腹部略膨隆,下腹部有压痛、反跳痛及肌紧张,移动性浊音阳性,提示腹腔内有大量液体,存在内出血可能。宫颈举痛,子宫正常大小、软,左附件触及 6 cm 直径的包块,压痛,提示左侧输卵管妊娠;后穹隆穿刺抽出 2 mL 不凝固血液,尿 HCG 阳性,符合左侧输卵管妊娠破裂,腹腔内出血情况。

(2)失血性休克

面色苍白、出汗、头晕,并晕厥 2 次;P 104 次/min,R 24 次/min,BP 80/50 mmHg,休克指数为 1.3,提示失血量 1 000~1 500 mL; Hb 65 g/L。

3.鉴别诊断

黄体破裂　卵巢囊肿蒂扭转　卵巢囊肿破裂　妊娠流产　急性阑尾炎

4.进一步检查

①急诊盆腔 B 超、HCG 测定、黄体酮测定。

②急查血型、血交叉试验、电解质等。

5.治疗原则

①严密观察生命体征、禁食、中凹卧位、保暖、吸氧。

②开放静脉通道,输晶体和胶体液,必要时输血进行抗休克治疗。

③在抗休克的同时,做好术前准备,行剖腹探查术,根据探查情况决定手术方式。术后行支持、对症、预防感染治疗。

第二节　子宫肌瘤、流产

女性患者,31 岁,已婚,因经量增多 2 年就诊。

患者既往月经规则,6~7/26~28 天,量中,无痛经,近 2 年经量明显增多,有血块,每次需用卫生巾 4 包,近 2 个月经期伴心慌乏力,食欲、大小便均正常。末次月经为

2017 年 6 月 5 日,月经干净 3 天就诊。

既往史:患者结婚 8 年,曾怀孕 3 次,均于孕 12~16 周自然流产,末次流产时间为 2016 年 6 月,未避孕。否认肝炎、结核等传染病史。否认食物、药物过敏史,个人史、家族史无特殊。

体格检查:T 36.5 ℃,P 86 次/min,R 20 次/min,BP 105/70 mmHg。发育正常,营养中等,贫血貌,皮肤巩膜无黄染;全身体表淋巴结未触及肿大;心肺无异常,腹平软,肝脾未及,耻骨联合上可触及一肿物,质硬,活动无压痛。

盆腔检查:外阴已婚型,阴道畅,黏膜无充血,少量白色分泌物、无异味。宫颈光滑,宫体前位,增大如孕 3 个月大小,前壁有明显结节凸起,质硬,活动好,无压痛,双附件未及肿物,无压痛。

辅助检查:血常规,Hb 92 g/L,WBC 8.5×10^9 个/L,Plt 210×10^9 个/L;尿常规,无异常。

要求:根据以上病历摘要,写出初步诊断、诊断依据(如有 2 个或以上诊断,应分别列出各自的诊断依据)、鉴别诊断、进一步检查与治疗原则。

1.初步诊断

(1)子宫肌瘤

(2)复发性流产

(3)失血性贫血(轻度)

2.诊断依据

(1)子宫肌瘤

患者为年轻女性,月经量增多 2 年,为子宫肌瘤最常见症状。耻骨联合上可触及一肿物,质硬,活动无压痛;子宫增大、形状不规则、质硬、活动好、为子宫肌瘤典型体征。

(2)复发性流产

已婚女性、连续 3 次晚期自然流产,符合复发性流产诊断。

(3)失血性贫血(轻度)

女性,月经增多 2 年,近 2 个月出现心慌乏力,提示失血过多;贫血貌,血常规 Hb 92 g/L,支持轻度贫血的诊断。

3.鉴别诊断

子宫腺肌病　卵巢肿瘤　妊娠子宫　盆腔炎性包块

4.进一步检查

①盆腔 B 超、凝血功能、肝肾功能检查。

②宫腔镜检查、血清 CA125 测定、腹腔镜检查。

5.治疗原则

①支持对症治疗:加强营养,给予铁剂纠正贫血。

②行子宫肌瘤切除术，术后行止血、预防感染等治疗。

③针对复发性流产原因进行治疗，晚期流产常见原因为宫颈内口松弛，可于妊娠前行宫颈内口修补术或于妊娠 14～18 周行宫颈内环扎术，术后定期随诊，提前入院待产。

第三节　产后出血

孕妇王某，29 岁，产后阴道大量出血 20 min。

患者平素月经规律，孕期正常，无合并症及并发症。因孕 2 产 0，孕 40 周，枕左前位，先兆临产于 2017 年 5 月 20 日 8 时入院待产，5 月 20 日 10 时自然临产，产程顺利，于 5 月 21 日 2 时自娩一女婴，3 900 g，后 20 min 胎盘自行娩出，查胎盘胎膜完整。阴道活动性出血，色鲜红，约 600 mL。

体格检查：T 36.2 ℃，P96 次/min，R 20 次/min，BP 90/60 mmHg。一般情况尚可，神志清楚，面色苍白，轻度贫血貌，皮肤黏膜未见出血点；心肺体检无异常；腹平软，宫底脐上一指，子宫软，轮廓不清。阴道检查可见阴道活动性出血，查宫颈及阴道壁无裂伤，无血肿。

辅助检查：血常规示，RBC 2.88×10^{12} 个/L，WBC 7.9×10^{9} 个/L，Hb 85 g/L，Plt 106×10^{9} 个/L。

要求：根据以上病历摘要，写出初步诊断、诊断依据（如有 2 个或以上诊断，应分别列出各自的诊断依据）、鉴别诊断、进一步检查与治疗原则。

1.初步诊断

（1）孕 2 产 1，孕 40 周，自然分娩

（2）产后出血（宫缩乏力）

（3）失血性贫血（中度）

2.诊断依据

①孕 2 产 1，孕 40 周，自然分娩。患者平素月经规律，因孕 2 产 0，孕 40 周自然分娩一女婴。

②产后出血（宫缩乏力）。产后阴道出血 20 min，约 600 mL，符合产后出血的诊断（胎儿娩出后 24 h 内，出血量超过 500 mL）。查宫颈及阴道壁无裂伤、无血肿，可排除软产道损伤所致出血；皮肤黏膜未见出血点，可基本排除凝血功能异常所致出血；胎盘自行娩出，查胎盘胎膜完整，可排除胎盘因素所致出血；子宫软，轮廓不清，分析导致产后出血的原因为宫缩乏力。

③失血性贫血（轻度）。阴道出血约 600 mL；血常规示，Hb 85 g/L。

3.鉴别诊断

软产道损伤所致产后出血、胎盘因素所致产后出血、凝血功能异常所致出血、子宫破裂

4.进一步检查

①盆腔 B 超、凝血功能、肝肾功能检查。

②血型、交叉配血试验。

5.治疗原则

①严密观察生命体征、阴道出血情况，输液补充血容量，给予铁剂纠正贫血。

②针对宫缩乏力进行治疗：按摩子宫；使用宫缩剂，包括静脉滴注缩宫素或宫体注射、米索前列醇 200 μg 舌下含服等；宫腔纱条填塞压迫止血；子宫动脉上行支结扎或子宫动脉或髂内动脉；经积极抢救无效、危及产妇生命时可考虑子宫切除术。

③必要时输血，应用抗生素预防感染。

第四节　急性盆腔炎

女性患者，25 岁，已婚。因人流术后 5 天，下腹痛伴发热 1 天就诊。

平时月经规律，5/30 天。5 天前因停经 50 天在外院行人工流产术，手术情况不详。术后一直有少量阴道出血，色暗红。1 天前感右下腹疼痛渐加剧，波及全下腹，自测体温 37.8 ℃，阴道出血增多，有明显气味。患病以来，精神较差，食欲不佳，大便次数增加、呈黄褐色糊状便，无里急后重感，小便，体重无明显变化。

既往史：23 岁结婚，孕 3 产 0，未避孕。末次人流 1 年前，此后常有下腹痛，未进行诊治。否认结核等传染病史及手术外伤史，否认药物过敏史。家族史无特殊。

体格检查：T 38 ℃，P 106 次/min，BP 120/80 mmHg。一般情况尚可，面色红，屈曲位，心肺(-)。下腹肌紧张(+)，压痛(+)，反跳痛(+)，右下腹显著，移动性浊音(-)。

妇科检查：外阴已婚未产型，阴道畅，有少量暗红色血，宫颈中糜，肥大、举痛(+)，子宫中后位，大小无异常，质软，活动差，压痛(+)，双附件增厚，压痛，右附件区可及 6 cm×3 cm×2 cm 大小的腊肠形包块，活动差，压痛明显。

辅助检查：血常规示，Hb 112 g/L，WBC 19×10^9 个/L，N 85%，L 15%，Plt 180×10^9 个/L。

1.初步诊断

(1)急性盆腔炎

(2)慢性宫颈炎

(3)人流术后

2.诊断依据

(1)急性盆腔炎

已婚年轻女性,多次人流史;近1年来经常下腹疼痛,提示有慢性盆腔炎病史;本次人流术后出现下腹疼痛、发热,提示急性盆腔炎可能;下腹肌紧张,有压痛及反跳痛,提示盆腔感染,有腹膜刺激征;宫颈举痛、宫体及附件压痛,为盆腔炎症最低诊断标准;右侧附件条形包块,提示存在右侧输卵管积水可能;白细胞总数增加,中性粒细胞增多,提示急性感染。

(2)慢性宫颈炎

已婚年轻女性,多次人流史,宫颈肥大、糜烂,提示慢性宫颈炎。

(3)人流术后

5天前因停经50天行人工流产术。

3.鉴别诊断

异位妊娠　吸宫不全并感染　卵巢囊肿蒂扭转　急性阑尾炎

4.进一步检查

①盆腔B超检查、血沉、C反应蛋白、宫颈分泌物检查。

②HCG测定、宫颈分泌物培养及药敏试验。

5.治疗原则

①取半卧位、降温、补液等支持对症治疗。

②抗生素治疗,根据经验进行药物配伍或根据药敏试验调整抗生素应用。

③药物治疗无效、包块持续存在,应及时手术治疗。

第五节　卵巢肿瘤蒂扭转

女性患者,20岁,未婚。因下腹疼痛1 h入院。

平素月经规则,末次月经2017年1月20日,无痛经,月经量中等。今为月经第3天,1 h前,起床后突然下腹剧烈绞窄性疼痛伴恶心、呕吐,呕吐物为胃内容物,非喷射样呕吐,不伴有发热,无腹泻,急来就诊。

既往史:否认性生活史,否认结核等传染病史及手术外伤史,否认药物过敏史。家族史无特殊。

体格检查:T 37.2 ℃,P 92次/min,R 22次/min,BP 90/60 mmHg。痛苦面容,平车